Max Zühlke

FITNESS-FOOD VEGAN

Men'sHealth

Max Zühlke

FITNESS-FOOD VEGAN

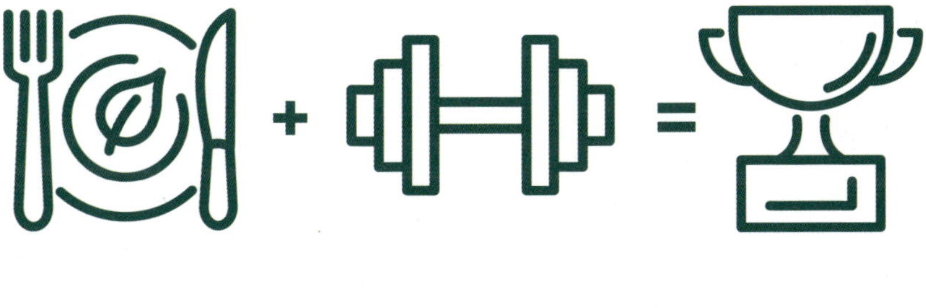

südwest

INHALT

VORWORT

Dieses Buch ist für alle da. Ganz egal, ob du in deinem Leben noch nie tierische Produkte konsumiert hast, du schon lange vegetarisch isst oder dich erst seit Kurzem fragst, ob Massephase immer trocken Huhn und Reis bedeuten muss. Es gibt eine ganze Reihe einleuchtender Argumente für eine vegane Ernährung, wie Tierwohl, Umweltschutz oder soziale Gerechtigkeit. Vielleicht interessieren dich all diese Aspekte, vielleicht auch nicht. Und das ist okay! Dieses Buch soll nicht belehren. Es hebt nicht den moralischen Zeigefinger und es hält dich auch nicht für einen schlechteren Menschen, wenn dich die eigene Gesundheit eher zu einer Ernährungsumstellung inspiriert als der Klimawandel. Die allermeisten Mischköstler*innen haben keine Freude daran, Tiere leiden zu sehen. Sie wollen nicht, dass andere Menschen hungern, und beten auch nicht allabendlich für ein rascheres Fortschreiten der globalen Erwärmung, um die Flugkosten für den nächsten Sommerurlaub zu sparen. Den meisten Menschen ist der Widerspruch zwischen den eigenen Werten und ihrem tagtäglichen Handeln sehr wohl bewusst. Gerade deshalb empfinden wir eine Konfrontation damit als so unangenehm. Man kann sich schließlich nicht zurücklehnen, arglos die Hände heben und sagen: »Das habe ich nicht gewusst!« Also machen wir dicht.

Wir reagieren mit Abwehr und versuchen, uns zu rechtfertigen. Die Kritik trifft uns persönlich, sie zwingt uns hinzusehen, wenn wir eigentlich wegsehen wollen, nicht aus Bösartigkeit, sondern weil es bequem ist, sicher und vertraut. Daher bringt es meiner Meinung nach wenig, andere Menschen in ihrem Ess- oder Konsumverhalten zu kritisieren. Die inspirierendsten Veganer*innen, die ich getroffen habe, waren empathisch und lebensfroh und haben mit ihren bunt gefüllten Brotdosen und kreativen Rezepten Lust auf mehr gemacht. Ich hoffe, dass du dir auf deiner Suche nach einer für dich geeigneten Ernährungsform mit ebenso viel Empathie und Geduld begegnen kannst. Dieses Buch wird einige Argumente für eine vegane Lebensweise kurz anreißen, aber nicht in all ihren Details beleuchten. Nimm dir das, was du brauchst, überspring den Rest oder besorge dir mehr Lesestoff, wenn es dir ein Thema besonders angetan hat.

Der Fokus dieses Buchs bist du. Welche Auswirkungen hat eine vegane Ernährung auf deine Gesundheit? Welche Hürden und Fallstricke erwarten dich? Wie versorgst du dich mit allen wichtigen Nährstoffen, die du als Sportler*in benötigst, und wie kannst du leckere Mahlzeiten zubereiten, ohne stundenlang in der Küche zu stehen? Dabei entscheidest du allein, ob du vollständig vegan leben oder nur öfter vegan kochen willst. Gemeinsam können wir einen Unterschied machen – Mahlzeit für Mahlzeit.

Max Zuhlke

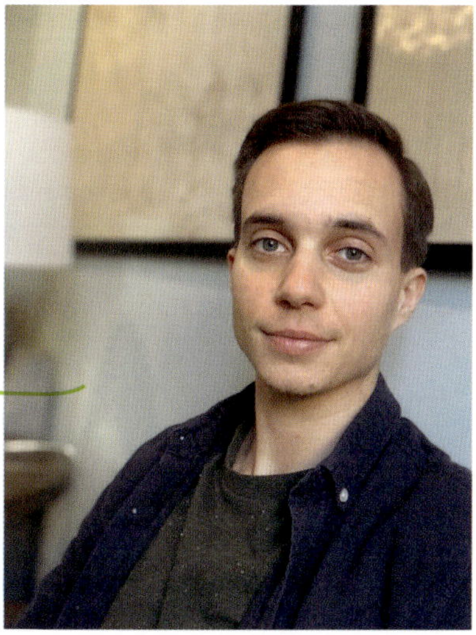

EIN GROBER ÜBERBLICK

Wer sich mit alternativen Ernährungsformen beschäftigt, wird mit vielen neuen Informationen bombardiert. Wenn du dich schon immer gefragt hast, was Ovovegetarier*innen essen oder ob eine pflanzenbasierte Ernährung vegan ist, findest du hier die Antworten.

Vegan

Menschen, die sich vegan ernähren, verzichten auf alle Lebensmittel tierischen Ursprungs. Dazu gehören neben Fleisch und Fisch auch Milch und Milchprodukte wie Käse, Butter und Joghurt sowie Eier und Honig. Damit ist der Veganismus die strikteste Form des Vegetarismus.

Vegetarisch

Vegetarier*innen verzichten auf den Verzehr von Tieren, das heißt, sie essen weder Fleisch noch Fisch. Der Vegetarismus kennt unterschiedliche Ausprägungen, so konsumieren Ovovegetarier*innen zwar Eier, aber keine Milchprodukte, während Laktovegetarier*innen Milchprodukte, aber keine Eier konsumieren. Ovo-Lakto-Vegetarier*innen essen sowohl Eier als auch Milchprodukte.

Pescetarisch

Pescetarier*innen lehnen den Verzehr von Fleisch ab, essen jedoch Fisch und gegebenenfalls Krebs- und Weichtiere, zum Beispiel Garnelen, Muscheln und Tintenfisch. Während einige Lexika Pescetarier*innen zu den Vegetarier*innen zählen (Ovo-Lacto-Pesce-Vegetarier*innen), lehnen die meisten Vegetarier*innen-Verbände diese Definition ab und sehen im Pescetarismus eine eigenständige Ernährungsform.

Pflanzenbasiert und flexitarisch

Menschen, die sich für eine pflanzenbasierte oder flexitarische Ernährung entscheiden, konsumieren vorrangig pflanzliche und, im Fall der pflanzenbasierten Ernährung, oft auch möglichst unverarbeitete Produkte, schließen den gelegentlichen Verzehr von tierischen Produkten (Fleisch, Fisch, Eier, Milch, Honig) aber nicht aus.

Die Grenzen zwischen den Ernährungs- und Lebensweisen sind mitunter fließend beziehungsweise werden von einzelnen Personen unterschiedlich definiert. Gängige Diskussionsthemen sind zum Beispiel der Verzehr von Lab oder Gelatine, Tierversuche, Haus- oder Lasttierhaltung sowie das Tragen von Kleidungsstücken aus Leder oder Wolle.

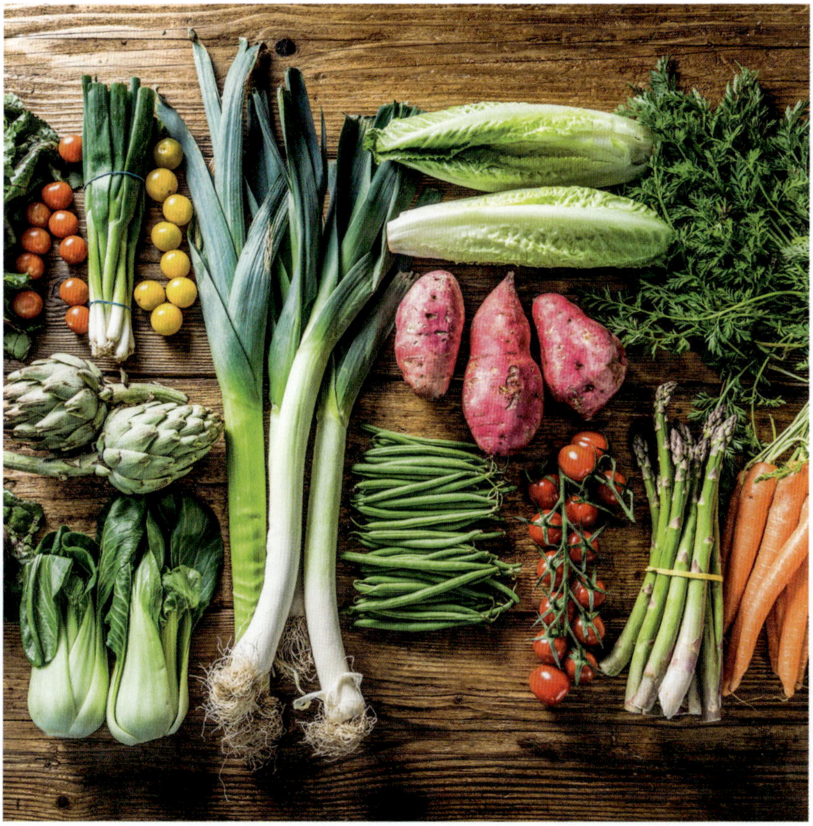

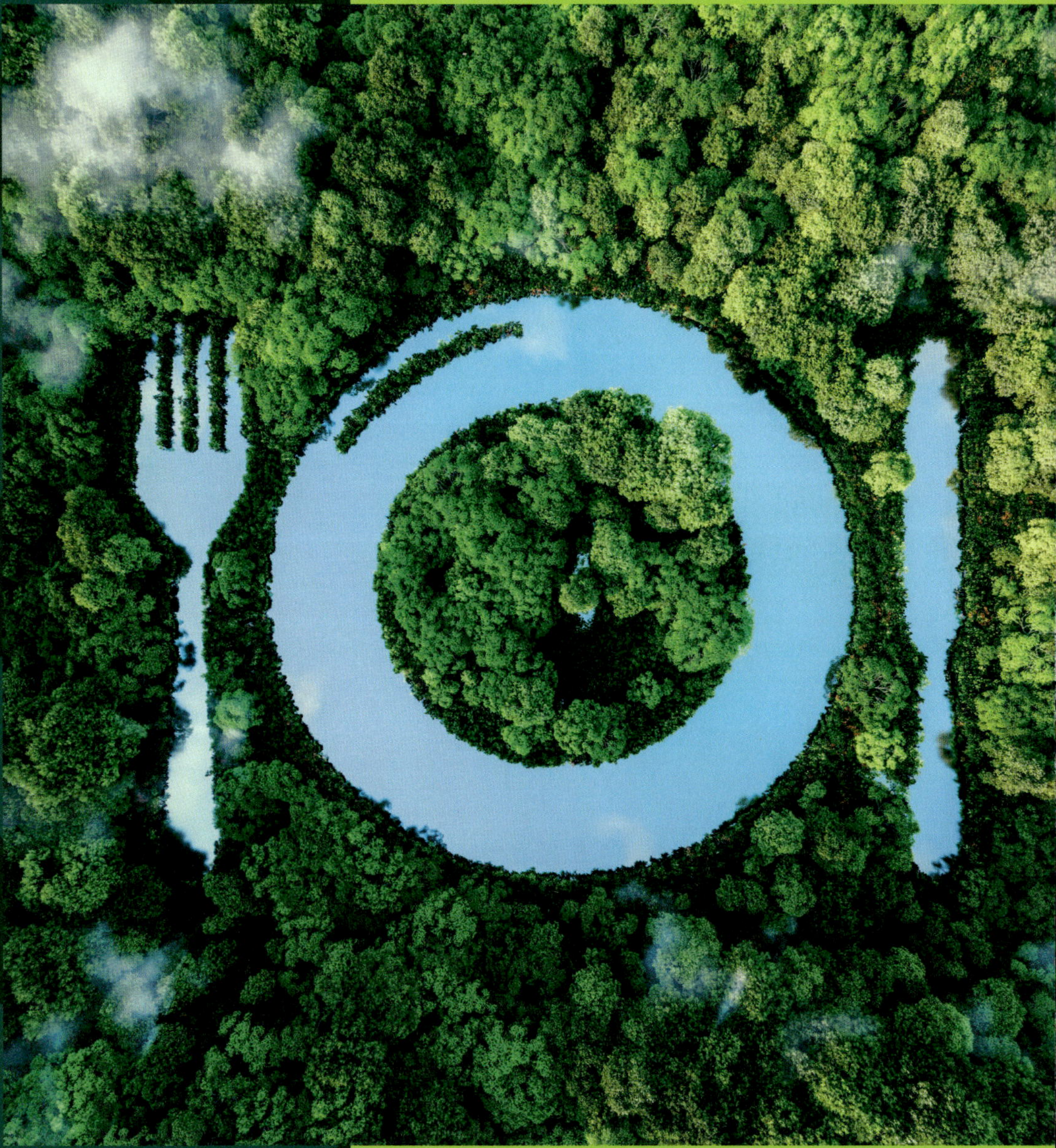

WARUM VEGAN?

Es gibt viele gute Gründe, vegan zu leben oder häufiger vegan zu kochen. Da gibt es die besonders für Sportler*innen relevanten Faktoren der eigenen Gesundheit und Leistungsfähigkeit, die wir uns später noch genauer anschauen. Aber auch der Wunsch, Tiere, Umwelt und Mitmenschen zu schützen, bewegt Menschen dazu, vegan zu leben. Diese Faktoren sind für Nicht-Sportler*innen gleichermaßen interessant, weshalb sie in vielen Büchern bereits ausführlich behandelt werden. Da die meisten Veganer*innen ihre Ernährung durch eine Kombination verschiedener Gründe inspiriert sehen, sollen die Faktoren Tier, Umwelt und Mitmensch im Folgenden jedoch zumindest beispielhaft betrachtet werden.

TIERWOHL

Die Umstände der Haltung, qualvolle Tiertransporte und brutale Tötungsmethoden motivieren immer mehr Menschen dazu, sich vegan zu ernähren. 2021 sprachen sich in einer Umfrage der Nichtregierungsorganisation ProVeg rund 70 Prozent der Deutschen für ein Verbot der Massentierhaltung aus, dennoch stammen etwa 98 Prozent des in Deutschland verzehrten Fleischs aus ebendieser Haltungsform. Während das Bewusstsein für das Leid der Tiere und die theoretische Bereitschaft zu einem veränderten Kauf- und Essverhalten also vorhanden zu sein scheint, sieht die Realität anders aus. Die Deutschen essen weiterhin große Mengen Fleisch, pro Person etwa 60 Kilogramm jährlich. Dabei greifen sie am liebsten zu Schweinefleisch, häufig in Form von Billigprodukten. So drängen sich unzählige Schweine weiterhin dicht an dicht in riesigen, reizarmen Ställen ohne Tageslicht. Sie können sich kaum bewegen, suhlen oder scheuern. Die Tiere stehen auf sogenannten Vollspaltenböden, durch die Kot und Urin hindurchfallen. Stroh oder Einstreu gibt es nicht, denn dann müsste man die Ställe regelmäßig ausmisten. Die Bewegungsarmut und das energiereiche Futter resultieren in einer raschen Gewichtszunahme, was für die Tiere oft mit Schmerzen verbunden ist, weil Bewegungsapparat und Herz-Kreislauf-System überlastet werden. Langeweile und Stress führen zu Verhaltensstörungen, die Schweine beißen in Gitterstangen oder einander in Schwanz und Ohren. Diese Beißattacken enden regelmäßig im Kannibalismus – die Schweine fressen sich gegenseitig. Sauen werden für die Geburt ihrer Ferkel und über die gesamte Säugezeit einzeln in Kastenständen gehalten. Diese Stände sind so eng, dass sich die Sauen häufig verletzen oder erkranken. So sind Geschwüre und Entzündungen von Gebärmutter, Harntrakt oder Gesäugeleiste keine Seltenheit. Aufgrund der engen und hygienisch fragwürdigen Haltungsbedingungen infizieren sich Wunden häufig und heilen schlecht ab. Dass Sauen das Bedürfnis haben, ein Nest für ihre Ferkel zu bauen und mit ihrem Nachwuchs zu interagieren, bleibt dabei völlig unberücksichtigt. Aufgrund der intensiven Zucht hat die Wurfgröße in den letzten Jahrzehnten stetig zugenommen. Wenn so viele Ferkel in einem Wurf geboren werden, haben viele ein zu geringes Geburtsgewicht. Sie sind häufig zu schwach zum Saugen, sind anfälliger für Erkrankungen und haben eine geringere Überlebenschance. Zeit und Geld in die Betreuung dieser Ferkel zu investieren, lohnt sich für die Betriebe nicht, sodass die Tiere oft versterben oder getötet werden. Das Töten von Ferkeln, die bei intensiverer Betreuung und/oder tierärztlicher Behandlung überlebensfähig wären und nicht stark leiden, verstößt gegen das

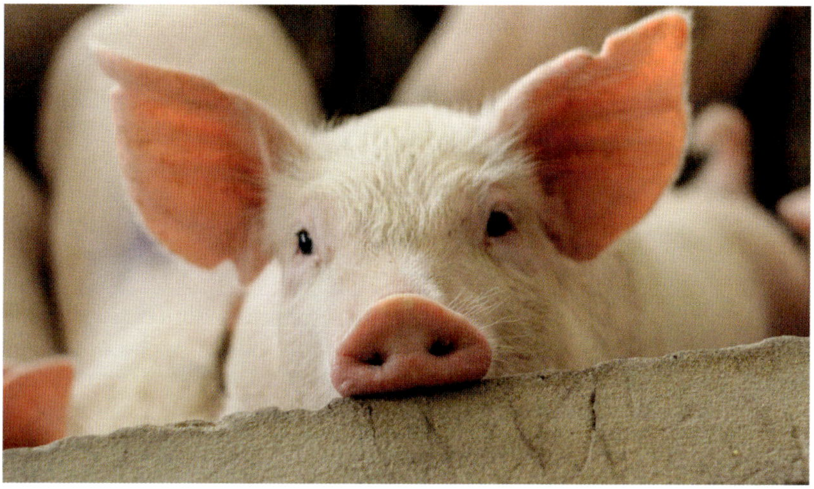

Tierschutzgesetz. Dennoch haben Tierschutzorganisationen mit versteckten Kameras in den letzten Jahren wiederholt zeigen können, dass Ferkel mit dem Kopf voran auf Betonböden oder -kanten geschlagen werden, bis sie tot sind. Mitunter leben die Ferkel noch und werden liegen gelassen, bis sie qualvoll verenden. Bis Ende 2020 durften männliche Ferkel in Deutschland außerdem bis zu ihrem siebten Lebenstag ohne Betäubung kastriert werden. Dafür wurden die Hinterbeine gespreizt, die Haut aufgeschnitten, die Hoden herausgezogen und dann abgeschnitten, häufig im Akkord. Deutschlandweit wurden so jedes Jahr etwa 20 Millionen Ferkel kastriert. Seit dem 1. Januar 2021 ist die betäubungslose Ferkelkastration in Deutschland verboten, die Tiere müssen unter Vollnarkose gesetzt werden. Das Problem: Während die Vollnarkose mit Isofluran, einem Inhalationsanästhetikum, bis Anfang 2020 nur von einem Tierarzt oder einer Tierärztin eingeleitet werden durfte, ist es Landwirtschaft Betreibenden nun gestattet, die Inhalationsnarkose selbst durchzuführen, wenn sie zuvor einen Schnellkurs von mindestens zwölf Stunden besuchen und eine Prüfung abgelegt haben. Inwieweit diese Praxis zu fehlerhaften Eingriffen führen wird oder ob einige Betriebe aufgrund von Zeitmangel und fehlenden Kontrollen vielleicht ganz auf die Betäubung verzichten, bleibt fragwürdig.

In den Hühnerställen sieht es nicht besser aus. Mit rund 8,1 Milliarden Eiern und einem Anteil von knapp 62 Prozent stellte die Bodenhaltung im Jahr 2021, wie auch in den Vorgängerjahren, die dominierende Haltungsform dar. Bei der Bodenhaltung dürfen neun Hennen auf einer Fläche von 1 Quadratmeter gehalten werden. Der Begriff der Bodenhaltung ist jedoch irreführend, denn nur ein Drittel dieser Fläche muss tatsächlich Boden sein. Auf die übrigen zwei Drittel darf man Gittersysteme nach oben bauen, sodass letztendlich 27 Hennen auf 1 Quadratmeter Platz finden. Diese Hennen können nicht ins Freie gelangen, sie sehen kein Tageslicht und sie ziehen sich häufig schmerzhafte Verletzungen an den Gittern zu. Das Aufziehen männlicher Küken von Legehennen rentiert sich für die Betriebe nicht. Sie legen keine Eier, setzen aber auch nicht genug Fleisch an, da es sich nicht um Masthühner handelt. Deshalb wurden bis vor Kurzem in Deutschland jedes Jahr mehr als 40 Millionen männliche Küken getötet. Das ist seit dem 1. Januar 2022 verboten. Für die Betriebe gibt es nun zwei Optionen: das Aufziehen der männlichen Küken oder das Bestimmen des Geschlechts noch im Ei. Wird festgestellt, dass der Embryo männlich ist, wird die Bebrütung abgebrochen und die Eier werden unter anderem zu Tierfutter verarbeitet. Das Problem: In anderen Ländern ist das Töten männlicher Küken weiterhin erlaubt. Da landwirtschaftliche Betriebe heute oft hoch spezialisiert sind und einzelne Arbeitsschritte häufig an verschiedenen Orten ausgeführt werden, ist es möglich, dass Küken in einem ausländischen Betrieb schlüpfen, die männlichen Küken getötet werden und die weiblichen als Legehennen nach Deutschland verkauft werden. Die Eier dieser Hennen dürfen dann als deutsche Eier verkauft werden. Ähnlich undurchsichtig geht es bei der beengenden Käfighaltung zu, die in der EU seit 2012 verboten ist. Dieses Verbot gilt allerdings nicht für Importe aus Nicht-EU-Ländern. Rohe Eier müssen in der EU seit 2004 mit einem Erzeugercode gekennzeichnet sein. An diesem Code können Verbraucher*innen die Haltungsform erkennen. Eier in verarbeiteten Lebensmitteln müssen jedoch nicht gekennzeichnet werden, sodass für eihaltige Produkte wie Nudeln, Kuchen, Mayonnaise und diverse Fertiggerichte häufig Eier aus Käfighaltung verwendet werden. Legt eine Henne schließlich nicht mehr ausreichend Eier, wird sie geschlachtet. Das ist meist schon nach ein bis eineinhalb Jahren der Fall.

Auch die Kuh, die nicht mehr genug Milch gibt, landet auf der Schlachtbank. Außerdem geben Kühe nur Milch, wenn sie ein Kalb versorgen müssen. Daher müssen Kühe fast ununterbrochen trächtig sein und werden zu diesem Zweck regelmäßig künstlich besamt. Wenige Stunden nach der Geburt, spätestens aber nach drei Tagen, wird das Kalb von der Mutter getrennt. Beide rufen tage- oder wochenlang nacheinander, die Kälber werden in einer kleinen Box oder in sogenannten Kälberiglus isoliert und bekommen Milch oder Milchersatz über einen Tränkautomaten, oft deutlich weniger, als sie bei ihrer Mutter getrunken hätten. So kann die gesamte Milch, die eigentlich dem Kalb gehören sollte, dem menschlichen Konsum dienen. Damit trägt auch eine vegetarische Ernährung immer noch dazu bei, dass Tiere leiden und getötet werden.

KLIMAWANDEL

Gras verdauen – was für uns Menschen unmöglich scheint, ist für Kühe ein Klacks. Beim Weiden wird das Gras zunächst nur grob zerkaut und landet dann im Pansen, einem der drei Vormägen der Kuh. Dort tummeln sich unzählige Mikroorganismen, die für uns unverdauliche Kohlenhydrate, wie zum Beispiel Zellulose, aufspalten können. Bei dieser Fermentation entstehen Gase wie Kohlenstoffdioxid (CO_2) und vor allem Methan (CH_4), die anschließend an die Umwelt abgegeben werden – in Form von Rülpsern und Pupsen.

Methan und Kohlenstoffdioxid sind, neben Wasserdampf und Lachgas (N_2O), Treibhausgase und damit Bestandteil unserer Atmosphäre. Sie lassen die ankommende kurzwellige Sonnenstrahlung passieren, absorbieren jedoch einen Teil der langwelligen Wärmestrahlung, die von der Erdoberfläche zurückgeworfen wird und andernfalls an den Weltraum abgegeben würde. Ohne diesen natürlichen Treibhauseffekt wäre die Erde vereist und damit für uns Menschen unbewohnbar. Bis zu einem gewissen Maße ist so ein Treibhauseffekt also durchaus erwünscht. Doch menschliche Aktivitäten auf der Erde erhöhen die Konzentration verschiedener Treibhausgase und verstärken so den natürlichen Treibhauseffekt. Die Folgen sind katastrophal: Hitzewellen, steigende Meeresspiegel, schmelzende Gletscher, Verschiebungen von Klima- und Vegetationszonen, Waldbrände, Überschwemmungen, Dürren, Hunger.

Der Klimawandel verändert und gefährdet unseren Lebensraum. Doch wenn wir über Möglichkeiten sprechen, die globale Erwärmung aufzuhalten, geht es vor allem um die Reduktion von CO_2-Emissionen, dabei ist Methan viel schädlicher: 1 Kilogramm Methan wirkt sich in einem Zeitraum von 100 Jahren 28- bis 36-mal so stark auf das Klima aus wie die gleiche Menge Kohlenstoffdioxid. Eine einzelne Kuh stößt pro Jahr zwischen 70 und 120 Kilogramm Methan aus. Multipliziert man diese Mengen um den Faktor der etwa 1,5 Milliarden weltweit gehaltenen Kühe, erhält man eine jährliche Methanmasse zwischen 105 und 180 Milliarden Kilogramm! In Bezug auf seine Bedrohlichkeit schneidet das Lachgas noch schlechter ab: In einem Zeitraum von 100 Jahren ist es etwa 265- bis 298-mal klimaschädlicher als CO_2.

Die Landwirtschaft ist mit Abstand, wie auch im Fall von Methan, für den größten Anteil der Lachgasemissionen verantwortlich. Egal ob natürlich anfallender Dünger in Form von Gülle oder Mist oder industriell hergestellter Dünger, beide Formen enthalten stickstoffhaltige Verbindungen, die nach dem Zersetzen Lachgas freisetzen.

Doch es sind nicht nur die Treibhausgase, die das Leben auf unserem Planeten gefährden. Um Platz für den Anbau von Futtermitteln und für Weideflächen zu schaffen, werden große Flächen Regenwald gerodet. Die Abholzung und die Einbringung toxischer Dünge- und Pflanzenschutzmittel in die Gewässer bedrohen die Existenz zahlreicher Tiere, darunter zum Beispiel der Große Ameisenbär, der Riesenotter, das Flachlandtapir und der Amazonasdelfin. Regenwälder beeindrucken durch ihre unglaubliche Artenvielfalt. Obwohl nur noch etwa 6 Prozent unserer Erde mit Regenwald bedeckt sind, leben hier nach Schätzungen mehr als die Hälfte aller Tierarten, viele davon noch unentdeckt oder unerforscht. Doch ihr Lebensraum wird immer kleiner. Im Jahr 2020 wurden etwa 4,21 Millionen Hektar Regenwald vernichtet. Das entspricht einer Fläche von etwa elf Fußballfeldern, die jede Minute verloren gehen. Dabei ist die Viehzucht für 80 bis 90 Prozent der Rodungen verantwortlich. Regenwälder werden nicht umsonst als die »grünen Lungen« unseres Planeten bezeichnet. Die Pflanzen binden im Rahmen der Fotosynthese große Mengen an Kohlenstoffdioxid und geben Sauerstoff ab und fungieren damit als wichtige Gegenspieler zu den steigenden CO_2-Emissionen. Doch eine Studie, die 2021 im Fachmagazin *Nature Climate Change* veröffentlicht wurde, beschreibt einen historischen Wendepunkt: Der brasilianische Teil des Amazonas-Regenwaldes hat zwischen 2010 und 2019 rund 18 Prozent mehr CO_2 ausgestoßen, als im selben Gebiet gebunden wurde. Ursachen seien vor allem Brände und Rodungen. Ab welchem Zeitpunkt diese Entwicklung irreversibel sein könnte und ob die Regenwälder langfristig noch größere Mengen CO_2 binden können, ist ungewiss.

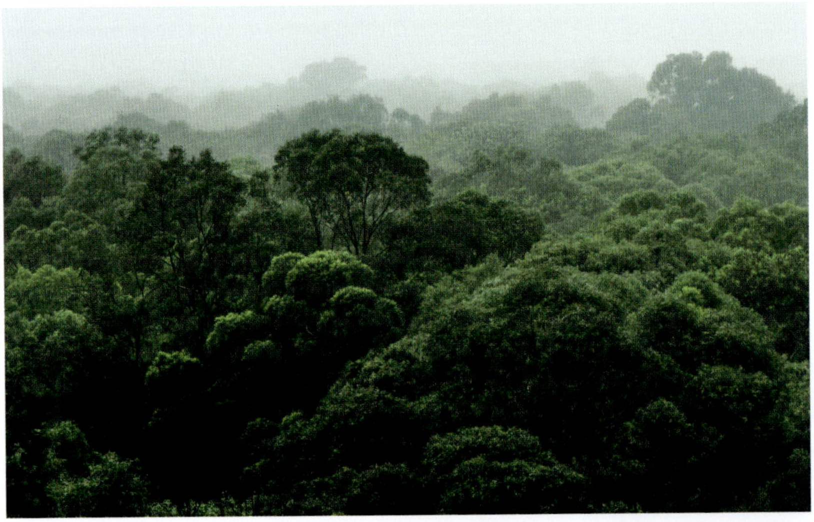

WELTHUNGER

In einer 2018 im Fachmagazin *Elementa: Science of the Anthropocene* veröffentlichten Studie ist zu lesen: Schon heute produzieren wir ausreichend Nahrung für die etwa 9,7 Milliarden Menschen, die nach Hochrechnungen der UNO 2050 auf der Erde leben werden. Gleichzeitig hungern weltweit bis zu 811 Millionen Menschen – jeden Tag. Wie kann das sein? Nutztiere fressen deutlich mehr Futter, als ihre Schlachtung Fleisch ergibt. Ein Rind muss viel Energie aufnehmen, das gilt insbesondere dann, wenn es Milch geben soll. Von den Unmengen an Soja, Mais und anderem Getreide, die angebaut werden, um dann in den Futtertrögen von Tieren zu landen, werden nur etwa 10 Prozent in Fleischmasse umgewandelt, die übrigen 90 Prozent der Kalorien gehen verloren. Das ist eine enorme Verschwendung von Ressourcen, könnten die Lebensmittel doch viel effizienter für den direkten menschlichen Verzehr genutzt werden. Hinzu kommt, dass die für die Landwirtschaft gerodeten Flächen vor allem dem Anbau von Futtermitteln dienen, die dann zu großen Teilen ins Ausland exportiert werden. In Brasilien wird bereits ein Fünftel der landwirtschaftlichen Flächen für die Futtermittelproduktion genutzt. Den Einheimischen wird damit immer mehr Land genommen, sodass weniger Getreide angebaut werden kann, um damit die eigene Bevölkerung zu ernähren. Durch die globale Erwärmung befeuerte Wetterextreme, wie Dürren und Überschwemmungen und damit einhergehende Ernteausfälle, verstärken den weltweiten Hunger. Die an der 2018 veröffentlichen Studie beteiligten Wissenschaftler kommen zu dem Schluss, dass wir die stetig wachsende Bevölkerung adäquat ernähren können, wenn wir die meisten Fleisch- und Milchprodukte durch pflanzliche Alternativen ersetzen.

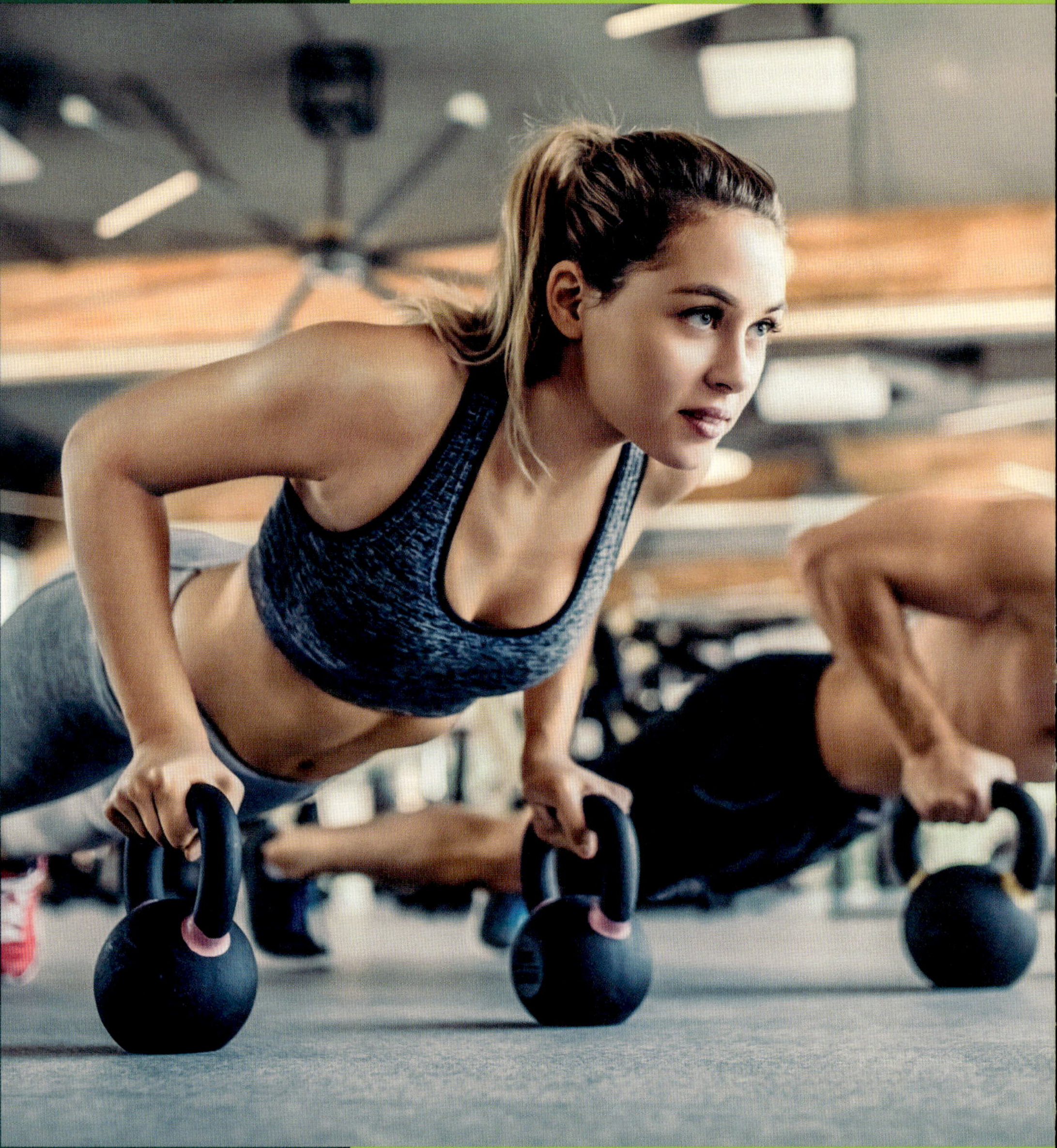

STOFFWECHSELWISSEN FÜR SPORTLER*INNEN

Nicht nur das richtige Training, sondern auch eine ausgewogene Ernährung sind unverzichtbar, damit du beim Sport dein ganzes Potenzial entfalten kannst. Ob Kraft, Ausdauer, Koordination oder Flexibilität, alle Bewegungsabläufe sind auf eine adäquate Energiezufuhr und das komplexe Zusammenspiel von Makro- und Mikronährstoffen angewiesen. Das folgende Kapitel erläutert, wie wir Nahrungsenergie nutzbar machen, ob sich Kalorienzählen lohnt und warum Kohlenhydrate so wichtig sind.

ENERGIEBEDARF

Unser Körper braucht Energie, selbst bei vollständiger Ruhe. Lebenswichtige Funktionen wie Atmung, Verdauung, Blutdruck und die Regulation der Körpertemperatur müssen stets aufrechterhalten werden. Die Energie, die ein Organismus täglich dafür benötigt, ist der Grundumsatz. Um diesen zu decken, müssen wir Nahrung zu uns nehmen, die dann verdaut, verstoffwechselt und absorbiert wird. Tatsächlich benötigen aber auch diese Schritte bereits Energie. Der thermische Effekt (TEF) gibt an, wie viel Energie dein Körper für die Verdauung, die Resorption, den Transport, die Umwandlung und die Speicherung von Nährstoffen aufwenden muss. Der TEF ist abhängig von den aufgenommenen Makronährstoffen. So benötigt dein Körper 20 bis 30 Prozent der durch Proteine aufgenommenen Energie allein für ihre Verstoffwechselung. Bei Kohlenhydraten sind es nur 5 bis 10 und bei Fetten sogar nur 2 bis 3 Prozent. Der Grundumsatz darf nur unter strengen, standardisierten Bedingungen gemessen werden und berücksichtigt nicht den thermischen Effekt der Nahrung. Daher ist der sogenannte Ruheenergieverbrauch, der ebenfalls den für lebenserhaltende Körperfunktionen notwendigen Energiebedarf festhält, darüber hinaus aber auch Teile des thermischen Effekts berücksichtigt und unter wenigen strengen Bedingungen bestimmt werden darf, eine alltagstauglichere Größe. Er hängt von verschiedenen Faktoren wie Geschlecht, Alter und Körpergewicht ab und lässt sich grob wie folgt berechnen:

Frauen:
(0,047 × Gewicht in kg – 0,01452 × Alter in Jahren + 3,21) × 239

Männer:
(0,047 × Gewicht in kg + 1,009 – 0,01452 × Alter in Jahren + 3,21) × 239

Gemäß dieser Formel hätte eine 25-jährige Frau mit einem Gewicht von 62 Kilogramm also einen Ruheenergieverbrauch von 1377 Kilokalorien (kcal) pro Tag. Bei einem 40-jährigen Mann mit einem Gewicht von 80 Kilogramm ergibt sich ein Ruheenergieverbrauch von 1768 kcal pro Tag.

Körperliche Aktivität erhöht den Energiebedarf. Um deinen täglichen Gesamtkalorienbedarf rechnerisch zu bestimmen, musst du daher deinen Ruheenergieverbrauch mit dem sogenannten PAL-Wert multiplizieren. Dieser Wert drückt deine körperliche Aktivität in einer Zahl aus; die Abkürzung PAL steht für »Physical Activity Level«. Die folgende Tabelle gibt dir einen Überblick darüber, welche Aktivitätslevel in etwa welchen PAL-Werten entsprechen. Für regelmäßige sportliche

Aktivitäten (30 bis 60 Minuten, 4- bis 5-mal pro Woche) können täglich noch mal 0,3 PAL-Einheiten addiert werden.

PAL-Wert	Aktivitätslevel
1,2–1,3	ausschließlich sitzende oder liegende Lebensweise, z. B. bettlägerige Menschen
1,4 –1,5	ausschließlich sitzende Tätigkeit, mit wenig oder keiner anstrengenden Freizeitaktivität, z. B. Büroangestellte
1,6–1,7	sitzende Tätigkeit, zeitweilig zusätzlicher Energieaufwand für gehende oder stehende Tätigkeiten, z. B. Student*innen und Laborant*innen
1,8–1,9	überwiegend gehende und stehende Arbeit, z. B. Pflege- oder Verkaufspersonal, Handwerker*innen und Kellner*innen
2,0–2,4	körperlich anstrengende berufliche Arbeit oder sehr aktive Freizeitgestaltung, z. B. Bauarbeiter*innen, Landwirtschaft Betreibende, Leistungssportler*innen

Tabelle 1: Übersicht über die PAL-Werte, in Anlehnung an die von der DGE veröffentlichen PAL-Werte, 2022

Gehen wir also davon aus, dass die Frau aus unserem Beispiel Biochemie studiert, demnach also viel sitzt, aber auch mehrmals wöchentlich stehend oder gehend im Labor tätig und zusätzlich regelmäßig sportlich aktiv ist, so ergibt sich ein PAL-Wert von 1,7 + 0,3 = 2,0 und damit ein täglicher Gesamtenergiebedarf von 1377 × 2,0 = 3792 kcal. Wenn der Mann aus unserem Beispiel ausschließlich sitzend im Büro arbeitet und keinen Sport treibt, so ergibt sich für ihn ein täglicher Gesamtkalorienbedarf von 1768 × 1,4 = 2475 kcal.

Aber was genau ist eigentlich eine Kalorie? Es handelt sich dabei um die Wärmemenge, die notwendig ist, um 1 Gramm Wasser um 1 Grad Celsius zu erhitzen. Wir sprechen häufig von Kalorien (cal), wenn wir eigentlich Kilokalorien (kcal) meinen. Und 1 Kilokalorie ist die Wärmemenge, die notwendig ist, um 1 Kilogramm Wasser um 1 Grad Celsius zu erhitzen. Mitte des 20. Jahrhunderts wurde die Einheit der Kalorie durch die Einheit Joule abgelöst. Der Energiegehalt wird auf Lebensmittelverpackungen in Kilojoule (kJ) und Kilokalorien angegeben, wobei die meisten von uns mit der letzteren Einheit deutlich vertrauter sind. Zur Hilfe: 1 Kilokalorie entspricht etwa 4,2 Kilojoule.

KALORIEN UND MAKROS ZÄHLEN – JA ODER NEIN?

Wer abnehmen will, muss mehr Kalorien verbrennen als aufnehmen, und wer zunehmen will, muss mehr Kalorien aufnehmen als verbrennen. Dass Gewichtsmanagement so einfach sei, versuchen uns nicht nur Industrie und Medien weiszumachen, auch die Wissenschaft war jahrzehntelang davon überzeugt. Heute wissen wir, dass Kalorie nicht gleich Kalorie ist. Wie viel der beim Essen aufgenommenen Energie wir tatsächlich nutzen können, hängt unter anderem vom jeweiligen Lebensmittel ab. So haben US-amerikanische Forscher*innen festgestellt, dass ein erheblicher Teil des Fetts in Mandeln in den Zellwänden eingeschlossen bleibt und ungenutzt wieder ausgeschieden wird. Damit hätten rohe, ganze Mandeln etwa 20 Prozent weniger Kalorien als auf den Packungen angegeben. Sind die Mandeln bereits zerkleinert – zum Beispiel in Mandelbutter –, so kann der Körper deutlich mehr Energie aus ihnen aufnehmen. Auch eine sehr ballaststoffreiche Diät kann mit einer erhöhten Kalorienausscheidung über den Stuhl und damit mit einer geringeren Energieaufnahme einhergehen. Gleichzeitig ist aber auch die Vorstellung, dass der menschliche Körper Ballaststoffe generell nicht verarbeiten kann und diese somit quasi kalorienfrei sind, inzwischen überholt. Heute wissen wir, dass einige Bakterien in unserem Dickdarm sehr wohl einen Teil der Ballaststoffe abbauen und dem Körper so kleinere Mengen Energie bereitstellen können.

Wie viel der aufgenommenen Energie von uns aufgeschlossen wird, ist aber nicht nur vom Lebensmittel, sondern auch von unserer Genetik, unserer Stoffwechselintensität und der Zusammensetzung unserer Darmflora abhängig. Die Formeln, die wir bis dato benutzen, um den Energiebedarf von Individuen zu bestimmen, können diese individuellen Faktoren nicht berücksichtigen. Die Ergebnisse können dir demnach nur als grobe Orientierungswerte dienen.

Selbst wenn wir uns nur für die mit dem Essen aufgenommene und nicht für die tatsächlich aufgeschlossene Energie interessieren, müssen wir uns mit dem Pi-mal-Daumen-Prinzip begnügen. Wie kann das sein, wenn doch inzwischen auf fast allen vorverpackten Produkten vermeintlich genaue Nährwertangaben prangen? Nun, der Energiegehalt eines Lebensmittels kann mittels direkter Kalorimetrie bestimmt werden. Dabei wird eine Lebensmittelprobe in ein Gefäß gegeben, das als Bombe bezeichnet wird. Das Gefäß wird anschließend mit Sauerstoff gefüllt, unter hohen Druck gesetzt und in ein Wasserbad mit bekannter Temperatur eingelassen. Die Probe wird mithilfe eines Zünddrahtes entflammt und verbrannt. Die Wärme, die dabei freigesetzt wird, führt zu einer Temperaturerhöhung des Wasserbads und die Messung der Erwärmung lässt einen Schluss über den Energiegehalt (auch: Brennwert) der Probe zu.

Lebensmittelhersteller*innen sind jedoch nicht dazu verpflichtet, den Energiegehalt ihrer Produkte mittels Kalorimetrie zu bestimmen. Tatsächlich wird heutzutage nur noch selten gemessen, denn Laboranalysen kosten Zeit und Geld. Sehr viel fixer und kosteneffizienter ist es, vorhandene Datenbanken zu nutzen und den Kaloriengehalt grob zu berechnen. Dabei wird auf Durchschnittswerte zurückgegriffen. Wenn du nun mit diesen gerundeten Werten weiterrechnest, kann das, vor allem bei der Berechnung größerer Nahrungsmengen, zu einer Unter- oder Überschätzung der tatsächlich von dir zugeführten Energie führen. Hinzu kommt, dass bei den Nährwertangaben Abweichungen nach oben oder nach unten in einem gewissen Rahmen zulässig sind. Die EU-Kommission hat einen Leitfaden veröffentlicht, an dem sich Hersteller*innen und kontrollierende Behörden orientieren können, rechtsverbindlich ist er jedoch nicht. So ist bei einem angegebenen Fettgehalt zwischen 10 und 40 Gramm pro 100 Gramm eine Abweichung um ± 20 Prozent gestattet. Das heißt, dass eine Tafel Schokolade mit angegebenen 35 Gramm Fett tatsächlich einen Fettgehalt zwischen 28 und 42 Gramm Fett haben darf. Bei einem einzelnen Schokoriegel spielen solche Abweichungen kaum eine Rolle, über mehrere Wochen oder Monate betrachtet können sie aber, wortwörtlich, ins Gewicht fallen. Darüber hinaus ist der Energiegehalt in ein und demselben Lebensmittel oft natürlichen Schwankungen unterworfen. So variiert der Fettgehalt von Makrelen zum Beispiel mit der Jahreszeit und kann im Frühjahr bei mageren 3 Prozent, im Herbst, wenn sich die Fische auf die Überwinterung in tieferen Gewässern vorbereiten, bei satten 30 Prozent liegen. Bei Früchten sind die Erntezeit, der Ort des Anbaus, die Sorte und die Witterungsverhältnisse entscheidend für den Zuckergehalt. Das heißt im Fazit: Kalorien und Makronährstoffe zu zählen, kann dir einen groben Überblick über die von dir zugeführte Energie verschaffen, du solltest dir aber darüber im Klaren sein, dass es sich nur um Anhaltswerte handelt und es keinen Grund dafür gibt, jeden Bissen akribisch abzuwiegen.

ENERGIEBEREITSTELLUNG: OHNE ATP GEHT NICHTS

Adenosintriphosphat (ATP) versorgt alle Zellen unseres Körpers mit Energie. Unser Stoffwechsel, die Regulation der Durchblutung, Muskelkontraktionen – Herzschlag inklusive – oder der Transport und die Synthese wichtiger Moleküle, nichts würde ohne ATP funktionieren. ATP besteht aus drei unterschiedlichen Komponenten: einem Adeninrest, dem Zucker Ribose und drei Phosphatresten. Damit unser Körper ATP herstellen kann, müssen wir essen. ATP steht jedoch immer nur kurzfristig als Energiequelle zur Verfügung und kann nicht in größeren Mengen gespeichert werden. Dabei wird die Energie tatsächlich nicht vom ATP selbst abgegeben, sondern wird vielmehr frei, wenn das ATP mit Wasser reagiert. Dabei wird ein Phosphatrest abgespalten, und aus dem ATP wird Adenosindiphosphat (ADP). Bei intensiven sportlichen Belastungen, wie zum Beispiel einem Sprint, ist das ATP nach circa zwei Sekunden aufgebraucht. Als Nächstes springt das Kreatinphosphat ein, ein Molekül, das aus Kreatin und einem Phosphatrest besteht. Diesen Phosphatrest kann es abgeben und auf das ADP übertragen. Dadurch wird das ADP zu ATP regeneriert. Dieser Vorgang kann dem Körper für etwa 10 bis 15 Sekunden Energie zur Verfügung stellen. Anschließend verwertet der Körper Kohlenhydrate zur Energiegewinnung. Dies tut er im Rahmen der Glykolyse; so mancher kennt sie vielleicht noch aus dem Bio-Unterricht. Dabei wird Glukose schrittweise zu Pyruvat abgebaut, wobei ATP entsteht.

Man unterscheidet zwischen der anaeroben Glykolyse, bei der kein Sauerstoff verbraucht wird, und der aeroben Glykolyse, bei der Sauerstoff verbraucht wird. Die anaerobe Glykolyse hat den Vorteil, dass sie schnell ATP bereitstellen kann, jedoch, wie die zuvor beschriebenen Prozesse, auch nur für einen kurzen Zeitraum von 30 bis 45 Sekunden. Hinzu kommt, dass Glukose ohne die Anwesenheit von Sauerstoff nur unvollständig abgebaut werden kann. In der Folge entstehen Laktat und Wasserstoffionen, welche sich dann in den beanspruchten Muskeln sammeln. Dadurch reduziert sich der pH-Wert in den betroffenen Zellen, die Muskeln übersäuern, man spricht dann von einer Azidose. Diese Übersäuerung ist nicht nur schmerzhaft, sie hemmt außerdem Enzyme, die an der Muskelkontraktion beteiligt sind. Ein Läufer merkt das daran, dass die Beine müde und schwer werden, die Leistungsfähigkeit nachlässt und sich die Atemfrequenz erhöht, da der Körper bemüht ist, ein weiteres Absinken des pH-Werts durch das Abatmen von CO_2 zu verhindern. Diese Laktatproduktion lässt sich nicht grundsätzlich vermeiden, aber durch ein dem Trainingszustand angepasstes Training positiv beeinflussen. Dauert die körperliche Belastung länger als 45 Sekunden an, muss der Organismus ATP im Rahmen der aeroben Glykolyse, also unter Sauerstoffverbrauch, zur Verfügung stellen. Die Glukose, die für die Glykolyse verwendet wird, wird zu großen Teilen aus dem Muskelglykogen gewonnen, das im Rahmen der Glykogenolyse abgebaut wurde. Die übrige Glukose entstammt dem Blutstrom. Die aerobe Glykolyse läuft langsamer ab, da der Sauerstoff erst in die entsprechenden Muskelzellen transportiert werden muss, sie liefert aber auch länger Energie, bei intensiver Belastung etwa 60 bis 90 Minuten lang. Bei fortwährender Belastung muss der Körper vermehrt Fett verbrennen, um an Energie zu kommen. Dies geschieht ebenfalls unter Sauerstoffverbrauch im Rahmen der Beta-Oxidation. Der Nachteil bei dieser Form der Energiebereitstellung ist das langsame Tempo. Die nahezu unerschöpflichen Fettreserven, die dafür zur Verfügung stehen, sind hingegen ein Vorteil.

Übrigens: Die einzelnen Energiegewinnungsprozesse laufen zu großen Teilen parallel ab, die Übergänge sind fließend und abhängig von der Belastungsintensität, der Belastungsdauer und der Ernährung des Individuums. Erwähnt sei auch, dass der Energiebedarf der einzelnen Muskeln je nach Sportart sehr unterschiedlich ausfallen kann. So sind die Schultern bei einer Paddeltour im Schnitt stärker gefordert als die Oberschenkel, weshalb je nach Muskel ein anderer Energiegewinnungsprozess dominieren kann.

Energiebereitstellung im Muskel

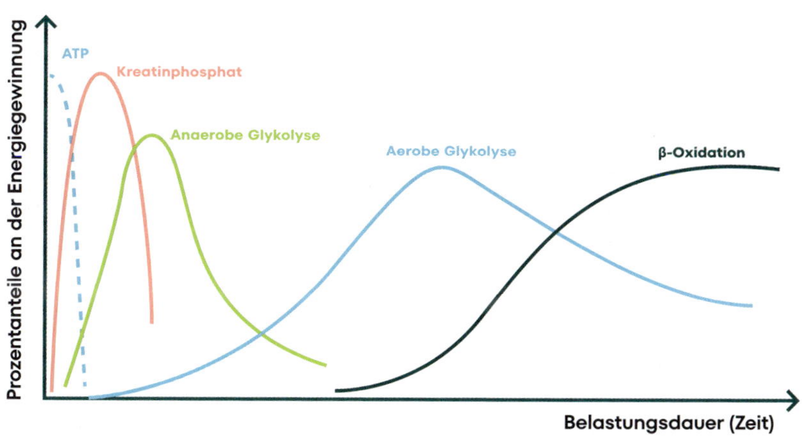

Abbildung 1

EXKURS: KANN ENERGIE GEWONNEN WERDEN ODER VERLOREN GEHEN?

Energie kann nicht wirklich erschaffen oder verbraucht werden, sie wird lediglich von einer Form in die andere umgewandelt. So ist für Muskelkontraktionen zum Beispiel die Umwandlung von chemischer Energie in mechanische Energie notwendig. Wenn wir im Alltag von »Energieverbrauch« sprechen, meinen wir keinen tatsächlichen Energieverlust, sondern die Umwandlung von einer für uns wertvollen Form in eine weniger wertvolle Form von Energie. »Energiegewinnung« beschreibt den umgekehrten Prozess.

DAS LOW-CARB-PROBLEM

Ob und für wen eine kohlenhydratarme Ernährung gesund und sinnvoll ist, wird seit Jahren kontrovers diskutiert. Es handelt es sich dabei um eine sehr komplexe Fragestellung, die sich keinesfalls in all ihren Facetten in einem Kapitel beleuchten lässt. Hinzu kommt, dass es an groß angelegten, qualitativ hochwertigen Langzeitstudien mangelt und bis dato durchgeführte Studien mitunter mögliche Verzerrungen aufweisen, zum Beispiel weil sie den Teilnehmenden erlauben, sich gemäß ihrer eigenen Präferenz einer Gruppe zuzuordnen. Das Thema »Low Carb« soll nicht Fokus dieses Buchs sein, aufgrund der zunehmenden Beliebtheit kohlenhydratarmer Ernährungsformen lohnt es sich jedoch, zumindest kurz zu erläutern, warum diese für Sportler*innen nach dem derzeitigen wissenschaftlichen Erkenntnisstand nicht zu empfehlen sind.

Kohlenhydrate sind unsere primäre Energiequelle. Manche Zellen unseres Körpers können nur Glukose als Treibstoff nutzen. Dazu gehören vor allem unsere Gehirnzellen und unsere roten Blutkörperchen. Nehmen wir nicht ausreichend Kohlenhydrate mit der Nahrung auf, zwingen wir unseren Körper dazu, diese Kohlenhydrate selbst herzustellen. Dies geschieht im Rahmen der Glukoneogenese – ein

Stoffwechselvorgang, der vorwiegend in der Leber und in den Nieren stattfindet. Dabei können glukogene Aminosäuren, die entweder aus proteinreicher Nahrung oder unserer eigenen Muskulatur stammen, abgebaut werden und unser Körper kann aus den Abbauprodukten anschließend Glukose herstellen. Das Problem: Die Glukoneogenese ist extrem energieaufwendig. So sind sechs ATP-Äquivalente notwendig, um nur ein Molekül Glukose herzustellen. Darüber hinaus kann der Verbrauch von Aminosäuren zur Glukoseproduktion dazu führen, dass wichtige Aminosäuren an anderer Stelle fehlen, zum Beispiel für den Muskelaufbau. Eine ungenügende Zufuhr von Kohlenhydraten im Kraftsport und Bodybuilding birgt daher das Risiko eines reduzierten Aufbaus an Muskelmasse und -kraft. Auch für Ausdauersportler*innen ist eine ausreichende Kohlenhydrataufnahme von großer Bedeutung, da die Verstoffwechselung von Proteinen deutlich weniger Glukose liefert als die von Kohlenhydraten und Proteine damit eine äußerst ineffiziente Energiequelle darstellen.

Unabhängig davon, welche Sportart du betreibst, solltest du also auf eine ausreichende Kohlenhydratzufuhr achten, um das von dir gewünschte Leistungsniveau zu erreichen und zu erhalten.

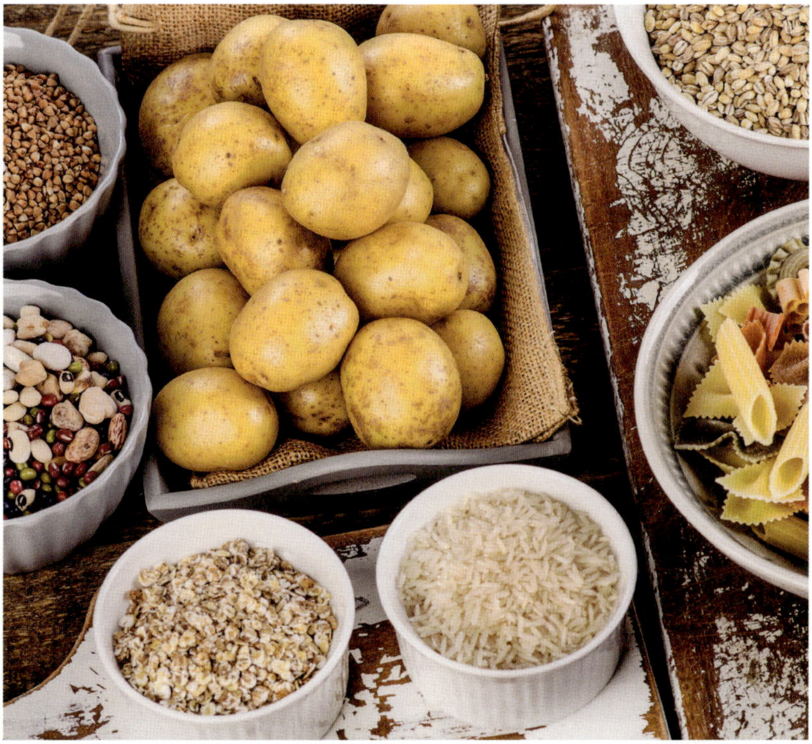

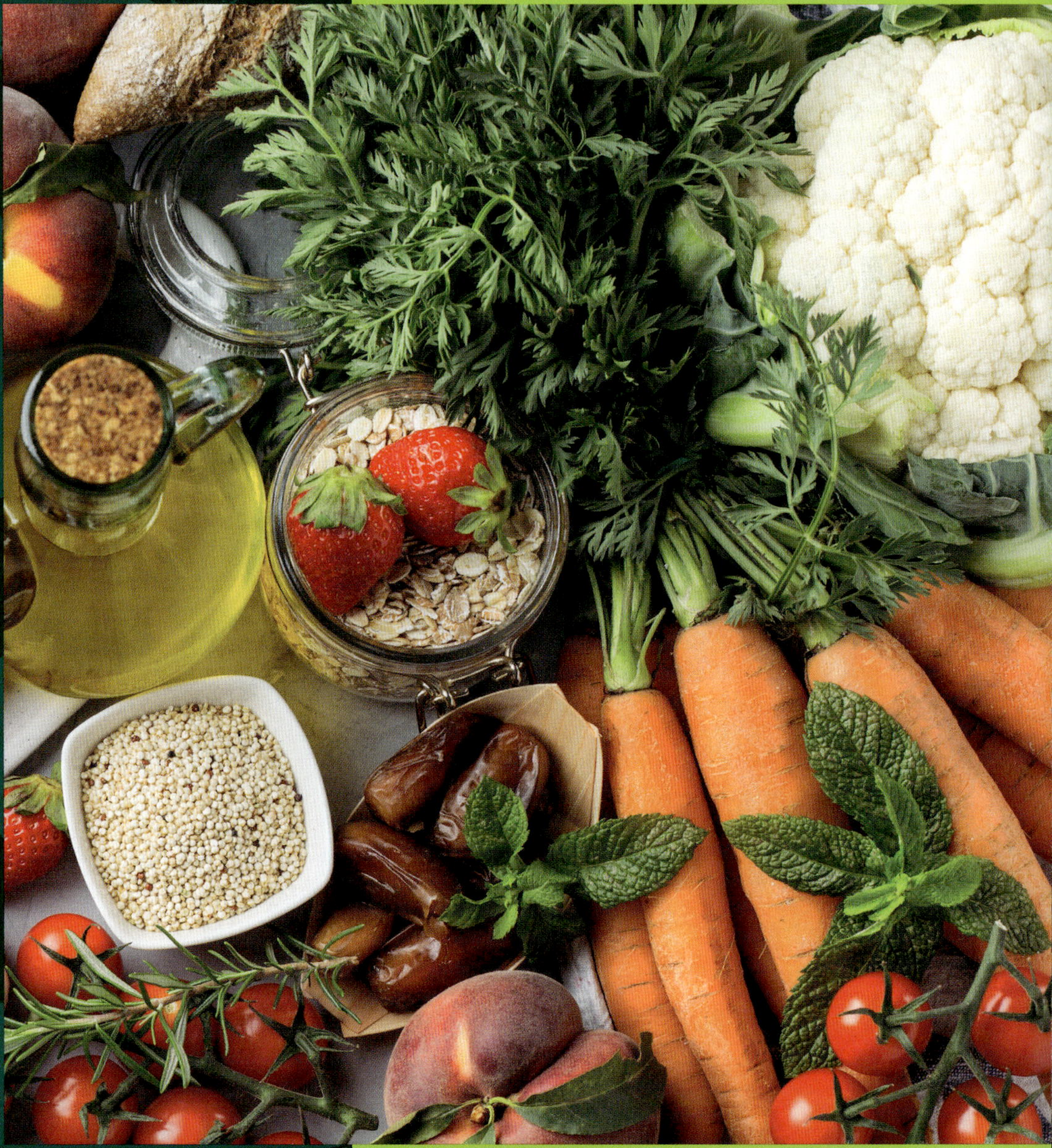

MAKRO-
NÄHRSTOFFE

Kohlenhydrate, Proteine und Fette liefern uns Energie und sind damit die Grundbausteine unserer Ernährung. Streng genommen wird auch Alkohol zu den Makronährstoffen gezählt. Diese Eingruppierung basiert auf seiner Kaloriendichte und nicht etwa auf seiner Bedeutung für die menschliche Ernährung, weshalb hier nicht weiter auf ihn eingegangen werden soll. Da wir inzwischen wissen, dass unsere Darmbakterien auch einige Ballaststoffe zu kurzkettigen Fettsäuren abbauen und uns so mit zusätzlicher Energie versorgen können, gehören auch die Ballaststoffe zur Gruppe der Makronährstoffe.

Der Energiegehalt der verschiedenen Makronährstoffe

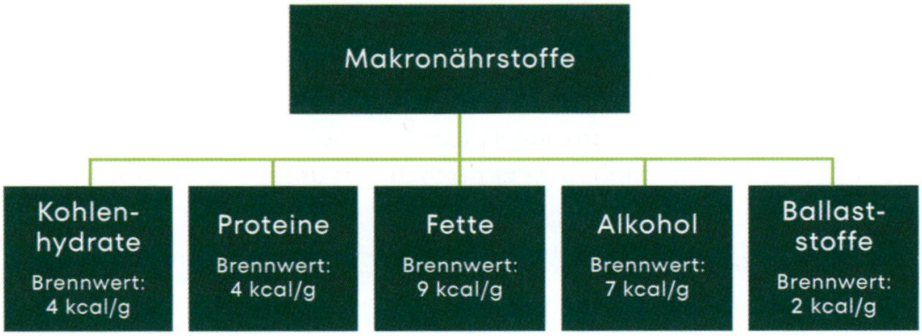

Abbildung 2: adaptiert aus Die MEN'S HEALTH Diät von O. Bertram, 2019, S. 58, Südwest Verlag

Ein grundlegendes Wissen über die Funktion und die Verstoffwechselung der einzelnen Makronährstoffe zu erlangen, ist für dich als Sportler*in von großer Bedeutung. So kannst du, angepasst an deine eigenen Bedürfnisse und Trainingsziele, informierte Entscheidungen treffen, die maßgeblich zu deiner Gesundheit und Leistungsfähigkeit beitragen. Doch dieses Kapitel will nicht nur die hoffentlich nicht allzu trockene Theorie durchkauen, sondern dir auch praktische Tipps mit an die Hand geben. Wenn du dich fragst, was du vor und nach dem Training essen solltest, wie viel du wann trinken musst und ob Agavendicksaft besser als Kristallzucker ist, dann findest du hier die Antworten.

KOHLENHYDRATE

Aufbau und Funktion

Kohlenhydrate sind Zucker und Substanzen, die den Zuckern in Aufbau und Reaktionsverhalten ähneln. Chemisch betrachtet handelt es sich um Moleküle, die aus Kohlenstoff- (C), Wasserstoff- (H) und Sauerstoffatomen (O) zusammengesetzt sind. Als Produkt der Fotosynthese machen Kohlenhydrate weltweit den größten Teil der Biomasse aus. Sie spielen eine zentrale Rolle als physiologischer Energieträger und kommen im Stoffwechsel aller Lebewesen vor – egal ob menschlich, tierisch oder pflanzlich.

Kohlenhydrate werden anhand ihrer chemischen Struktur unterschieden. Monosaccharide wie Glukose (Traubenzucker), Fruktose (Fruchtzucker) und Galaktose (Schleimzucker) werden auch Einfachzucker genannt, da sie aus nur einem einzigen Zuckermolekül bestehen. Glukose ist die Hauptenergiequelle für unser Gehirn, unsere roten Blutkörperchen und, in Form von Glykogen, auch für unsere Muskeln. Disaccharide oder Zweifachzucker bestehen aus zwei Zuckermolekülen. Sie entstehen, wenn sich zwei Einfachzucker unter Wasserabspaltung zu einem Molekül verbinden. Das wohl berühmteste Disaccharid ist die Saccharose, besser bekannt als Kristall- oder Haushaltszucker; sie ist in nahezu jedem Küchenschrank zu finden. Sie besteht aus einem Glukose- und einem Fruktosemolekül. Auch die Laktose (Milchzucker) ist ein Disaccharid. Sie besteht aus einem Glukose- und einem Galaktosemolekül und ist vor allem denen geläufig, die sie nicht (mehr) gut vertragen. Auch Maltose (Malzzucker) ist ein Disaccharid, das man, wie der Name vermuten lässt, unter anderem in Malz-, aber auch in gewöhnlichem Bier findet. Maltose wird auch in Broten sowie anderen Back- und Süßwaren verwendet, nicht nur wegen seines karamellartigen Geschmacks, sondern weil sich so vor Verbraucher*innen gut verbergen lässt, dass dem Produkt Zucker zugesetzt wurde. Oligosaccharide (Mehrfachzucker) wie Raffinose und Stachyose und Polysaccharide (Vielfachzucker) wie Stärke und Zellulose bestehen aus mehreren Monosaccharideinheiten, ihre Abgrenzung ist fließend.

Guter Zucker, schlechter Zucker

Unsere Gesellschaft neigt dazu, Kohlenhydrate in »gut« und »böse« einzuteilen, dabei schneiden vor allem die kurzkettigen Einfach- und Zweifachzucker schlecht ab. Es ist korrekt, dass Menschen, insbesondere Sportler*innen, langkettige Kohlenhydrate bevorzugen sollten, da diese nicht nur Energie liefern, sondern uns auch mit wichtigen Vitaminen, Mineral- und Ballaststoffen versorgen. Langkettige Kohlenhydrate werden langsamer verdaut und sättigen uns anhaltender. Geeignete Quellen sind vor allem Kartoffeln, Hülsenfrüchte, stärkehaltiges Gemüse wie zum Beispiel Mais oder Erbsen und Vollkorngetreide. Doch auch Lebensmittel, die reich an Einfachzuckern sind, darunter vor allem Obst und einige Gemüsesorten, enthalten viele Vitamine, Mineral-, Ballast- und sekundäre Pflanzenstoffe und sind damit ein wichtiger Bestandteil der menschlichen Ernährung. Hochgradig verarbeitete Lebensmittel, die viel Weißmehl oder zugesetzten Zucker enthalten, liefern zwar ordentlich Energie, sind jedoch arm an Vitaminen, Mineral- und Ballaststoffen und sollten daher nur in Maßen konsumiert werden. Dazu gehören zum Beispiel Kekse, Chips, Frühstückszerealien und Softdrinks. Die Weltgesundheitsorganisation (WHO) und die Deutsche Gesellschaft für Ernährung (DGE) empfehlen, täglich weniger als 10 Prozent der Gesamtenergie in Form von freiem Zucker aufzunehmen. Mit freiem Zucker ist jede Art von durch die Industrie oder die Verbraucher*innen zugesetzten Mono- und Disacchariden gemeint. Bei einem Gesamtenergiebedarf von 2000 kcal entspräche dies einer Zufuhr von maximal 50 Gramm freiem Zucker. »50 Gramm Zucker, das esse ich im Leben nicht« – wenn du so oder so ähnlich denkst, ist es wahrscheinlich, dass du deinen Zuckerkonsum unterschätzt. Die meisten Deutschen nehmen tatsächlich mehr als 10 Prozent ihrer Gesamtenergie in Form von zugesetztem Zucker zu sich. Dadurch, dass ein Großteil dieses Zuckers nicht von uns beim Backen oder Kochen zugefügt wird, sondern gut versteckt in gekauften Produkten schlummert, fällt uns das gar nicht auf. Ob Apfelsaftkonzentrat, Reissirup, Gerstenmalzextrakt, Maltodextrin oder Fruchtsüße, Zucker hat viele Namen. Das macht sich die Lebensmittelindustrie zunutze, indem sie zugesetzten Zucker hinter unverständlichen Begriffen oder gesund klingenden Zutaten versteckt. Dabei ist es relativ egal, ob du mit Kristallzucker, Vollrohrzucker oder Agavendicksaft süßt, denn die Mineralstoffe und Vitamine, mit denen einige Haushaltszuckeralternativen angepriesen werden, würden nur ins Gewicht fallen, wenn man regelmäßig große Mengen davon verzehrt, und genau das soll man ja nicht. Sogenannte »gesunde Zuckeralternativen« sind vor allem eins: gutes Marketing. Ein häufiger und hoher Zuckerkonsum ist nicht nur mit Übergewicht, Diabetes mellitus Typ 2 und Karies assoziiert, sondern geht auch mit einem deutlich erhöhten Risiko für Herz-Kreislauf-Erkrankungen wie Schlaganfälle und Herzinfarkte einher. Grund zur Panik besteht trotzdem nicht. Wenn du dich ausgewogen ernährst und regelmäßig bewegst, kannst du dir ohne schlechtes Gewissen auch mal einen Schokoriegel oder ein Stück Kuchen gönnen. Tatsächlich gibt es sogar Situationen, in denen Athlet*innen von kurzkettigen und etwas mehr verarbeiteten Kohlenhydraten profitieren können, zum Beispiel direkt vor oder während des Sports (siehe »Das richtige Timing« ab Seite 34).

Verdauung

Der menschliche Körper kann Kohlenhydrate nur in Form von Monosacchariden resorbieren. Die Verdauung komplexer Kohlenhydrate beginnt daher bereits im Mund. Beim Kauen mischt sich das im Speichel enthaltene Enzym Alpha-Amylase mit dem Speisebrei. Dieses spaltet das Polysaccharid zunächst in Oligo- und Disaccharide, die dann mit dem Schluckvorgang in den Magen gelangen. Der stark saure pH-Wert der Magensäure unterbricht den Spaltungsvorgang, bis der Speisebrei in den Zwölffingerdarm gelangt. Mithilfe einer aus der Bauchspeicheldrüse stammenden Alpha-Amylase werden die angedauten Kohlenhydrate nun weiter gespalten. Anschließend übernehmen Enzyme in der Dünndarmwand die Spaltung der Disaccharide in die Monosaccharide Glukose, Fruktose und Galaktose. Diese können nun über die Schleimhautzellen des Dünndarms ins Blut gelangen.

Speicherung

Überschüssig zugeführte Kohlenhydrate werden, in Form von Glykogen, in Muskel- und Leberzellen gespeichert. Glykogen besteht aus langen, verzweigten Ketten von Glukosemolekülen. Bei längerer Nahrungskarenz oder vermehrtem Energiebedarf kann der Körper das Leberglykogen abbauen und so anderen Organen Glukose zur Verfügung stellen. Das Leberglykogen dient vor allem der Aufrechterhaltung des Blutzuckerspiegels und der Versorgung des Gehirns und der roten Blutkörperchen mit Glukose. Das Muskelglykogen kann hingegen nur von den Muskeln selbst genutzt werden. Die menschliche Leber kann ungefähr 70 bis 150 Gramm Glykogen speichern. Wird keinerlei Nahrung zugeführt, sind diese Speicher nach etwa einem Tag erschöpft, bei intensiver sportlicher Belastung kann dies schon nach etwa 90 Minuten der Fall sein. Die Glykogenspeicher in den Muskeln sind abhängig von Trainingszustand und Muskelmasse. Während untrainierte Menschen im Schnitt etwa 300 Gramm Glykogen in ihrer Muskulatur speichern können, kann sich die gespeicherte Glykogenmenge bei gut trainierten Ausdauersportler*innen gar auf das Doppelte belaufen. Sind die Glykogenspeicher gefüllt und es werden über den tatsächlichen Bedarf hinaus weiterhin Kohlenhydrate zugeführt, so werden diese in Fett umgewandelt.

Bedarf

Die DGE empfiehlt gesunden Erwachsenen, täglich mindestens 50 Prozent ihrer Energie in Form von Kohlenhydraten zu sich zu nehmen. Während die meisten Sportler*innen ihren Bedarf mit einer Kohlenhydrataufnahme in Höhe von 50 bis 65 Prozent decken können, benötigen einige intensiv trainierende Ausdauersportler*innen täglich bis zu 70 Prozent Kohlenhydrate. Rechnet man mit Prozenten, so variieren die kalkulierten Kohlenhydratmengen logischerweise in Abhängigkeit der insgesamt aufgenommenen Energie. Mithilfe der folgenden Abbildung kannst du deinen individuellen Bedarf grob in Gramm bestimmen.

Sportliche Aktivität	Kohlenhydratbedarf (g/kg)
Geringe Intensität, kurze Dauer (< 1 h), z. B. leichtes Joggen	3–5 g/kg Körpergewicht
Geringe Intensität, lange Dauer (> 1 h), z. B. Golf oder Baseball	5–7 g/kg Körpergewicht
Hohe Intensität, kurze Dauer (1–30 min ohne Unterbrechung) z. B. Laufen (200–1500m), Schwimmen (100–1500m), Radfahren, Rudern, Skirennen	5–7 g/kg Körpergewicht
Sehr hohe Intensität, sehr kurze Dauer (< 1 min), z. B. Powerlifting, Kugelstoßen, Hochsprung, Sprints (50–200 m)	5–7 g/kg Körpergewicht
Moderate Intensität, moderate Dauer (30–60 min), z. B. 10-km-Lauf	6–8 g/kg Körpergewicht
Intermittierend moderate bis hohe Intensität, lange Dauer (1–3 h)	6–10 g/kg Körpergewicht
Moderate bis hohe Intensität, lange Dauer (> 1 h), z. B. Laufen, Schwimmen oder Radfahren über Langstrecke, Marathon	8–10 g/kg Körpergewicht
Sehr hohe Intensität, sehr lange Dauer (> 4 h), z. B. Triathlon, Ultramarathon oder Kanalschwimmen	8–12 g/kg Körpergewicht

Tabelle 2: Kohlenhydratbedarf in Abhängigkeit von der sportlichen Aktivität, adaptiert aus Sports Nutrition von K. Woodruff, 2016, S. 56, Momentum Press

Das richtige Timing

Kohlenhydrataufnahme vor dem Sport

Ob Ausdauer- oder Kraftsportler*in, wenn du ins Training oder einen Wettkampf startest, sollten deine Glykogenspeicher voll sein. Deshalb solltest du etwa eine bis vier Stunden vor Beginn 1 bis 4 Gramm Kohlenhydrate pro Kilogramm Körpergewicht zu dir nehmen (siehe Tabelle 3).

Zeit bis zum Sport	Kohlenhydrate pro kg Körpergewicht
4 Stunden vorher:	4 g
3 Stunden vorher:	3 g
2 Stunden vorher:	2 g
1 Stunde vorher:	1 g

Tabelle 3: Zeitabhängige Kohlenhydrataufnahme vor dem Sport, adaptiert aus Sports Nutrition von K. Woodruff, 2016, S. 56, Momentum Press

Eine 58 Kilogramm schwere Person könnte demnach zum Beispiel zwei Stunden vor Trainingsbeginn ein Müsli aus 75 Gramm Haferflocken (50 Gramm Kohlenhydrate), 1 Banane (28 Gramm Kohlenhydrate), 5 mittelgroßen Erdbeeren (5 Gramm Kohlenhydrate), 30 Gramm getrockneten Aprikosen (25 Gramm Kohlenhydrate), 30 Gramm Mandeln (7 Gramm Kohlenhydrate) und 300 Milliliter Mandelmilch (1 Gramm Kohlenhydrate) essen (116 Gramm Kohlenhydrate insgesamt).

Wichtig ist, dass du nicht zu spät isst. Manche Sportler*innen haben kein Problem damit, eine Stunde vor Trainingsbeginn noch eine Mahlzeit zu sich zu nehmen, die meisten Menschen sind aber besser dran, wenn sie sich zwei bis vier Stunden Zeit für die Verdauung lassen. In der letzten Stunde vor Trainingsbeginn solltest du möglichst nichts mehr essen. Ein Workout auf vollen Magen sorgt nicht nur für Übelkeit und Unbehagen, sondern kann paradoxerweise auch in einer Hypoglykämie enden (»Unterzuckerung«). Wenn wir Kohlenhydrate aufnehmen, steigt der Blutzuckerspiegel. Unsere Bauchspeicheldrüse schüttet dann vermehrt Insulin aus, um den Zucker aus dem Blut zu unseren Zellen zu transportieren. Der Transport der Glukosemoleküle wird von Membranproteinen unterstützt, eines davon nennt sich GLUT-4 und reguliert die Glukoseaufnahme in unseren Skelettmuskeln.

Nun ist es so, dass nicht nur die Ausschüttung von Insulin, sondern unabhängig davon auch eine intensive sportliche Betätigung vermehrt GLUT-4-Transporter in die Zellmembranen einbaut. Das ist durchaus sinnvoll, da die Blutzucker- und Insulinspiegel nach intensiver körperlicher Belastung (zum Beispiel bei einem Marathon) relativ niedrig sind. Der durch Aktivität stimulierte Einbau von GLUT-4 in die Zellmembranen sorgt dafür, dass trotzdem noch ausreichend Glukose in den Muskelzellen ankommt. Problematisch wird es nur, wenn die Glukosetransporter an zwei Fronten gleichzeitig aktiviert werden:

durch die gerade erfolgte Nahrungsaufnahme und den damit verbundenen Insulinanstieg und die körperliche Aktivität. Dann kann der Blutzuckerspiegel zu rasch absinken, was sich in Form der klassischen Hypoglykämiesymptome wie Schwindel, Übelkeit, Zittern und Schwäche bemerkbar machen kann. Das sorgt nicht nur für einen Leistungseinbruch, sondern kann einem auch den Spaß am Workout rauben. Die Lösung ist einfach: Gib deinem Körper mindestens eine Stunde Zeit zum Verdauen.

Kohlenhydrataufnahme während des Sports

Ohne Nahrungszufuhr kann das Leberglykogen unseren Blutzuckerspiegel nur für einen begrenzten Zeitraum konstant halten. Bei intensivem Training sind auch die Muskelglykogenspeicher irgendwann leer, sodass die Muskeln auch auf die im Blut befindliche Glukose als Energiequelle zurückgreifen, wodurch der Blutzuckerspiegel noch schneller absinkt. Fällt die Blutglukosekonzentration unter etwa 60 Milligramm pro Deziliter (mg/dl), spricht man von einer Hypoglykämie, also einer Unterzuckerung. Du fühlst dich schwach und zittrig, dir ist schwindelig, dein Herz rast und die Beine sind schwer wie Blei. An Sport ist dann kaum noch zu denken, von Höchstleistungen ganz zu schweigen. Bei Ausdauersportler*innen ist dieses Phänomen auch als »Hungerast« oder »Mann mit dem Hammer« bekannt.

Wer gut trainiert ist, hat meist auch einen gut angepassten Fettstoffwechsel, der das Eintreten eines Hungerasts unwahrscheinlicher macht, aber leider nicht ausschließt. Damit man dem Mann mit dem Hammer gar nicht erst zum Opfer fällt, empfiehlt es sich, bei mehrstündigen Belastungen auch während des Sports kleinere Mengen Kohlenhydrate zuzuführen – und zwar bevor man Hunger hat! Die Menge der von dir benötigten Kohlenhydrate hängt davon ab, wann du zuletzt gegessen hast. Entscheidend ist neben der Belastungsdauer vor allem auch die -intensität. Bei einer Belastung zwischen einer und zwei Stunden solltest du ungefähr 30 Gramm Kohlenhydrate pro Stunde aufnehmen. Bei einer Belastung von zwei bis drei Stunden empfiehlt sich eine Aufnahme von 30 bis 60 Gramm Kohlenhydraten, je nachdem, wie intensiv dein Training ist. Bist du länger als drei Stunden unterwegs, haben sich 60 bis 90 Gramm Kohlenhydrate pro Stunde bewährt.

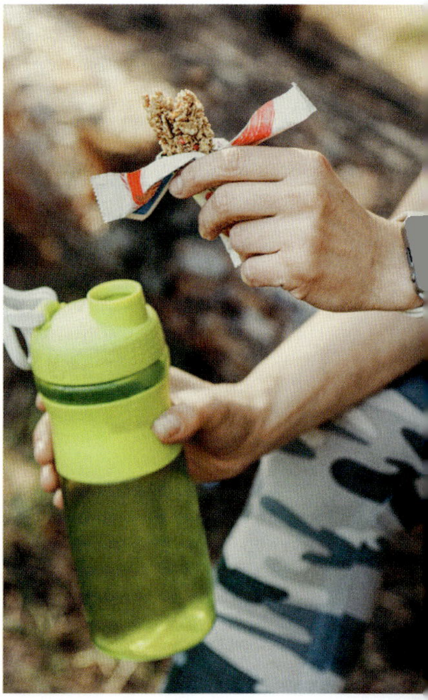

Welche Snacks für dich am besten funktionieren, musst du auszuprobieren. Für Läufer*innen bieten sich zum Beispiel kohlenhydratreiche Sportgetränke oder sogenannte Energy Gels an. Wenn du kauen kannst, ohne Gefahr zu laufen, dich zu verschlucken, zum Beispiel auf dem Rad, sind auch Bananen, Müsliriegel, Trockenfrüchte, Kekse oder ein Brot mit Marmelade und Erdnussbutter eine willkommene Kohlenhydratquelle.

Behalte im Hinterkopf, dass eine adäquate Kohlenhydratversorgung nicht nur die Kontraktion deiner Muskeln ermöglicht, sondern, aufgrund ihrer Bedeutung fürs Gehirn, auch Konzentration und Reaktionsvermögen positiv beeinflusst. Folglich kannst du nicht nur beim Laufen, Radfahren oder Schwimmen von dem einen oder anderen Snack profitieren, sondern auch beim Fußball oder anderen Sportarten, die mit einer länger andauernden Belastung einhergehen.

Kohlenhydrataufnahme nach dem Sport

Nach dem Sport denken viele vor allem an eins: Proteine! Dass Kohlenhydrate aber genauso wichtig sind, vergessen viele. Deine Muskelglykogenspeicher wurden während der intensiven Belastung erheblich strapaziert. Um eine bestmögliche Regeneration zu gewährleisten, solltest du sie so schnell wie möglich wieder auffüllen. Wenn du in weniger als acht Stunden in deinen nächsten Wettkampf oder die nächste Trainingsrunde startest, ist das richtige Timing besonders wichtig. Dann solltest du deine Kohlenhydrate innerhalb der ersten vier Stunden nach der Belastung zuführen und solche mit hohem glykämischen Index (mehr als 70) bevorzugen, um eine besonders schnelle Glykogensynthese zu ermöglichen. Dafür eignen sich zum Beispiel weißer Reis oder Kartoffeln. Es empfiehlt sich, stündlich etwa 1,2 Gramm Kohlenhydrate pro Kilogramm Körpergewicht zuzuführen und mehrere kleinere Mahlzeiten einer größeren vorzuziehen, um die Glykogensynthese zu optimieren. Natürlich kannst du dir auch eine große Mahlzeit zubereiten und zwischendurch einfach Pausen einlegen. Wenn du mindestens 24 Stunden Zeit hast, um dich zu regenerieren, ist der Zeitpunkt der Kohlenhydratzufuhr nicht ganz so relevant. Wichtig ist nur, dass du die Speicher innerhalb der nächsten 24 Stunden wieder auffüllst. In diesem Fall kannst du auf Lebensmittel mit einem niedrigeren glykämischen Index zurückgreifen, wie zum Beispiel Vollkornbrot oder Vollkornnudeln.

PROTEINE

Ach ja, das gute Protein. Wer schon mal gehört hat, dass eine vegane Ernährung nicht ausreichend Eiweiß liefert, der hebe die Hand. Das Gerücht, dass man tierische Produkte wie Fleisch, Fisch, Milch oder Käse konsumieren müsse, um adäquat mit Proteinen versorgt zu sein, hält sich hartnäckig. Warum eigentlich? Da gibt es zunächst mal das Narrativ der »vollständigen« und »unvollständigen« Proteine. Viele tierische Produkte enthalten all die unentbehrlichen Aminosäuren, die wir brauchen. Deswegen werden sie als »vollständig« bezeichnet. Pflanzliche Eiweißquellen enthalten hingegen oft nicht alle unentbehrlichen Aminosäuren und werden daher als »unvollständig« klassifiziert. Würde man also jeden Tag Rindfleisch essen und keinerlei Proteine über andere Lebensmittel konsumieren, so würde man dennoch alle unentbehrlichen Aminosäuren aufnehmen. Ist Mais hingegen die einzige Proteinquelle, so würde man langfristig Gefahr laufen, nicht ausreichend Lysin aufzunehmen. Das Ding ist: Für gewöhnlich ernähren wir uns nicht von einer einzigen Eiweißquelle, zumindest nicht in Ländern, in denen wir keinen Hunger leiden. Tatsächlich nehmen wir bei einer ausgewogenen Ernährung viele verschiedene Proteine auf, ob mit den Haferflocken am Morgen, den Kartoffeln und Erbsen beim Mittagessen oder den abendlichen Erdnüssen vor dem Fernseher. Solange wir uns also abwechslungsreich ernähren, sind wir mit allen unentbehrlichen Aminosäuren versorgt, auch ohne tierische Produkte.

Übrigens: Die Ansicht, dass man verschiedene Lebensmittel kombinieren müsse, um so aus »unvollständigen« Proteinen »vollständige« zu kreieren, gilt als überholt. Studien zeigen, dass die Aminosäuren nicht in derselben Mahlzeit aufgenommen werden müssen, es reicht völlig aus, wenn man diese über den Tag verteilt zu sich nimmt.

Es gibt derzeit keine wissenschaftlichen Belege dafür, dass der Konsum tierischer Proteine vorteilhafter als der Konsum pflanzlicher Proteine ist. Tatsächlich kann die Auswahl pflanzlicher Proteinquellen mit vielen Vorteilen einhergehen. So verweist die Deutsche Gesellschaft für Ernährung (DGE) darauf, dass pflanzliche Eiweißquellen oft einen höheren Anteil an Ballast- und Mineralstoffen sowie Vitaminen und einen geringeren Anteil an gesättigten Fettsäuren aufweisen. Darüber hinaus deuten immer mehr Studien darauf hin, dass der Verzehr tierischer Proteine das Risiko erhöht, an einer Herz-Kreislauf-Erkrankung zu versterben.

Aufbau und Funktion

Proteine bestehen aus Aminosäuren, die über Peptidbindungen miteinander verbunden sind. Der menschliche Organismus benötigt 21 verschiedene Aminosäuren zum Aufbau von Proteinen. Dabei unterscheidet man zwischen entbehrlichen (früher: nicht-essenziell), unentbehrlichen (früher: essenziell) und bedingt unentbehrlichen Aminosäuren. Entbehrliche Aminosäuren kann der Körper selbst herstellen, während unentbehrliche Aminosäuren zwingend über die Nahrung zugeführt werden müssen. Die neun unentbehrlichen Aminosäuren sind: Histidin, Isoleucin, Leucin, Lysin, Methionin, Phenylalanin, Threonin, Tryptophan und Valin.

Bedingt unentbehrliche Aminosäuren kann ein gesunder Körper unter normalen Umständen in ausreichendem Maße synthetisieren (zum Beispiel Arginin, Cystein, Glutamin und Tyrosin), während bestimmte (Leber-)Erkrankungen oder Enzymdefekte eine Zufuhr über die Nahrung notwendig machen können.

Proteine übernehmen im menschlichen Körper unzählige Funktionen. Da gibt es Strukturproteine wie Kollagen und Keratin, die Haut, Haaren, Nägeln, Sehnen und Bändern die notwendige Stabilität verleihen; Transportproteine wie Hämoglobin und Transferrin, die Sauerstoff und Eisen transportieren; Rezeptorproteine, die die Signalübertragung zwischen Zellen ermöglichen, und Proteohormone wie Insulin, welches die Aufnahme von Glukose in die Zellen reguliert. In Form von Enzymen ermöglichen und beschleunigen Proteine unzählige Reaktionen, zum Beispiel den Abbau von Alkohol oder die Verstoffwechselung von Arzneimitteln, und als Antikörper dienen sie unserem Immunsystem.

Für Sportler*innen ist natürlich vor allem die Bedeutung von Eiweißen beim Muskelaufbau interessant. Muskeln bestehen zu rund 20 Prozent aus Protein. Mit unserer Nahrung führen wir unserem Körper die Bausteine zu, die er benötigt, um geschädigtes Muskelgewebe zu reparieren und neues Muskelprotein aufzubauen. Wie viel Protein wir für diese Prozesse jedoch tatsächlich benötigen, wird oft überschätzt. Wichtig ist auch: Wer seine Muskulatur nicht ausreichend fordert und damit zum Muskelaufbau stimuliert, um der Belastung wortwörtlich gewachsen zu sein, kann Eiweiß in rauen Mengen essen – der Bizeps wird trotzdem nicht wachsen. Das ist in etwa mit einer Baustelle vergleichbar, an der du Baumaterial in Hülle und Fülle ablädst, aber niemandem aufträgst, daraus etwas zu bauen. Umgekehrt gilt auch, dass das beste Training nicht hilft, wenn man nicht ausreichend Protein zuführt. Der Körper wird dann zum Bauen aufgefordert, ohne die notwendigen Bausteine zu haben.

Bedarf

Freizeitsportler*innen, die wöchentlich etwa vier- bis fünfmal für 30 Minuten bei mittlerer Intensität trainieren, haben keinen erhöhten Proteinbedarf. Für sie gilt die gleiche Empfehlung wie für alle anderen auch: 0,8 Gramm Protein pro Kilogramm Körpergewicht. Ein 75 Kilogramm schwerer Mann müsste demnach etwa 60 Gramm Eiweiß aufnehmen. Solche Mengen sind, auch für Veganer*innen, relativ leicht zu erreichen. Tatsächlich liegen die meisten Deutschen mit etwa 1,1 Gramm Protein pro Kilogramm Körpergewicht über dieser Empfehlung. Im ambitionierten Breiten- und Leistungssport ist sowohl für Kraft- als auch für Ausdauersportler*innen, die länger und intensiver trainieren, eine höhere Zufuhr notwendig. Hier liegen die Empfehlungen zwischen 1,2 und 2,0 Gramm Protein pro Kilogramm Körpergewicht. Der Bedarf von Ausdauersportler*innen ist mit 1,2 bis 1,4 Gramm in der Regel etwas niedriger als bei Kraftsportler*innen, er kann, wenn du sehr viel und intensiv trainierst, aber auch bei um die 1,7 Gramm liegen. Du musst keinesfalls stets die gleiche Menge Protein aufnehmen, sondern kannst deine Zufuhr von deiner Trainingsintensität und deinem Trainingsziel abhängig machen. Nur bei Extremsportler*innen können unter Umständen noch höhere Proteinmengen (mehr als 2,0 Gramm pro Kilogramm Körpergewicht) sinnvoll sein, zu denen man, unter Berücksichtigung derzeitiger Studienergebnisse, aber nicht raten kann, da wir noch nicht sicher beurteilen können, ob eine lang andauernde Zufuhr so hoher Proteinmengen die Nieren schädigen kann.

Es gibt aktuell übrigens keine Daten, die sicher belegen würden, dass einzelne Proteinquellen eher zu einem Muskelaufbau beitragen als andere. Es empfiehlt sich, möglichst verschiedene Proteinquellen zu nutzen, um alle benötigten Aminosäuren aufzunehmen. Die Proteinaufnahme sollte dabei möglichst im Rahmen verschiedener Mahlzeiten und nicht einer einzigen stattfinden, was ja auch am ehesten einer alltagspraktischen Ernährung entspricht. Proteinpulver und -shakes brauchst du dafür nicht. Sie enthalten oft nicht nur viel Zucker, sondern sind auch verhältnismäßig teuer. Viel bessere Eiweißquellen sind Hülsenfrüchte wie Linsen, Bohnen und Kichererbsen, Nüsse, Vollkorn- und Pseudogetreide, Tofu, Tempeh, Hanf- und Chiasamen, Haferflocken, Brokkoli und Kartoffeln.

Eine Supplementation ist nur in Ausnahmefällen sinnvoll, zum Beispiel wenn du aufgrund einer Diät und einer damit verbundenen Energierestriktion oder aufgrund von Nahrungsmittelunverträglichkeiten deinen Proteinbedarf nicht auf natürlichem Wege decken kannst.

Das richtige Timing

Zu welchem Zeitpunkt wir im Sport Proteine zuführen sollen, wird von Wissenschaftler*innen sehr kontrovers diskutiert. Wirft man einen Blick auf aktuelle Studien, so macht es zunächst einmal Sinn, zwischen Kraft- und Ausdauersportler*innen zu unterscheiden. In einem aktuellen systematischen Review, der Daten aus 65 Studien mit 2907 Proband*innen umfasst, wurde ermittelt, dass es bis dato keine Hinweise darauf gäbe, dass das Timing der Proteinzufuhr irgendeinen Einfluss auf die Körperzusammensetzung oder den Muskelaufbau hätte. Aktuell ist davon auszugehen, dass Protein zeitnah zur Belastung zugeführt werden muss. Ob das besser vor oder nach dem Sport geschehen sollte und wie viel Zeit einem dafür bleibt, ist unklar. Wissenschaftler gehen derzeit davon aus, dass das genaue Timing keine allzu große Rolle spielt, solange über den Tag verteilt ausreichend Protein zugeführt wird. Die Theorie vom »anabolen Fenster«, also einem relativ kurzen Zeitraum nach der Belastung, in der deine Proteinbiosynthese erhöht ist, gerät damit etwas in Wanken. Da du aber auch deine Kohlenhydratspeicher innerhalb von 24 Stunden nach einer Belastung wieder auffüllen solltest, genügend Regenerationszeit vorausgesetzt, kannst du die Kohlenhydrat- und Proteinaufnahme gut kombinieren, zum Beispiel durch ein Erdnussbutter-Bananen-Sandwich, einen Sojajoghurt mit Haferflocken, Nüssen und Früchten oder einen schnellen Bohnen-Mais-Salat (siehe Seite 134). Die kombinierte Aufnahme von Proteinen und Kohlenhydraten nach dem Training kann auch deine Glykogensynthese erhöhen, vor allem dann, wenn deine Kohlenhydrataufnahme eher niedrig ist.

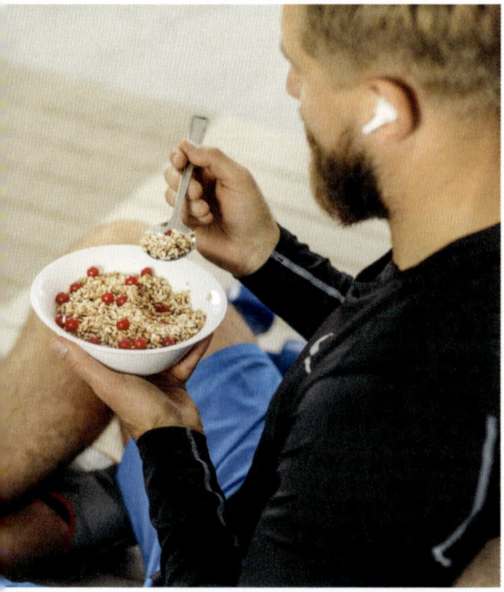

Wenn du auch zu denen gehörst, die direkt nach dem Workout keinen Hunger haben, ist das kein Grund zur Sorge. Das ist eine normale Reaktion deines Gehirns auf deine angestiegene Körpertemperatur und es gibt keinen wissenschaftlichen Grund, warum du dir direkt nach dem Training eine Mahlzeit reinzwingen musst. Du kannst also beruhigt warten, bis sich Hunger einstellt oder, sollte das erfahrungsgemäß sehr lange dauern, auch einfach auf einen selbst gemixten Regenerationsdrink zurückgreifen (siehe Seite 170 und Seite 177).

FETTE

Aufbau und Funktion

Bei den Fetten, die wir über die Nahrung aufnehmen, handelt es sich überwiegend um Triglyceride. Diese bestehen aus dem Alkohol Glyzerin, der über eine sogenannte Esterbindung mit drei Fettsäuren verbunden ist. Die Fettsäuren können, je nach Anzahl der Kohlenstoffatome, unterschiedlich lang sein. Wahrscheinlich hast du schon von gesättigten und ungesättigten Fetten gehört. Eine Fettsäure wird als ungesättigt bezeichnet, wenn die Molekülstruktur eine (einfach ungesättigt) oder mehrere (mehrfach ungesättigt) Doppel- oder Dreifachbindungen zwischen den beteiligten Kohlenstoffatomen aufweist. In gesättigten Fettsäuren sind alle Kohlenstoffatome über Einfachbindungen miteinander verbunden.

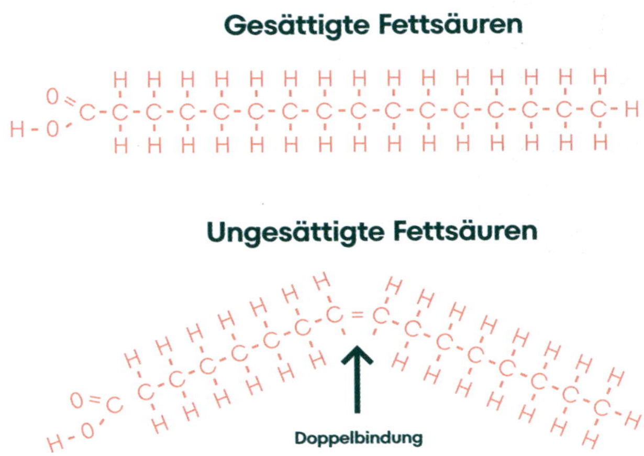

Abbildung 3

In der Praxis ist es so, dass die meisten Triglyceride eine Kombination unterschiedlicher Fettsäuren enthalten, von denen einige gesättigt und andere ungesättigt sind. Wie ein Fett eingruppiert wird, hängt folglich davon ab, welche Fettsäuren überwiegen. Ungesättigte Fette bekommen durch die Mehrfachbindung jeweils einen Knick in ihrer Struktur, weshalb sich die einzelnen Moleküle nicht so dicht aneinanderlagern können und sich daher weniger stark anziehen. Daher sind Fette mit einem hohen Anteil an ungesättigten Fettsäuren bei Raumtemperatur flüssig (zum Beispiel Rapsöl), während Fette mit einem hohen Anteil an gesättigten Fettsäuren fest sind (zum Beispiel Butter).

Man unterscheidet außerdem zwischen sogenannten cis- und trans-Fettsäuren. Bei ungesättigten Fettsäuren in der trans-Konfiguration liegen die Substituenten an den C-Atomen, welche an der Mehrfachbindung beteiligt sind, auf jeweils entgegengesetzten Seiten. Bei der cis-Konfiguration liegen sie auf der gleichen Seite (siehe Abbildung unten).

cis-Konfiguration

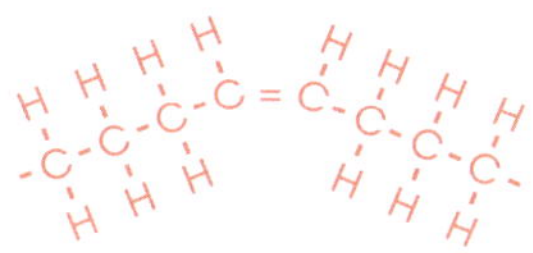

trans-Konfiguration

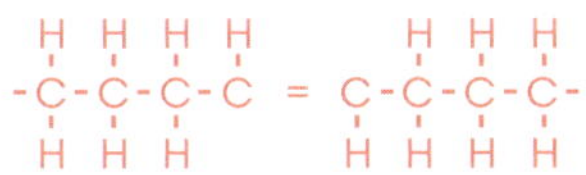

Abbildung 4

Fett ist mit 9 Kilokalorien pro Gramm der energiedichteste Makronährstoff. Da Fett im Gegensatz zu Glykogen außerdem kein Wasser bindet und damit leichter ist, ist es ein optimaler Speicher überschüssiger Energie und sichert in Abwesenheit von Nahrung unser Überleben. Fett übernimmt aber auch noch andere Aufgaben. So dient uns subkutanes Fettgewebe als Wärmedämmung, während Baufett als Druckpolster fungiert und nicht nur Organe wie unsere Nieren vor äußeren Einwirkungen, sondern auch mechanisch stark beanspruchte Stellen schützt, wie unsere Fußsohlen oder unser Gesäß. Als Hauptbestandteil von Myelin umkleidet und schützt es die Fortsätze unserer Nervenzellen. Unser Fettgewebe ist aber keinesfalls nur ein passives Schutz- und Speichermedium, sondern produziert und sezerniert selbst eine ganze Reihe wichtiger Substanzen, darunter das Sättigungshormon Leptin. Die Aufnahme von Nahrungsfetten ist darüber hinaus auch unabdingbar für die Absorption der fettlöslichen Vitamine A, D, E und K.

Auch unter den Fettsäuren gibt es jene, deren Zufuhr für den Menschen lebensnotwendig ist. Dazu gehören die Linol- und die Alpha-Linolensäure. Linolsäure ist nicht nur Bestandteil der Haut und damit an ihrer Barrierefunktion und unserem Wasserhaushalt beteiligt, sie ist auch notwendig für die Synthese der Arachidonsäure, welche wiederum für die Bildung von Prostaglandinen benötigt wird. Prostaglandine haben ganz unterschiedliche Aufgaben, dazu gehören die Weitung und Verengung von Gefäßen, die Durchblutung unserer Nieren und der Schutz unserer Magenschleimhaut. Linolsäure findet sich zum Beispiel in Hanf-, Soja- und Traubenkernöl, in Sesam und Nüssen. Alpha-Linolensäure dient der Bildung von Eicosapentaensäure und Docosahexaensäure; die Bedeutung dieser drei Fettsäuren wird im Abschnitt der Omega-3-Fettsäuren (ab Seite 75) erläutert.

Bedarf

Der menschliche Körper braucht Fett. Wichtig ist nur, dass man das richtige Fett auswählt. So ist die Aufnahme von trans-Fettsäuren mit keinerlei bekannten positiven Effekten verbunden, es sind jedoch viele negative bekannt. Eine hohe Zufuhr von trans-Fettsäuren lässt das potenziell problematische LDL-Cholesterin ansteigen und das gute HDL-Cholesterin absinken und erhöht darüber hinaus das Risiko, eine Fettstoffwechselstörung oder Herz-Kreislauf-Erkrankung zu entwickeln. Trans-Fettsäuren, die sowohl auf natürlichem Wege entstehen oder das Ergebnis lebensmitteltechnologischer Prozesse sein können, sollten daher gemieden oder in nur geringer Menge zugeführt werden. Natürlicherweise finden sie sich zum Beispiel im Fleisch und Fettgewebe und in der Milch von Wiederkäuern (Rinder, Schafe, Ziegen).

In der Lebensmitteltechnologie entstehen trans-Fettsäuren vor allem bei der Härtung von Fetten, etwa bei der Margarineproduktion, wobei man festhalten muss, dass der Gehalt an trans-Fettsäuren in Margarine seit den 1990er-Jahren durch gezielte Gegenmaßnahmen erheblich gesunken ist. Relevante Quellen von trans-Fettsäuren sind nach wie vor Back- und Süßwaren sowie Fertiggerichte, darunter Pizza, Pommes, Kartoffelchips, Donuts oder Croissants. Da trans-Fettsäuren ganz allgemein beim starken und mehrmaligen Erhitzen von Fetten und Ölen entstehen können, solltest du Lebensmittel möglichst selten frittieren oder dafür gegebenenfalls auf sehr hitzebeständige Öle wie zum Beispiel Erdnussöl zurückgreifen. Meiden solltest du Produkte, deren Zutatenlisten gehärtetes oder hydrogenisiertes Fett enthalten.

Seit Jahren wird auch vom übermäßigen Verzehr gesättigter Fette abgeraten, da sie unter Verdacht stehen, das Risiko von Herz-Kreislauf-Erkrankungen zu erhöhen. Dieser Zusammenhang ist jedoch wissenschaftlich umstritten und wird zurzeit wieder verstärkt untersucht. Als Veganer*in musst du dir darum allerdings nur wenig Gedanken machen, da sich gesättigte Fette vor allem in tierischen Produkten finden. Ausnahmen stellen Kokosfett und Palmöl dar. Kokosöl, das sich in den letzten Jahren überaus großer Beliebtheit erfreut, ist sehr reich an mittelkettigen gesättigten Fettsäuren. Einige Forscher*innen gehen davon aus, dass diese Fettsäuren beim Abnehmen helfen und den Cholesterinspiegel positiv beeinflussen können. Wissenschaftlich konnten diese Hypothesen bis dato nicht sicher belegt werden. Umweltschutzorganisationen kritisieren allerdings nicht nur die langen Transportwege von Kokos- und Palmöl, sondern auch die mit dem Anbau einhergehenden Rodungen und Menschenrechtsverletzungen. Es empfiehlt sich daher, auf Pflanzenöle europäischer Herkunft zurückzugreifen wie etwa Raps- oder Olivenöl.

Athlet*innen sollten täglich etwa 20 bis 35 Prozent ihrer Energie in Form von Fett aufnehmen und dabei einfach und mehrfach ungesättigte Fettsäuren bevorzugen.

Das richtige Timing

Direkt vor und während des Trainings sollte nur wenig Fett aufgenommen werden. Eine hohe Fettaufnahme verzögert die Entleerung des Magens und damit gegebenenfalls auch den Transport wichtiger Nährstoffe, wie zum Beispiel der Glukose, zu den Muskeln. Nach dem Sport können in der Kombination mit Kohlenhydraten und Protein geringe bis moderate Mengen Fett zugeführt werden. Insbesondere Ausdauersportler*innen, die lange Strecken zurücklegen, sollten dabei nicht vorm Fett zurückschrecken. Für diese Gruppe ist es besonders wichtig, die intramuskulären Triglyceride nach längerer Belastung wieder aufzufüllen.

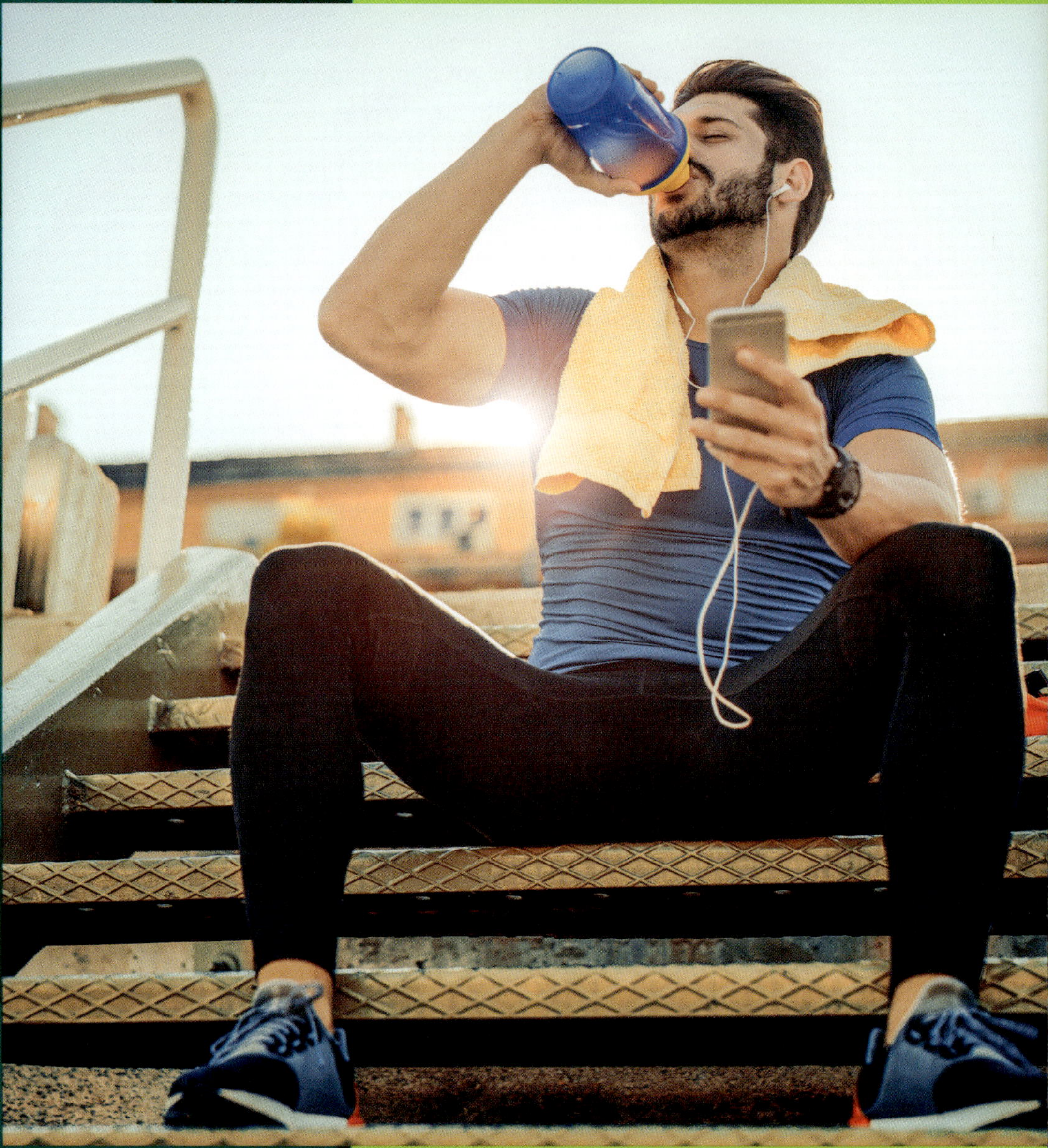

WASSER

RICHTIG TRINKEN

Während viele Sportler*innen sich intensiv mit Makro- und Mikronährstoffen auseinandersetzen, erfährt ein ganz grundlegender Baustein unserer Ernährung nur wenig Beachtung: Wasser. Ein Fehler! Der Körper erwachsener Menschen besteht zu etwa 50 bis 60 Prozent aus Wasser, je nach Körperzusammensetzung, Alter und Geschlecht. Während sportlich nicht aktive Menschen mit etwa 1,5 Liter Flüssigkeit pro Tag auskommen, reicht diese Menge für die meisten Athlet*innen nicht aus. Beim Sport kann man ganz schön ins Schwitzen geraten und so nicht nur Wasser, sondern auch wichtige Elektrolyte wie Natrium, Chlorid, Kalium, Kalzium und Magnesium verlieren. Füllst du diese nicht wieder auf, musst du mit Leistungseinbußen rechnen. Auch Übelkeit, Kopfschmerzen, Schwindel oder Muskelkrämpfe können sich einstellen. Während man bei moderatem Freizeitsport pro Stunde etwa 0,5 bis 1 Liter Wasser verliert, kann sich der Verlust bei starken Belastungen auch auf 2 oder gar 3 Liter pro Stunde belaufen.

TRINKEN VOR DEM SPORT

Wasser hat in unserem Körper viele wichtige Funktionen. Ob der Transport von Nährstoffen, Sauerstoff oder Hormonen über die Blutbahn, die Ausscheidung von Stoffwechselendprodukten über Nieren, Darm, Lungen oder Haut, der Schutz von Hirn und Rückenmark, das reibungslose Gleiten von Gelenken oder die Regulation der Körpertemperatur – ohne Wasser geht nichts. Sportler*innen sollten daher bereits vor Trainingsbeginn ausreichend Wasser und Elektrolyte zuführen. Es empfiehlt sich, langsam zu trinken und die Flüssigkeit mindestens vier Stunden vor Trainingsbeginn aufzunehmen. Als Richtlinie empfehlen sich 5 bis 7 Milliliter Flüssigkeit pro Kilogramm Körpergewicht, bei einem 75 Kilogramm schweren Mann wären dies also 375 bis 525 Milliliter. Wird kein Urin produziert oder ist der Urin sehr dunkel, sollten zwei Stunden vor Trainingsbeginn noch einmal 3 bis 5 Milliliter pro Kilogramm Körpergewicht zugeführt werden.

Hinweis: Das heißt natürlich nicht, dass du danach nicht mehr trinken darfst, du solltest nur unmittelbar vor dem Sport keine Unmengen an Flüssigkeit zuführen, um Völlegefühl, Übelkeit und übermäßigen Harndrang zu vermeiden.

TRINKEN WÄHREND DES SPORTS

Der Flüssigkeitsbedarfs während des Sports ist nicht nur davon abhängig, wie viel man schwitzt, sondern auch von der Trainingsdauer und -intensität, dem Klima und der Kleidung. Als grobe Richtlinie kannst du dir merken, dass du bei sportlichen Aktivitäten, die länger als eine Stunde andauern, zwischen 0,4 und 0,8 Liter pro Stunde trinken solltest. Bei kürzeren Trainingseinheiten ist Trinken während des Sports oft nicht notwendig, da sich der Flüssigkeits- und Elektrolytverlust in Grenzen hält. Das gilt selbstverständlich nicht, wenn du bereits dehydriert ins Training startest, du sehr hart trainierst oder es sehr heiß ist. Da sich ein Durstgefühl oft erst zeitverzögert und nach größerem Flüssigkeitsverlust einstellt, ist es wichtig, dass du trinkst, bevor du Durst hast. Es bietet sich an, alle 10 bis 15 Minuten in kleinen Schlucken zu trinken. Wenn du zu schnell zu viel trinkst, können Völlegefühl und Übelkeit dein Training behindern.

Spezielle Elektrolyt- oder Sportgetränke brauchst du übrigens nicht zu kaufen. Bei kürzeren, moderateren Belastungen reicht Wasser aus. Für intensivere, länger andauernde Trainingssessions oder Wettkämpfe kannst du dir deinen eigenen isotonischen Durstlöscher zubereiten, also ein Getränk, das in etwa die gleiche Konzentration an Elektrolyten enthält wie dein Blut. Damit das gelingt, musst du weder wiegen noch rechnen, sondern einfach zwei Teile stilles, natriumreiches Mineralwasser mit einem Teil Obstsaft mischen. Eine simple Apfelschorle ist also alles, was du brauchst! Wenn dir das zu langweilig ist, findest du im Rezeptteil ein paar ausgefallenere Ideen. Auf Kohlensäure solltest du während des Sports verzichten, um Völlegefühl und Seitenstechen zu vermeiden.

TRINKEN NACH DEM SPORT

Nach dem Sport ist es wichtig, dass du deine Flüssigkeits- und Elektrolytdefizite wieder ausgleichst. Dafür empfiehlt sich eine Flüssigkeitsaufnahme von 1,5 Liter pro Kilogramm verlorenen Körpergewichts. 1 Liter Wasser entspricht 1 Kilogramm verlorenem Gewicht, die zusätzlichen 500 Gramm werden als Puffer addiert, weil sich die Urinproduktion nach dem Trinken größerer Flüssigkeitsmengen oft kurzfristig erhöht. Wie viel Körpergewicht du beim Sport verloren hast, kannst du herausfinden, indem du dich vor und nach dem Training in der gleichen Kleidung wiegst. Mit der Zeit wirst du dadurch einen guten Überblick über deine Flüssigkeitsverluste und deinen sich daraus ableitenden -bedarf erhalten. Nach dem Training solltest du, wie auch während des Sports, langsam Wasser oder isotonische Getränke zu dir nehmen, am besten über einen Zeitraum von mehreren Stunden. Wenn du sehr intensiv trainierst und viel geschwitzt hast, zum Beispiel nach einem viereinhalbstündigen Marathon, bietet es sich an, auch etwas Salz zuzuführen. Dies kannst du ganz einfach im Rahmen deiner Mahlzeit tun. Wenn du nicht zeitnah essen kannst und du kein natriumreiches Wasser daheim hast, kannst du deinen Sportdrink auch mit einer Prise Kochsalz versetzen.

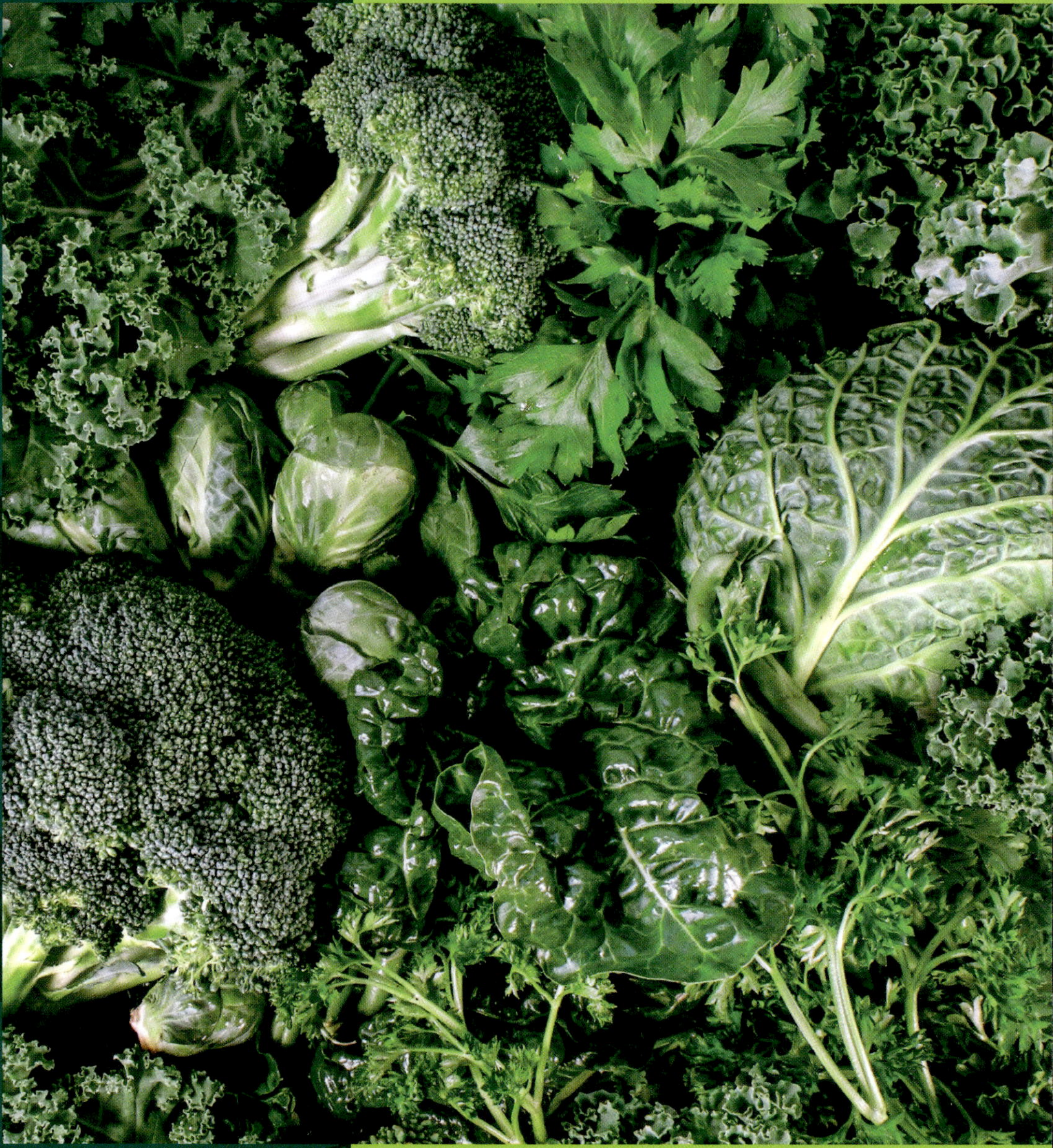

GESUNDHEITLICHE *VORTEILE EINER VEGANEN ERNÄHRUNG*

Eins schon mal vorweg: Vegan ist nicht gleich gesund. Wer sich ausschließlich von Pommes, Weißbrot und hochverarbeiteten Ersatzprodukten ernährt, tut sich damit nichts Gutes. Wie bei jeder anderen Ernährungsform auch, kommt es auf die richtige Umsetzung an. Das folgende Kapitel soll dir zum einen aufzeigen, mit welchen Nährstoffen du besonders gut versorgt bist und wie sich dies auf deine Gesundheit auswirkt. Zum anderen hebt es hervor, von welchen unerwünschten Substanzen du mit einer veganen Ernährung weniger aufnimmst und wie du dadurch dein Risiko für eine ganze Reihe ernährungsassoziierter Erkrankungen senken kannst. Im letzten Teil schauen wir uns an, inwiefern eine vegane Ernährung deine sportliche Leistungsfähigkeit beeinflussen kann.

GUT VERSORGT

Interessant ist, dass sich Gespräche über die Nährstoffversorgung von Vegetarier*innen und Veganern*innen überwiegend auf mögliche Mangelzustände konzentrieren. Dabei gibt es eine Vielzahl von Nährstoffen, von denen diese Zielgruppe für gewöhnlich mehr aufnimmt als die durchschnittlichen Mischköstler*innen. Dazu gehören Folat, Vitamin C, Vitamin E, Kalium, Magnesium sowie Ballast- und sekundäre Pflanzenstoffe. Eine ausgewogene Ernährung versorgt auch sportbegeisterte Mischköstler*innen in aller Regel mit ausreichend Vitamin C und E sowie Kalium und Magnesium. Die Zufuhrempfehlungen für Folat und Ballaststoffe erreichen viele Mischköstler*innen jedoch nicht. Auch ihre Aufnahme sekundärer Pflanzenstoffe dürfte gern höher ausfallen. Doch wie wirkt sich eine hohe Aufnahme von Folat, Ballaststoffen und sekundären Pflanzenstoffen auf die Gesundheit aus? Schauen wir es uns im Einzelnen an.

Folat (Folsäure)

Folat ist ein für uns Menschen lebensnotwendiges Vitamin und kommt in verschiedenen Verbindungen natürlicherweise in Lebensmitteln vor. Folsäure ist die industriell hergestellte Form des Vitamins, die für die Produktion von Nahrungsergänzungsmitteln oder für die Anreicherung von Lebensmitteln verwendet wird. Im Alltag unterscheiden wir selten zwischen beiden Formen und sprechen einfach nur von Folsäure. So viel zur Semantik. Aber wozu brauchen wir Folat eigentlich? Folat ist unentbehrlich für die Neubildung und die Teilung von Zellen. Wenn wir nicht ausreichend Folat mit der Nahrung aufnehmen oder die Resorption beeinträchtigt ist, werden diese Prozesse gestört. Darunter leiden vor allem die Zellen, die stetig und schnell erneuert werden müssen. Dazu gehören zum Beispiel unsere roten Blutkörperchen, die Erythrozyten. Da sie eine begrenzte Lebensdauer haben, werden im Knochenmark ständig neue Erythrozyten gebildet – etwa 3 000 000 pro Sekunde! Bei einem Mangel an Folat wird die Reifung und Teilung der roten Blutkörperchen gestört. Klinisch kann sich das dann in Form einer Folsäuremangelanämie bemerkbar machen, mit den typischen Anämiesymptomen: Müdigkeit, Schwindel, Herzrasen und Atemnot. Damit dir das erspart bleibt, solltest du regelmäßig Lebensmittel essen, die reich an Folat sind, darunter grünes Blattgemüse wie Spinat, Grünkohl oder Feldsalat, Tomaten, Orangen, Hülsenfrüchte, Nüsse und Vollkornprodukte. Genau dies tut ein Großteil der Deutschen aber nicht. 79 Prozent der Männer und 86 Prozent der

Frauen nehmen weniger Folat auf als empfohlen, so die Techniker Krankenkasse. Doch ein Folatmangel kann nicht nur eine Anämie verursachen, Untersuchungen zeigen, dass er auch das Risiko für Herz-Kreislauf-Erkrankungen und Darmkrebs erhöht. Die hohe Folataufnahme von Vegetarier*innen und Veganer*innen hat also gleich mehrere Vorteile.

Ob eine hohe Aufnahme von Folat denn auch schädlich sein kann, magst du dich nun fragen? Nein, nach derzeitigem wissenschaftlichen Erkenntnisstand kann eine hohe Aufnahme von Folat durch die Nahrung nicht schaden. Vorsicht ist bei der industriell hergestellten Folsäure geboten, die im Körper anders verstoffwechselt wird. Ob Folsäurepräparate oder mit Folsäure angereicherte Nahrungsmittel der menschlichen Gesundheit schaden können, ist bis dato nicht ausreichend erforscht. Einige Studien lassen den Schluss zu, dass Folsäuresupplemente das Risiko verschiedener Krebserkrankungen senken können, in anderen wurde kein Zusammenhang gesehen, wieder andere vermuten, dass die Präparate das Krebsrisiko gar erhöhen könnten. Hier wird in den nächsten Jahren noch mehr Forschung notwendig sein.

Aufgrund der uneindeutigen Studienlage wurde in Europa bis dato, anders als in den USA oder Kanada, von einer flächendeckenden Folsäureanreicherung von Lebensmitteln abgesehen. Sicher ist hingegen, dass eine starke Überdosierung mit Folsäurepräparaten einen potenziell gefährlichen Vitamin-B12-Mangel verdecken kann, weshalb die Einnahme folsäurehaltiger Präparate nur nach ärztlicher Absprache erfolgen sollte. Schwangeren Personen rät die Deutsche Gesellschaft für Ernährung jedoch weiterhin zu einer Folsäuresupplementation in Höhe von 400 Mikrogramm (µg) pro Tag, um Neuralrohrdefekten vorzubeugen. Nicht schwangere Vegetarier*innen und Veganer*innen sind bei einer abwechslungsreichen Ernährung optimal versorgt.

Kleiner Tipp zum Schluss: Da Folat wasserlöslich sowie licht- und hitzeempfindlich ist, solltest du folathaltige Lebensmittel dunkel lagern und nur kurz waschen oder erhitzen.

Ballaststoffe

Vegetarier*innen und Veganer*innen konsumieren im Schnitt mehr Gemüse, Obst, Vollkorngetreide, Hülsenfrüchte und Nüsse und nehmen dadurch mehr Ballaststoffe auf als Mischköstler*innen. Ein hoher Verzehr von Ballaststoffen senkt nicht nur das Risiko, an Darm- oder Leberkrebs zu erkranken, sondern schützt auch vor einem frühzeitigen Tod. Dies wurde im Rahmen der EPIC-Studie deutlich, die Daten von mehr als 500 000 Personen aus zehn europäischen Ländern auswertete, um die Zusammenhänge zwischen Krebs und Ernährung zu untersuchen.

Sekundäre Pflanzenstoffe

Derzeit sind uns etwa 100 000 verschiedene sekundäre Pflanzenstoffe bekannt, die sich in ihrer Struktur und Funktion zum Teil erheblich unterscheiden. In der menschlichen Nahrung kommen etwa 5000 bis 10 000 dieser Stoffe vor. Einige von ihnen wirken entzündungshemmend, andere haben einen blutdrucksenkenden Effekt und können das Risiko von Blutgerinnseln reduzieren. Diese Stoffe werden folglich mit einem verringerten Risiko für Herz-Kreislauf-Erkrankungen assoziiert. Andere sekundäre Pflanzenstoffe scheinen das Risiko bestimmter Krebsarten zu verringern und wieder andere stehen unter Verdacht, einen positiven Einfluss auf die Knochendichte zu haben.

Fazit: Eine vegane Ernährungsweise und eine damit verbundene hohe Zufuhr an Folat, Ballaststoffen und sekundären Pflanzenstoffen kann das Risiko von Herz-Kreislauf-Erkrankungen und einzelnen Krebsarten reduzieren und geht mir einer erhöhten Lebenserwartung einher.

GUT GEMIEDEN

Ob Mikroplastik oder Quecksilber, mit unserer Nahrung nehmen wir nicht nur wertvolle Nährstoffe, sondern auch allerlei Substanzen auf, die weder ins Essen noch in den menschlichen Körper gehören. Da die Konzentration von Schadstoffen innerhalb einer Nahrungskette zunimmt, je weiter man sich ihrer Spitze nähert (siehe Abbildung 5), ergibt sich für Veganer*innen durch den Verzicht tierischer Produkte ein gesundheitlicher Vorteil. Auch Bluthochdruck und Übergewicht bedrohen zunehmend unsere Gesundheit und sind häufig direkt mit unserem Lebensstil und Essverhalten verbunden. Eine vegane Ernährung geht mit einem deutlich verringerten Risiko für eine ganze Reihe an ernährungsassoziierten Erkrankungen einher. Um welche Erkrankungen es sich dabei handelt und welchen unerwünschten Substanzen du erfolgreich aus dem Weg gehst, erfährst du hier.

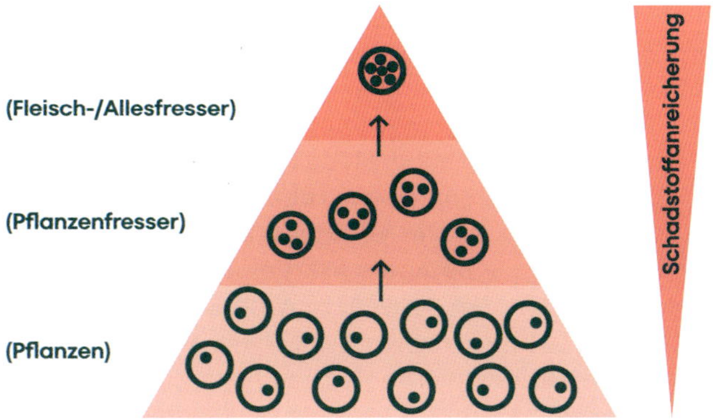

Abbildung 5

Gift aus dem Meer

Quecksilber ist ein toxisches Schwermetall, das von der WHO als »einer der zehn am besorgniserregendsten Giftstoffe für die öffentliche Gesundheit« eingestuft wird. Es gelangt sowohl auf natürlichem Wege, zum Beispiel durch Vulkanausbrüche, aber auch durch menschliche Aktivitäten wie Zementproduktion, Bergbau und die Verbrennung von Kohle und anderer fossiler Energieträger in die Atmosphäre und später durch Niederschläge und Gasaustausch in unsere Gewässer. Im Wasser wandeln Bakterien das metallische Quecksilber in organisches Methylquecksilber um. Diese Bakterien werden dann von verschiedenen Planktonarten aufgenommen, kleinere Fische fressen Plankton und Raubfische fressen die kleineren Fische. So reichert sich das Methylquecksilber in der Nahrungskette an.

Menschen nehmen Methylquecksilber vor allem über den Verzehr von Fisch und Meeresfrüchten auf. Methylquecksilber ist ein Nervengift und etwa 100-mal giftiger als anorganisches Quecksilber. Hohe Dosen Methylquecksilber können für den Menschen tödlich sein. Doch bereits geringe Mengen können das Herz, das Nervensystem, das Immunsystem und die Fortpflanzungsfähigkeit schädigen. Besonders gefährlich ist die Aufnahme von Methylquecksilber für Schwangere: Föten, die der Verbindung ausgesetzt waren, können im Kindesalter unter der Beeinträchtigung kognitiver Funktionen sowie Störungen von Gedächtnis, Aufmerksamkeit, Sprachentwicklung, Feinmotorik und visuell-räumlicher Fähigkeiten leiden. Besonders hohe Methylquecksilbergehalte finden sich in Raubfischen wie Heilbutt, Rotbarsch, Hecht, Aal, Thunfisch und Schwertfisch.

Leider nehmen Meerestiere nicht nur Quecksilber auf. Auch Mikroplastik und polychlorierte Biphenyle (PCB) reichern sich in der Nahrungskette an. PCB sind gut fettlöslich, weshalb sie sich im menschlichen Körperfett sammeln können. Die akute Toxizität von PCB ist gering, ist man ihnen hingegen über einen längeren Zeitraum ausgesetzt, können schon geringe Mengen giftig sein und zu Schäden am zentralen Nervensystem, an der Leber und am Immunsystem führen. PCB stehen außerdem im Verdacht, krebserregend zu sein und das Hormonsystem zu schädigen. Mikroplastik stammt vor allem aus Fischernetzen, Plastiktüten, Flaschen, Windeln, Kosmetika und Autoreifen und findet sich in Fischen, Muscheln, Austern und Garnelen wieder. Eine 2014 veröffentlichte Hochrechnung in der Fachzeitschrift *Environmental Pollution* ergibt, dass europäische Konsument*innen in Ländern mit einem hohem Meeresfrüchtekonsum jährlich etwa 11 000 Mikroplastikpartikel konsumieren. In Ländern mit niedrigem Meeresfrüchtekonsum sind es im Schnitt immer noch stolze 1800 Mikroplastikpartikel. Wie sich der Konsum größerer Mengen Mikroplastik langfristig auf die menschliche Gesundheit auswirkt, muss weiter untersucht werden. Aktuelle Forschungen legen nahe, dass Mikroplastik nicht nur die bereits im Plastik enthaltenen Giftstoffe in das menschliche System einbringen kann, sondern auch zahlreiche im Wasser gelöste Giftstoffe binden kann, die dann über den Verzehr von Fisch und Meeresfrüchten in den menschlichen Körper gelangen.

Multiresistente Keime

Bereits seit Jahren warnen Wissenschaftler*innen vor der weltweit steigenden Zahl resistenter Keime – mit wenig Erfolg. In Deutschlands industrieller Tierhaltung werden jährlich etwa 730 Tonnen Antibiotika verfüttert. Der Grund dafür: zu viele Tiere auf zu wenig Raum. Hühner werden so gezüchtet, dass sie schnell große Mengen Fleisch ansetzen. Die Tiere nehmen oft so rasant an Gewicht zu, dass sie sich kaum noch auf den Beinen halten können und in ihren eigenen Exkrementen liegen. Die Wunden, die sich viele der Tiere aufgrund der Haltungsbedingungen zuziehen, können sich so schnell entzünden. Ist ein einzelnes Tier an einem bakteriellen Infekt erkrankt, werden oft prophylaktisch alle Hühner mit Antibiotika behandelt. Dadurch entsteht ein hoher Selektionsdruck und nur die Bakterien, die aufgrund natürlicher Mutation resistent sind, überleben die Behandlung. Diese können dann einen neuen resistenten Stamm bilden, der sich mit geläufigen Antibiotika nicht mehr behandeln lässt. Die Keime können nicht nur über den Kontakt mit rohem Fleisch übertragen werden, sondern werden vor allem von Mensch zu Mensch weitergegeben. Landwirtschaft Betreibende, die mit den betroffenen Tieren arbeiten, können die Bakterien unwissentlich verbreiten. Durch den Verzehr tierischer Produkte tragen also auch Verbraucher*innen zu dieser Verbreitung bei. Durch Antibiotikaresistenzen können Infektionen, die eigentlich gut behandelbar wären, plötzlich lebensbedrohlich werden. Krankheitsverläufe werden schwerer und langwieriger. Für Kleinkinder, Schwangere, Alte und Kranke sowie Menschen mit einem geschwächten Immunsystem können Infektionen mit resistenten Erregern tödlich verlaufen. Im Jahr 2019 sind weltweit etwa 1,27 Millionen Menschen aufgrund einer Infektion mit antibiotikaresistenten Keimen gestorben, das sind mehr Tote als durch Aids und Malaria zusammen.

Chronische Entzündungen – der stille Feind

Chronische Entzündungsprozesse gelten nicht nur als Risikofaktor für die Entwicklung kardiovaskulärer Erkrankungen und daraus resultierender Notfälle wie Herzinfarkte und Schlaganfälle, sie erhöhen auch das Risiko, an rheumatoider Arthritis, Alzheimer, Depressionen, Diabetes mellitus oder Darmkrebs zu erkranken. Chronische niedriggradige Entzündungsvorgänge gehen außerdem mit einer erhöhten Sterblichkeit einher, selbst dann, wenn keine chronischen Erkrankungen vorliegen. Kämpft der Körper gegen eine Entzündung, gibt er eine Reihe verschiedener Substanzen ins Blut ab, um Abwehrmechanismen in Gang zu setzen. Eine dieser Substanzen ist das C-reaktive Protein (CRP). Eine 2020 veröffentlichte Metaanalyse kommt zu dem Ergebnis, dass Veganer*innen und Vegetarier*innen signifikant niedrigere CRP-Blutwerte aufweisen als Mischköstler*innen. Der Unterschied zwischen Veganer*innen und Mischköstler*innen war hierbei größer. Nach aktuellem Stand der Wissenschaft könnte eine vegane oder vegetarische Ernährung also dazu beitragen, Entzündungsprozesse und damit auch das Risiko für die oben genannten Erkrankungen zu verringern.

Übergewicht, Bluthochdruck und Hypercholesterinämie

Studien zeigen, dass Veganer*innen und Vegetarier*innen nicht nur schlanker sind als Mischköstler*innen, sondern auch geringere LDL-Cholesterinwerte und einen niedrigeren Blutdruck haben. Auch hier fielen die Veganer*innen wieder durch die niedrigsten Werte auf, in Bezug auf alle drei Parameter. Das ist vor allem deshalb relevant, da Fettleibigkeit (Adipositas), erhöhte LDL-Cholesterinwerte und Bluthochdruck zentrale Risikofaktoren für die Entstehung von Herz-Kreislauf-Erkrankungen sind. Adipositas erhöht außerdem das Risiko für Asthma und Arthrose sowie neurodegenerative Erkrankungen wie Demenz. Auch das Risiko, an bestimmten Krebsarten zu erkranken, wird durch Fettleibigkeit erhöht, darunter unter anderem Darm-, Speiseröhren-, Schilddrüsen-, Eierstock- und Brustkrebs.

EXKURS: WIE SCHÄDLICH IST CHOLESTERIN?

Cholesterin hat einen schlechten Ruf, dabei ist der fettartige Stoff für uns lebenswichtig! Er stabilisiert unsere Zellmembranen und wird zur Bildung von Gallensäuren genutzt. Diese benötigen wir wiederum für die Resorption von Nahrungsfetten. Cholesterin ist außerdem wichtiger Ausgangsstoff für die Synthese von Geschlechtshormonen wie Testosteron, Östrogen und Progesteron. Unser Körper kann Cholesterin selbst herstellen, diese Synthese findet zum größten Teil in der Leber und zu geringeren Anteilen auch in der Darmschleimhaut und im Gehirn statt. Die Cholesterinbiosynthese deckt etwa zwei Drittel unseres täglichen Cholesterinbedarfs, das übrige Cholesterin nehmen wir über die Nahrung auf.

Man unterscheidet zwischen sogenanntem HDL- und LDL-Cholesterin. Potenziell problematisch ist das LDL-Cholesterin. Das LDL steht für »low density lipoprotein«. Lipoproteine bestehen aus Fetten (Lipide) und Eiweißen (Proteine) und können Fette und fettähnliche Substanzen wie das Cholesterin binden und von der Leber durch den Blutkreislauf zu anderen Organen transportieren. Das ist notwendig, da Cholesterin nicht wasserlöslich ist. Gefährlich wird es, wenn sich zu viel LDL-Cholesterin im Blut befindet. Dann kann es sich an den Gefäßinnenwänden ablagern. Besonders leichtes Spiel hat es, wenn die Gefäße vorgeschädigt sind, etwa durchs Rauchen, einen Bluthochdruck oder exzessiven Alkoholkonsum. Die sogenannten atherosklerotischen Plaques können die Blutgefäße so sehr verengen, dass die betroffenen Organe nicht mehr ausreichend mit Sauerstoff versorgt werden. Das kann sich dann als starke Schmerzen und ein Engegefühl in der Brust (Angina pectoris) oder Durchblutungsstörung in den Beinen bemerkbar machen. Die Plaques können außerdem einreißen. Daran heften sich dann Blutplättchen und es entstehen Blutgerinnsel, die das Gefäß vollständig verschließen können. In der Folge kann es zu lebensbedrohlichen Notfällen, zum Beispiel in Form eines Herzinfarkts oder eines Schlaganfalls, kommen. Atherosklerotische Plaques sind die häufigste Ursache für koronare Herzerkrankungen und Schlaganfälle, den weltweit häufigsten Todesursachen.

Sportliche Leistungsfähigkeit

Bis dato gibt es nur wenige Studien, die den Zusammenhang von veganer Ernährung und sportlicher Performance untersuchen. Die Studien, die uns vorliegen, kommen zu dem Schluss, dass sich Kraft, Ausdauer oder allgemeine Leistungsfähigkeit bei Veganer*innen und Mischköstler*innen nicht unterscheiden. Die Annahme, dass Sportler*innen tierische Produkte konsumieren müssen, um besonders stark oder leistungsfähig zu sein, kann man also getrost fallen lassen. Ob vegane Ernährung die sportliche Leistungsfähigkeit allerdings positiv beeinflussen kann, lässt sich zum jetzigen Zeitpunkt nicht sicher beurteilen. Hier musst du also auf dein eigenes Empfinden oder die Erfahrungsberichte Einzelner vertrauen.

So lohnt sich zum Beispiel ein Blick auf Kraftsportler und Veganer Patrik Baboumian, der 2011 bei den Strongman-Meisterschaften zum stärksten Mann Deutschlands gekürt wurde. Der Bizeps des 116 Kilo schweren Kraftpakets ist ein eindrucksvoller Beweis dafür, dass Muskelmasse weder Hühnchen noch Eier oder Whey-Protein braucht. Baboumian ist kein Einzelbeispiel. Wohin man auch schaut, findet man erfolgreiche Athlet*innen, die sich vegan ernähren. Ob NBA-Star Chris Paul, Fußballprofi Aarón Ñíguez Esclápez, Tennislegende Serena Williams oder Snowboarderin und Olympiasiegerin Hannah Teter, sie alle führen ihren Erfolg auch auf ihre vegane Ernährung zurück. Ob auch du dich mit einer veganen Ernährung fitter und leistungsfähiger fühlst, erfährst du nur, wenn du es ausprobierst!

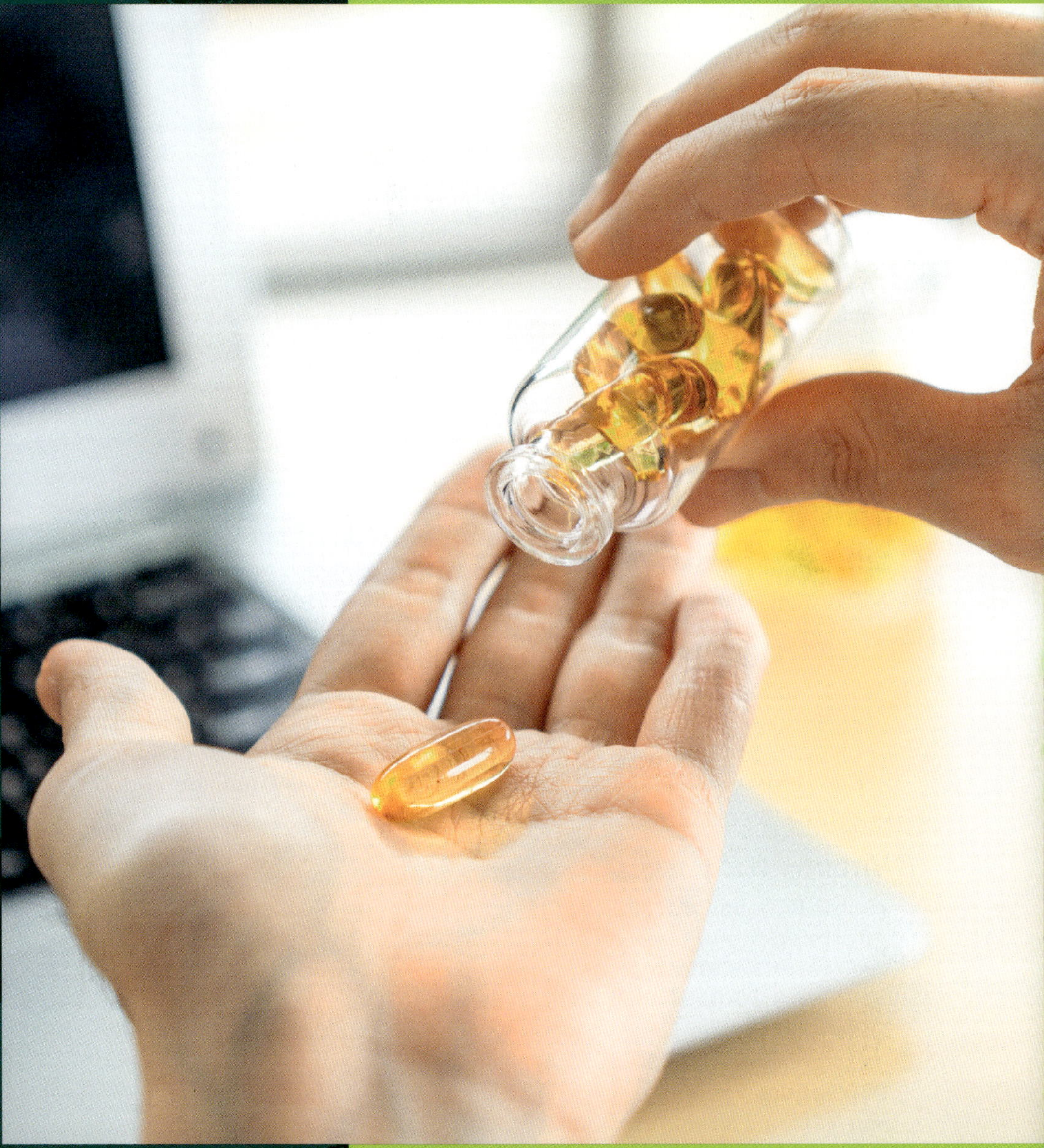

DIE HÜRDEN
VEGANER ERNÄHRUNG

Wer ausreichend mit allen wichtigen Nährstoffen versorgt sein will, muss sich ausgewogen und abwechslungsreich ernähren. Das gilt nicht nur für Veganer*innen, sondern auch für Mischköstler*innen. Jedoch gibt es einige Nährstoffe, die insbesondere bei einer überwiegend oder strikt veganen Ernährung als kritisch eingestuft werden. Das heißt, beim Verzicht auf tierische Produkte läufst du Gefahr, nicht ausreichend von diesen Nährstoffen aufzunehmen. Dazu gehören Vitamine wie Riboflavin (Vitamin B2) und Vitamin B12, der Mineralstoff Kalzium, die unentbehrlichen Spurenelemente Jod, Eisen, Selen und Zink sowie Omega-3-Fettsäuren. Warum diese Nährstoffe so wichtig für dich sind und wie du dich im Rahmen einer veganen Ernährung adäquat damit versorgst, erfährst du hier.

KALZIUM

Kein anderer Mineralstoff kommt im menschlichen Körper in so großer Menge vor wie Kalzium – etwa 1 Kilogramm trägt jeder Erwachsene mit sich herum! 99 Prozent davon finden sich in Knochen und Zähnen. Unsere Knochen werden durch Kalzium nicht nur stabilisiert, sie dienen ihm auch als Reservoir. Deckt die Kalziumaufnahme nicht den -bedarf, kann ein Teil des Kalziums aus den Knochen gelöst und für andere Körperfunktionen zur Verfügung gestellt werden. Tatsächlich ist nämlich jede einzelne Körperzelle auf Kalzium angewiesen! Kalzium beeinflusst nicht nur Blutgerinnung und Immunsystem, sondern stabilisiert auch unsere Zellwände und ermöglicht vor allem die Kontraktion unserer Muskeln (Herzmuskel inklusive!) sowie die Reizweiterleitung zwischen Nervenzellen. Hören, Sehen, Riechen, Schmecken, das Wahrnehmen von Berührungen – die Weiterleitung und Verarbeitung all dieser Sinneseindrücke braucht Kalzium.

Wie viel Kalzium wir genau aufnehmen müssen, damit all diese Prozesse reibungslos funktionieren, wird kontrovers diskutiert. Die DGE empfiehlt Erwachsenen ab 19 Jahren, täglich 1000 Milligramm Kalzium zu sich zu nehmen. Jugendliche zwischen 13 und 18 Jahren sollten aufgrund ihres starken Wachstums etwa 1200 Milligramm aufnehmen. Während kanadische, US-amerikanische und australische Fachgesellschaften in etwa dieselben Empfehlungen aussprechen, fallen die Empfehlungen in Großbritannien mit nur 700 Milligramm deutlich niedriger aus. Da Sportler*innen, die intensiv trainieren und schwitzen, aufgrund eines potenziell erhöhten Verlusts jedoch mehr Kalzium benötigen können, ist man fürs Erste gut beraten, wenn man sich an den etwas höheren Empfehlungen der DGE orientiert.

Wichtige Kalziumquellen sind vor allem Milch, Joghurt und Käse. Demnach ist es wenig überraschend, dass Veganer*innen im Schnitt weniger Kalzium aufnehmen als Mischköstler*innen oder Ovo-Lakto-Vegetarier*innen. Lass dich davon nicht entmutigen. Wenn du deine Lebensmittel gezielt auswählst, kannst du deinen Kalziumbedarf auch mit einer veganen Ernährung decken. Tatsächlich würden auch Mischköstler*innen von einer solch gezielten Auswahl profitieren, denn gemäß der Daten, die im Rahmen der Nationalen Verzehrsstudie II erhoben wurden, erreichen auch in ihrer Gruppe viele nicht die Empfehlungen der DGE. Geeignete vegane Kalziumquellen sind zum Beispiel Brokkoli, Grünkohl, Rosenkohl, Blumenkohl, Rucola, Tofu, Sesam, Lein- und Chiasamen sowie Mandeln und diverse Nüsse. Auch Pflanzendrinks oder Mineralwässer sind mitunter mit großen Mengen Kalzium angereichert.

Du kannst die Absorption von Kalzium außerdem verbessern, indem du auf eine ausreichende Vitamin-D-Versorgung achtest und deine kalziumreichen Lebensmittel nicht alle auf einmal, sondern über den Tag verteilt zu dir nimmst. Darüber hinaus solltest du kalziumreiche Lebensmittel bevorzugen, die arm an Oxalsäure sind, da diese die Resorption beeinträchtigt. So enthalten Spinat und Mangold zwar nennenswerte Mengen Kalzium, aber eben auch Oxalsäure, weshalb der Körper nur geringe Mengen des zugeführten Kalziums tatsächlich aufnehmen kann. Auch eine gleichzeitige Aufnahme von Zitronen- oder Apfelsäure, zum Beispiel aus Zitronen, Äpfeln, Birnen, Orangen, Sauerkirschen oder Paprika, kann die Resorption verbessern.

Eine Supplementation ist auch für Athlet*innen in der Regel nicht notwendig und sollte, wenn überhaupt, nur nach ärztlicher Absprache und bei einem nachgewiesenen Mangel erfolgen. Wer über Supplemente langfristig zu viel Kalzium zuführt, riskiert Harnsteine, eine gestörte Nierenfunktion und erhöht möglicherweise auch sein Herzinfarktrisiko.

VITAMIN D

Vitamin D ist wichtig für gesunde Knochen und Zähne, da es die Aufnahme von Kalzium im Darm und dessen Einbau in die Knochen fördert. So weit für viele nichts Unbekanntes. Dass Vitamin D aber auch für die Funktion und Regeneration unserer Muskeln unabdingbar ist und Muskelaufbau, Muskelkraft- und -ausdauer beeinflusst, wird selten thematisiert. Vitamin D kann vom Körper selbst gebildet werden, allerdings nur dann, wenn man die eigene Haut regelmäßig dem Sonnenlicht aussetzt. Die körpereigene Vitamin-D-Produktion hängt damit von verschiedenen Faktoren wie Klima, geografischer Lage, Kleidung, Hauttyp und der Aufenthaltsdauer im Freien ab. Vitamin D kann im Fett- und Muskelgewebe und in kleineren Mengen auch in der Leber gespeichert werden, wodurch sich die geringere Sonneneinstrahlung im Winter zum Teil kompensieren lässt. Nur etwa 10 bis 20 Prozent des Vitamin-D-Bedarfs wird über die Nahrung gedeckt. Es gibt nur wenige Lebensmittel, die nennenswerte Mengen Vitamin D enthalten, wie fettreicher Fisch, Eigelb oder Rinderleber. Auch einige Pilze wie Pfifferlinge oder Champignons liefern Vitamin D, jedoch in eher geringen Mengen.

Vegan lebende Sportler*innen sollten daher ganz besonders auf eine ausreichende Sonnenexposition achten. Da wir einen Großteil unserer Zeit in geschlossenen Räumen verbringen, sieht unsere Versorgung dürftig aus: Etwa 40 Prozent aller Europäer*innen leiden an einem Vitamin-D-Mangel. Die DGE empfiehlt Erwachsenen mit heller Haut zwischen März und Oktober täglich etwa ein Viertel der Körperoberfläche (Gesicht, Hände, Unterarme und Unterschenkel) für 5 bis 25 Minuten der Sonne auszusetzen. Dabei solltest du die Mittagshitze meiden, um das Hautkrebsrisiko zu reduzieren. Bei Menschen mit dunklerer Haut wird deutlich häufiger ein Vitamin-D-Mangel diagnostiziert, was Wissenschaftler*innen bis dato auf den höheren Melaningehalt der Haut zurückführen und folglich eine längere Sonnenexposition von 25 bis 40 Minuten täglich empfehlen. Ob tatsächlich häufiger ein echter Mangel vorliegt, ist jedoch umstritten, da neuere Studien feststellen konnten, dass Menschen mit dunkler Haut geringere Spiegel eines Vitamin D bindenden Proteins aufweisen, wodurch das für den Körper verfügbare Vitamin D ähnlich hoch sein könnte wie bei Menschen mit hellerer Haut.

Da die körpereigene Vitamin-D-Produktion variiert und auch die Grenzwerte für einen Mangel von Expert*innen unterschiedlich ausgelegt werden, ist es nicht sinnvoll, allgemeine Supplementationsempfehlungen zu geben. Vegane Athlet*innen sollten ihren Vitamin-D-Status regelmäßig überprüfen lassen, dies gilt insbesondere während der Wintermonate oder bei Hallensportarten. Supplemente sollten nur bei einem nachgewiesenen Mangel eingenommen werden, da eine orale Überdosierung gesundheitsschädlich sein kann. Beim Kauf eines Supplements solltest du überprüfen, ob das Produkt tatsächlich vegan ist: Vitamin D_3, das eine etwas höhere Bioverfügbarkeit hat, ist meist tierischen Ursprungs, während Vitamin D_2 in der Regel aus Pflanzen gewonnen wird.

JOD

Jod ist ein unentbehrliches Spurenelement, das der Körper vor allem für die Synthese der Schilddrüsenhormone Trijodthyronin (T3) und Thyroxin (T4) benötigt. Diese Hormone sind nicht nur an der Regulation von Herzfrequenz, Blutdruck und Körpertemperatur beteiligt, sie erhöhen vor allem den Energieumsatz und den Fettabbau und spielen eine wichtige Rolle bei dem Aufbau und der Regeneration unserer Skelettmuskulatur. Eine ausreichende Jodversorgung ist für Sportler*innen also von großer Bedeutung.

Da unser Körper Jod nicht selbst herstellen kann, müssen wir es zwingend über die Nahrung aufnehmen. Für Deutschland und Österreich empfiehlt die DGE Jugendlichen und Erwachsenen zwischen 15 und 50 Jahren eine tägliche Jodaufnahme von 200 Mikrogramm. Erwachsene ab 51 Jahren sollten täglich etwa 180 Mikrogramm Jod aufnehmen. In der Schweiz wird allen Personen ab 15 Jahren zu einer täglichen Aufnahme von 150 Mikrogramm Jod geraten. Wie es zu diesen unterschiedlichen Empfehlungen kommt, erfährst du etwas weiter unten.

Der Jodgehalt von Agrarerzeugnissen hängt vor allem vom Jodgehalt der Böden ab. Jod ist gut wasserlöslich und wird durch Niederschläge und Gletscherschmelze aus dem Boden und über Flüsse ins Meer geschwemmt. Da nach der letzten Eiszeit viel Jod ausgewaschen wurde, sind unsere Böden in Nord- und Mitteleuropa relativ jodarm. Produkte aus dem Meer, wie Fisch und Meeresfrüchte, sind für Mischköstler*innen hingegen gute Jodlieferanten, aber auch Milchprodukte und Eier enthalten nennenswerte Mengen Jod, da dem Tierfutter häufig Jod zugesetzt wird. Aufgrund des jodarmen Bodens und des eher geringen Fischverzehrs ist die Jodversorgung in Deutschland ein gesamtgesellschaftliches Problem und betrifft keinesfalls nur Veganer*innen. Durch den Verzicht auf tierische Produkte haben Veganer*innen jedoch ein noch höheres Risiko, einen Jodmangel zu entwickeln. Sportler*innen, die intensiv trainieren und viel schwitzen, können außerdem über den Schweiß vermehrt Jod verlieren.

Eine langfristige Jodunterversorgung kann nicht nur zu einer Vergrößerung der Schilddrüse führen, da der Körper versucht, den Mangel durch ein Wachstum von hormonproduzierendem Gewebe auszugleichen, sie kann auch in der Ausbildung einer Schilddrüsenunterfunktion resultieren, die sich häufig durch Symptome bemerkbar macht, die dein Wohlbefinden und deine sportliche Leistungsfähigkeit erheblich beeinträchtigen können. So kann dein Herzminutenvolumen abnehmen, das heißt, dein Herz kann in einer Minute nicht mehr so viel Blut durch deinen Kreislauf pumpen wie zuvor, du bist schnell erschöpft, fühlst dich schwach und apathisch, vielleicht nimmst du an Gewicht zu, obwohl du kaum Appetit hast, und kannst dich schlecht konzentrieren.

Um einem Jodmangel vorzubeugen, solltest du beim Kochen jodiertes Speisesalz verwenden und auch beim Kauf abgepackter Produkte überprüfen, ob sie Jodsalz oder herkömmliches Salz enthalten. Hier liegt übrigens auch das Geheimnis der Schweizer*innen: Sie reichern ihr Salz mit höheren Mengen Jod an und greifen auch häufiger zu Jodsalz, wenn sie sich zwischen jodiertem und herkömmlichem Salz entscheiden müssen. Für Veganer*innen bietet sich auch der gelegentliche Verzehr von Algen mit einem moderaten Jodgehalt an (zum Beispiel Nori). Du solltest dich jedoch an die aufgeführten maximalen Verzehrsmengen halten und darauf achten, dass das Produkt eine Jodmenge von 20 Milligramm pro Kilogramm Trockenmasse nicht überschreitet, da auch eine übermäßige Zufuhr schädlich sein kann.

Je nach deiner individuellen Situation und Versorgung kann auch eine Supplementation mit Jodtabletten sinnvoll sein. Vor einer Einnahme von jodhaltigen Präparaten solltest du dir jedoch medizinischen Rat einholen. Wichtig ist auch, dass du ausreichend Eisen, Selen und Zink zu dir nimmst, da ein Mangel an diesen Nährstoffen den Jodstoffwechsel negativ beeinflussen kann.

EISEN

Spurenelemente machen nur einen ganz geringen Anteil unseres Körpergewichts aus. Unter ihnen steht das Eisen allerdings auf dem ersten Platz: Kein anderes Spurenelement kommt in größeren Mengen in unserem Körper vor. Es ist an vielen Funktionen beteiligt, die für uns alle, und insbesondere für Sportler*innen, von großer Bedeutung sind. Eisen ist unabdingbar für die Blutbildung und, als Bestandteil von Hämoglobin, für den Transport von Sauerstoff verantwortlich. Ohne Eisen könnte der Sauerstoff nicht im Körper verteilt und in den Zellen zur Energiegewinnung genutzt werden. Als Bestandteil des Muskelproteins Myoglobin ist Eisen außerdem unabdingbar für die Sauerstoffspeicherung. Nachvollziehbar, dass einem ohne ausreichende Eisenversorgung die Puste ausgeht, oder?

Damit wir gut mit Eisen versorgt sind, bedient sich unser Körper eines raffinierten Recyclingsystems. Nachdem unsere roten Blutkörperchen nach etwa 120 Tagen das Zeitliche segnen, werden sie von Fresszellen in Milz und Leber abgebaut. Das in ihnen enthaltene Eisen wird dabei einbehalten und wiederverwertet, ein äußerst wichtiger Vorgang, da wir unseren horrenden Eisenbedarf sonst unmöglich decken könnten. Der darüber hinausgehende Eisenbedarf liegt tatsächlich nur bei 1 bis 2 Milligramm pro Tag. Da unser Darm aber nur etwa 10 Prozent des Nahrungseisens resorbieren kann, müssen wir 10 bis 20 Milligramm Eisen aufnehmen. Die DGE empfiehlt nicht menstruierenden Personen ab 19 Jahren, täglich 10 Milligramm Eisen aufzunehmen. Personen, die menstruieren, sollten täglich 15 Milligramm Eisen aufnehmen, um den erhöhten Eisenverlust auszugleichen. Schätzungen zufolge benötigen vegetarisch und vegan lebende Menschen bis zu 1,8-mal so viel Eisen – aufgrund der geringeren Bioverfügbarkeit von Eisen aus pflanzlichen Quellen. Vegan lebende Sportler*innen haben einen noch mal höheren Eisenbedarf, der sich auf vermehrtes Schwitzen, die erhöhte Beanspruchung der Muskulatur und ein potenziell erhöhtes Blutvolumen zurückführen lässt. Ihr Bedarf kann um bis zu 70 Prozent höher sein als der von Mischköstler*innen.

Eisen kann in zweiwertiger (Fe2+) oder dreiwertiger Form (Fe3+) vorliegen. Die Wertigkeit gibt in der Chemie die Zahl der Elektronen an, die aufgenommen oder abgegeben werden können, soll uns hier aber nicht weiter beschäftigen. Wichtig ist, dass Fe2+, das auch als Häm-Eisen bezeichnet wird, vom Körper zwei- bis dreimal besser aufgenommen werden kann als Fe3+ oder sogenanntes Nicht-Häm-Eisen. Quellen für Häm-Eisen sind durchweg tierischer Natur, dazu gehören zum Beispiel Fleisch, Innereien, Fisch und Meeresfrüchte. Wer keine tierischen Produkte verzehrt, muss sich mit dem Nicht-Häm-Eisen begnügen. Grund zu verzagen ist das jedoch nicht, denn die Resorption des Nicht-Häm-Eisens lässt sich mit ein paar kleinen Tricks erheblich verbessern.

Trick 1: Eisenhemmer meiden

Es gibt Stoffe, die die Eisenaufnahme hemmen. Dazu gehören zum Beispiel Oxalsäure, Lignin, Tannin, Phosphat und Phytat. Daher solltest du eisenreiche Mahlzeiten möglichst nicht mit Rotwein, Kaffee, Kakao, Cola, grünem oder schwarzem Tee kombinieren. Hülsenfrüchte und Getreide kannst du einweichen und anschließend abspülen, um den Phytatgehalt zu reduzieren. Übrigens: Dass Spinat nicht so eisenreich ist wie ursprünglich gedacht, wissen wir schon länger. Was häufig unerwähnt bleibt, ist, dass er viel Oxalsäure enthält, welche die Eisenaufnahme maßgeblich behindert. Wenn du kein Spinatfan bist, musst du ihn dir also nicht des Eisens wegen reinzwingen.

Trick 2: Vitamin C

Dreiwertiges Eisen muss in zweiwertiges Eisen umgewandelt werden, bevor es vom Körper aufgenommen werden kann. Bei dieser Umwandlung hilft Vitamin C (Ascorbinsäure), indem es als Reduktionsmittel dient: Es gibt Elektronen ab und kann so Fe3+ zu Fe2+ reduzieren. Da kommt es gelegen, dass Vegetarier*innen und Veganer*innen im Schnitt deutlich mehr Vitamin C als Mischköstler*innen aufnehmen. Wer seine Eisenaufnahme verbessern will, sollte Eisen und Vitamin C also möglichst zeitgleich aufnehmen. Dabei muss es übrigens nicht zwingend das Glas Orangensaft zu den Haferflocken sein, auch eine Buddha Bowl mit Tempeh und Hirse (Seite 133) oder ein Khichdi mit Mais, Erbsen und gerösteten Kürbiskernen (Seite 97) sind großartige Vitamin-C- und Eisenquellen.

Achtung: Vitamin C ist wasserlöslich und hitzeempfindlich, daher solltest du Vitamin-C-haltige Lebensmittel (wenn überhaupt) nur kurz und in wenig Wasser garen.

Praxisempfehlungen

Der tägliche Eisenbedarf ist individuell und auch von deiner Trainingsfrequenz und -intensität abhängig. Solange du dich ausgewogen ernährst und die genannten Tipps berücksichtigst, musst du also keinesfalls mit Taschenrechner am Küchentisch erscheinen. Da ein Eisenmangel auch in der Allgemeinbevölkerung häufig auftritt – er ist weltweit die häufigste Mangelerkrankung –, solltest du Symptome einer Eisenmangelanämie (unter anderem Erschöpfung, Schwindel, Blässe, Kurzatmigkeit und Herzklopfen) auf jeden Fall medizinisch abklären lassen. Auf eine Supplementierung in Eigenregie solltest du jedoch verzichten, da eine Überdosierung deine Organe schädigen kann.

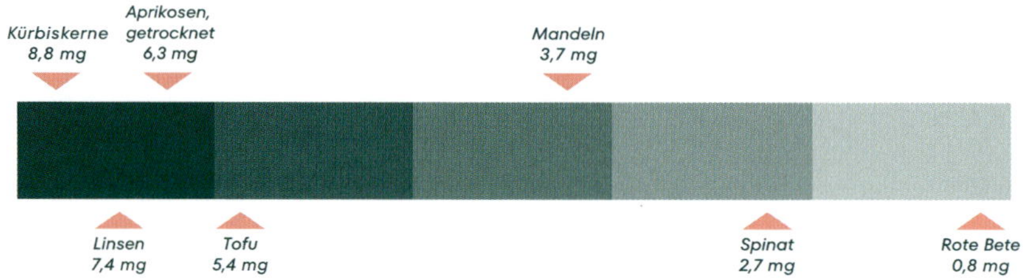

Abbildung 6: Eisengehalt ausgewählter Lebensmittel auf 100 Gramm

SELEN

Selen ist ein unentbehrliches Spurenelement, das wir mit der Nahrung aufnehmen müssen, da unser Körper es nicht selbst herstellen kann. Als Bestandteil vieler Enzyme ist es an verschiedenen Reaktionen im menschlichen Körper beteiligt. So schützt es unsere Zellen vor Schädigungen durch freie Radikale und trägt außerdem zu einer normalen Funktion der Bauchspeicheldrüse, der Schilddrüse und des Immunsystems bei. Darüber hinaus wird es zur Spermienbildung benötigt. Ein Selenmangel kann daher nicht nur die Funktion der genannten Organe beeinträchtigen, sondern auch zu einer erhöhten Infektanfälligkeit und einer verminderten Fertilität führen. Im Rahmen eines Selenmangels kann es außerdem zu Schädigungen an Skelett- und Herzmuskulatur sowie Knochen, Knorpel und Gelenken kommen, wobei der genaue Entstehungsmechanismus bis dato noch unklar ist.

Männern wird empfohlen, etwa 70 Mikrogramm Selen pro Tag aufzunehmen, bei Frauen sollten es etwa 60 Mikrogramm täglich sein. So wichtig Selen auch ist, übertreiben solltest du es damit nicht, denn eine zu hohe Selenzufuhr (zum Beispiel über Nahrungsergänzungsmittel) kann zu einer sogenannten Selenose, also einer Selenvergiftung, führen. Erschwert wird die adäquate Aufnahme von Selen durch seine geringe therapeutische Breite. Das heißt im Klartext: Zu wenig Selen ist schlecht, zu viel Selen ist schlecht und das Fenster dazwischen ist ziemlich klein.

Die Europäische Behörde für Lebensmittelsicherheit hält eine tägliche Selenaufnahme Erwachsener von bis zu 300 Mikrogramm für gesundheitlich unbedenklich. Da die meisten Nahrungsergänzungsmittel weniger Selen enthalten, ist das Auftreten negativer Effekte unwahrscheinlich, solange man sich an die Einnahmevorschriften hält und nicht zusätzlich zu den Nahrungsergänzungsmitteln auch noch selenreiche Lebensmittel zuführt.

Möchtest du deinen Selenbedarf über die Nahrung decken, so gibt es auch dabei einiges zu bedenken: Der Selengehalt einzelner Lebensmittel ist vom Selengehalt der Böden abhängig und daher starken Schwankungen unterworfen. Europäische Böden sind im Vergleich zu nordamerikanischen relativ selenarm, weshalb der Selengehalt in pflanzlichen Erzeugnissen aus Europa im Durchschnitt geringer ausfällt. So weisen Getreide und Hülsenfrüchte aus den USA und Kanada oft deutlich höhere Selenwerte auf, was für einen Kauf dieser Produkte spricht. Dagegen sprechen hingegen die langen und wenig klimafreundlichen Transportwege. Eine Entscheidung, die am Ende jeder für sich selbst treffen muss. Da Tierfutter häufig mit Selen angereichert wird, gelten Fleisch, Fisch, Milchprodukte und Eier als zuverlässigere Selenquellen. Veganer*innen sollten gezielt zu selenreichen Lebensmitteln wie zum Beispiel Brokkoli, Weißkohl, Linsen, Vollkorngetreide, Spargel, Pilzen, Zwiebeln und Paranüssen greifen. Und als wäre das nicht kompliziert genug: Obwohl Paranüsse sehr hohe Selengehalte aufweisen können, sollten sie nur in Maßen verzehrt werden, da sie auch hohe Mengen an radioaktivem Radium speichern. Mehr als zwei Paranüsse am Tag solltest du dir also nicht gönnen.

Wenn dir jetzt von all dem Für und Wider der Kopf schwirrt, sei unbesorgt: Wenn du auf Nummer sicher gehen willst, kannst du deinen Selenspiegel regelmäßig ärztlich überprüfen lassen.

ZINK

Dem Zink wird nur wenig Beachtung geschenkt, dabei ist es mengenmäßig das zweithäufigste Spurenelement im menschlichen Körper und als sogenannter Co-Faktor Bestandteil von mehr Enzymen als alle anderen Spurenelemente zusammen! Entsprechend divers sind seine Funktionen: Ob Kohlenhydrat-, Protein- oder Fettstoffwechsel, sie alle sind auf Zink angewiesen. Das Spurenelement ist nicht nur an der Synthese, Speicherung und Ausschüttung von Insulin beteiligt, es übernimmt auch wichtige Funktionen bei der Knochenbildung, im Immunsystem und bei der Wundheilung. Es beeinflusst außerdem die Qualität und Beweglichkeit von Samenzellen und wird für die Bildung von Testosteron benötigt. Da Testosteron eine anabole, also eine muskelaufbauende, Wirkung hat, Antrieb und Ausdauer steigern kann sowie die Bildung der Sauerstoff transportierenden Erythrozyten stimuliert, ist dieser Umstand für Sportbegeisterte von besonderem Interesse. Übrigens: Testosteron wird nicht nur in Hoden, sondern auch in den Eierstöcken und in der Nebennierenrinde produziert, wenn auch in geringeren Mengen.

Ein Zinkmangel kann sich durch sehr unterschiedliche Symptome bemerkbar machen und die Leistungsfähigkeit von Athlet*innen erheblich reduzieren, unter anderem durch eine erhöhte Infektanfälligkeit, Antriebsschwäche, anhaltende Müdigkeit und eine verminderte Ausdauer, depressive Verstimmungen, Appetitlosigkeit und Gewichtsverlust und ein erhöhtes Osteoporoserisiko. Da sich fast 90 Prozent des

Zinks in Muskeln und Knochen befinden und sich nur sehr geringe Mengen frei durchs Blut bewegen, hat ein Blutbild leider eine geringe Aussagekraft, wenn es darum geht, die eigene Zinkversorgung zu beurteilen. Dies gilt vor allem für Messungen im Blutserum, eine Messung im Vollblut ist etwas verlässlicher.

Zink aus tierischen Quellen kann vom Körper besser resorbiert werden und findet sich vorwiegend in Fleisch, Fisch, Milchprodukten und Eiern. Doch auch mit einer veganen Ernährungsweise kann man seinen Bedarf an Zink decken, wenn man seine Lebensmittel bewusst auswählt. Sportler*innen können aufgrund der intensiven körperlichen Belastung höhere Mengen an Zink benötigen, dies wird in der Regel jedoch erst im Hochleistungssport relevant. So mag dein Zinkverlust über Schweiß und Urin als Sportler*in zwar etwas höher ausfallen, aber auch dein Energiebedarf steigt an. Wenn du diesen über nährstoffhaltige Lebensmittel deckst, fällt damit auch deine Zinkaufnahme höher aus, wodurch der erhöhte Bedarf in der Regel gedeckt werden kann.

Um die Resorption von Zink zu verbessern, empfiehlt es sich, die Aufnahme von Phytat, einer Speicherform von Phosphor in Pflanzen, zu reduzieren, da dieses die Aufnahme maßgeblich hemmt. Folglich hängen die Zufuhrempfehlungen für Zink auch von der individuellen Phytataufnahme ab. Bei einer veganen Ernährung wird deine Phytataufnahme sehr wahrscheinlich irgendwo zwischen »mittel« und »hoch« einzustufen sein (siehe die Tabelle auf der nächsten Seite). Die folgende Abbildung und Tabellen bieten dir einen Überblick über vegane Zinkquellen, die aktuellen Zufuhrempfehlungen sowie Maßnahmen, mit denen du die Absorption verbessern kannst.

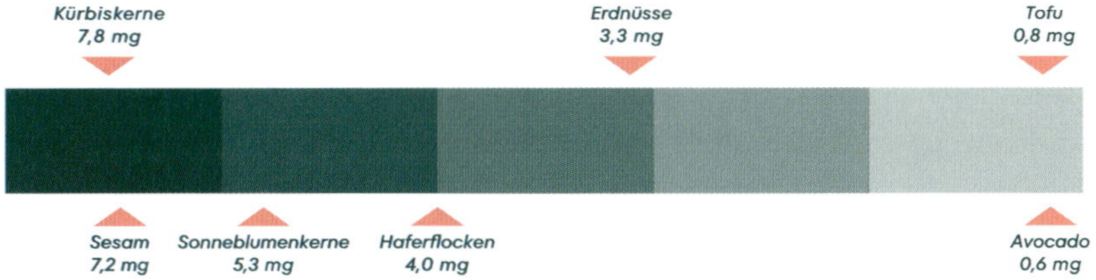

Abbildung 7: Zinkgehalt ausgewählter Lebensmittel auf 100 Gramm

Zinkzufuhr in mg/Tag					
Männer ab 19 Jahren			Frauen ab 19 Jahren		
niedrige Phytat-zufuhr	mittlere Phytat-zufuhr	hohe Phytat-zufuhr	niedrige Phytat-zufuhr	mittlere Phytat-zufuhr	hohe Phytat-zufuhr
11	14	16	7	8	10

Tabelle 4: Zinkzufuhrempfehlungen für Erwachsene; in Anlehnung an die Referenzwerte der DGE (2019)

Stoffe, die die Zinkabsorption beeinflussen	Fördernd oder hemmend	Enthalten unter anderem in …	Maßnahme
Phytinsäure/ Phytat	✗	Hülsenfrüchten, Vollkorngetreide, Nüssen	Einweichen, fermentieren, kochen oder keimen lassen
Polyphenole	✗	Kaffee, Kakao, grüner und schwarzer Tee	Nicht zu den Mahlzeiten trinken
Alkohol	✗	Alkoholische Getränken	Sparsam konsumieren, Zink wird für den Alkoholabbau benötigt
Bestimmte Medikamente und Nahrungsergänzungsmittel	✗	Protonenpumpenhemmern, Antazida, hoch dosierten Eisenpräparaten	Bei regelmäßiger Einnahme ärztlichen Rat einholen
Protein, vor allem Aminosäuren wie Methionin, Histidin und Cystein	✓	Sojabohnen, Erbsen, Sesam, Brokkoli, Paranüssen, Hafer, Erdnüssen, Linsen	Gleichzeitig aufnehmen, ist ohnehin in vielen zinkhaltigen Lebensmitteln enthalten
Organische Säuren (unter anderem Apfelsäure und Zitronensäure)	✓	Zitronen, Äpfeln, Birnen, Sauerkirschen, Himbeeren, Weintrauben, Stachelbeeren	Gleichzeitig aufnehmen

Tabelle 5: Maßnahmen zur Förderung der Zinkabsorption

RIBOFLAVIN

Riboflavin, auch bekannt als Vitamin B2 ist ein wasserlösliches und lichtempfindliches Vitamin, das als Vorstufe für Coenzyme eine zentrale Rolle im Kohlenhydrat-, Protein- und Fettstoffwechsel spielt. Es ist darüber hinaus auch an der Immunabwehr und der Blutbildung sowie am Stoffwechsel anderer B-Vitamine beteiligt. Die Zufuhrempfehlungen sind vom individuellen Energiebedarf, Alter und Geschlecht abhängig. Ob intensive sportliche Belastungen den Riboflavinbedarf erhöhen, ist wissenschaftlich umstritten. Die DGE empfiehlt Männern zwischen 19 und 50 Jahren täglich etwa 1,4 mg Riboflavin aufzunehmen, ab einem Alter von 51 Jahren sinkt der Bedarf auf etwa 1,3 mg täglich. Frauen wird eine tägliche Aufnahme von 1,1 mg (19 bis 50 J.) bzw. 1,0 mg täglich (ab 51 J.) empfohlen. Diese Werte gelten für Personen mit einem durchschnittlichen Energiebedarf, das entspricht etwa 2300 kcal bei Männern und etwa 2100 kcal bei Frauen. Liegt dein Energiebedarf darüber, solltest du mehr Riboflavin zuführen, so geht ein um 500 kcal erhöhter Energiebedarf mit einem um etwa 0,3 mg erhöhten Riboflavinbedarf einher. Ob intensive sportliche Belastungen den Riboflavinbedarf zusätzlich erhöhen, ist wissenschaftlich umstritten.

Da insbesondere Milchprodukte, Fleisch, Eier und fettreicher Fisch reich an Riboflavin sind, wird es im Rahmen einer veganen Ernährung oft als kritischer Nährstoff eingestuft. Auch die Bioverfügbarkeit aus tierischen Lebensmitteln wird häufig als höher eingeschätzt, wobei auch hier unterschiedliche Studienergebnisse vorliegen und viele Untersuchungen nicht berücksichtigen, dass der menschliche Körper auf ein vermindertes Angebot einiger Nährstoffe mit einer erhöhten Resorption reagieren kann. Riboflavin kommt auch in vielen pflanzlichen Erzeugnissen wie Brokkoli, Spinat, Pilzen, Mandeln, Hülsenfrüchten, Hefeflocken und Vollkorngetreide vor. Auch Frühstückszerealien oder Pflanzendrinks werden zum Teil mit Riboflavin angereichert. Lebensmittel, die reich an Riboflavin sind, solltest du möglichst lichtgeschützt lagern. Das Vitamin ist nicht hitzeempfindlich, jedoch solltest du aufgrund seiner Wasserlöslichkeit wasserarme Garmethoden wie das Dämpfen bevorzugen oder aber das Kochwasser mitverwenden (zum Beispiel in einer Gemüsesuppe).

Wenn du deine Lebensmittel gezielt auswählst und dich an die Tipps zur Zubereitung hältst, kannst du deinen Vitamin-B2-Bedarf auch bei einer veganen Ernährung problemlos decken. Vor einer übermäßigen Zufuhr musst du dich übrigens nicht fürchten, überschüssiges Riboflavin wird mit dem Urin einfach wieder ausgeschieden.

VITAMIN B12

Wenn wir im Alltag von Vitamin B12 sprechen, meinen wir eigentlich eine ganze Gruppe chemischer Verbindungen, die sogenannten Cobalamine. Diese fungieren im menschlichen Körper als Coenzym, das heißt, sie unterstützen Enzyme in ihrer Funktion. Vitamin B12 ist an verschiedenen Stoffwechselvorgängen beteiligt und spielt nicht nur eine wichtige Rolle bei der Aufrechterhaltung neurologischer Funktionen, sondern wird auch für die Zellreifung und -teilung, die Blutbildung sowie die Synthese von DNA und RNA benötigt. Erwachsene und Jugendliche ab 15 Jahren sollten täglich etwa 4,0 Mikrogramm aufnehmen.

Vitamin B12 kann ausschließlich von Mikroorganismen hergestellt werden. Pflanzen kommen über den Boden mit Vitamin B12 in Kontakt und die Tiere, die diese Pflanzen fressen, nehmen das Vitamin B12 über die Nahrung auf. Das liegt vor allem daran, dass Tiere ihre Nahrung vor der Aufnahme nicht waschen. Wiederkäuer wie Kühe, Schafe und Ziegen verfügen außerdem über ausreichend Bakterien in ihrem Vormagen, die Vitamin B12 herstellen können. Die Pflanzen, die uns Menschen zum Verkauf angeboten werden, enthalten aufgrund strenger Sicherheits- und Hygienevorschriften kaum nennenswerte Mengen an Vitamin B12. Möchten Menschen Vitamin B12 mit der Nahrung aufnehmen, sind sie also auf den Verzehr tierischer Produkte angewiesen, darunter vor allem Fleisch und Innereien wie Leber, Herz und Nieren, Fisch und Meeresfrüchte, Milchprodukte und Eier.

Da der menschliche Körper über umfangreiche Vitamin-B12-Speicher verfügt, bleibt eine zu niedrige Zufuhr über die Nahrung oft lange unerkannt. Hinzu kommt, dass sich selbst die Entdeckung eines Mangels über das Blutbild schwierig gestaltet, da die Werte, die zur Beurteilung herangezogen werden können, Schwankungen unterliegen und von anderen Faktoren beeinflusst werden. Ein Vitamin-B12-Mangel kann durchaus asymptomatisch sein, das Ausbleiben von Symptomen gibt also keine Auskunft über eine adäquate Versorgung. Aufgrund seiner Beteiligung an der Blutbildung kann ein Mangel an Vitamin B12 zu einer Anämie führen und Symptome wie Müdigkeit, Kopfschmerzen, Kurzatmigkeit, Herzrasen und Schwindel auslösen. Weitere mögliche Symptome sind vor allem neurologischer und psychiatrischer Natur, dazu gehören unter anderem Gangunsicherheit, Kribbeln und Taubheitsgefühle in Händen und Füßen, Antriebslosigkeit, Gedächtnisstörungen, psychotisches Erleben, Demenz und depressive Verstimmungen. Diese Symptome können irreversibel sein und zu starken Beeinträchtigungen führen – sogar bevor sie mit objektiven Messmethoden festgestellt werden können!

Zeitweise wurde vermutet, dass auch nicht tierische Nahrungsquellen wie einige Pilze, Spirulina, Chlorella-, Braun- oder Nori-Algen ausreichend Vitamin B12 enthalten. Laboranalysen zeigen, dass die Vitamin-B12-Gehalte in diesen Produkten nicht nur erheblich schwanken und oft deutlich unter den angegebenen Werten liegen, sondern dass es sich häufig um sogenannte Vitamin-B12-Analoga handelt. Das sind Moleküle, die dem Vitamin B12 in ihrer Struktur ähneln, vom menschlichen Körper jedoch nicht verwertet werden können. Tatsächlich können diese Produkte sogar weiter zu einem Vitamin-B12-Mangel beitragen, da sie Transportermoleküle besetzen und so die Aufnahme von echtem Vitamin B12 verhindern können.

Eine ausreichende Vitamin-B12-Zufuhr ist bei einer rein veganen Ernährung nach dem derzeitigen Stand der Wissenschaft nicht möglich. Wer sich vegan ernährt, sollte daher ein Vitamin-B12-Präparat einnehmen oder regelmäßig und in ausreichender Menge mit Vitamin B12 angereicherte Produkte wie Frühstücksflocken oder Pflanzendrinks verzehren.

OMEGA-3-FETTSÄUREN

Omega-3-Fettsäuren erfüllen im menschlichen Körper eine Vielzahl unterschiedlicher Funktionen. Sie haben entzündungshemmende Eigenschaften, dienen als Baustein für unsere Zellmembranen und sind an der Regulation von Blutdruck und Herzfrequenz, an der Blutgerinnung und an der Immunabwehr beteiligt. Sie sind darüber hinaus unabdingbar für die Funktion und Entwicklung unseres Gehirns, unserer Augen und die Bildung von Neurotransmittern wie Serotonin, Noradrenalin und Dopamin.

Von besonderer Relevanz sind die Alpha-Linolensäure (ALA), die Eicosapentaensäure (EPA) und die Docosahexaensäure (DHA). ALA ist für den Menschen lebensnotwendig und muss zwingend mit der Nahrung aufgenommen werden, da der Körper sie nicht selbst herstellen kann. ALA findet sich vor allem in Walnüssen, Lein-, Hanf- und Chiasamen sowie Lein-, Hanf-, Chia-, Walnuss-, Raps- und Sojaöl. Jugendliche und Erwachsene sollten etwa 0,5 Prozent ihrer Gesamtenergie in Form von ALA zu sich nehmen. Sportler*innen können aufgrund des erhöhten Energiebedarfs höhere Prozentsätze benötigen.

Was heißt das für die Praxis? Bei einem Gesamtenergiebedarf von zum Beispiel 2500 kcal (55 Prozent Kohlenhydrate, 30 Prozent Fett,

15 Prozent Eiweiß) würden 35 Gramm Walnüsse genügen, um den täglichen Bedarf an ALA zu decken (etwa 0,56 Prozent). Selbst bei einem erhöhten Energie- (3500 kcal) und ALA-Bedarf (1 Prozent) genügt eine Aufnahme von 2 EL Hanföl (0,55 Prozent) und 2 EL Leinsamen (0,45 Prozent). Sofern sich vegan lebende Sportler*innen also bewusst und ausgewogen ernähren, sollten sie kein Problem damit haben, ihren Bedarf an Alpha-Linolensäure zu decken.

Etwas schwieriger sieht es bei der EPA und der DHA aus. Beide können mit der Nahrung aufgenommen, in geringen Mengen aber auch aus ALA synthetisiert werden. Eine Frage, die immer wieder heiß diskutiert wird, ist die, ob eine umfangreiche Aufnahme von ALA die von EPA und DHA ersetzen kann. Nach heutigem Stand der Wissenschaft ist diese Frage mit Nein zu beantworten. Studien zeigen, dass die Umwandlung von ALA zu EPA und DHA nur in sehr geringem Umfang stattfindet. Der Vollständigkeit halber sei jedoch erwähnt, dass die Umwandlung von ALA zu EPA und DHA je nach Individuum unterschiedlich hoch ausfallen kann und einer Reihe von Einflussfaktoren zu unterliegen scheint, darunter zum Beispiel Genetik, Geschlecht, Alter, Vorerkrankungen, die Interaktion mit anderen aufgenommenen Nährstoffen und Nikotinabusus. Zukünftige Studien werden hier hoffentlich etwas mehr Licht ins Dunkel bringen. Bis dato müssen wir uns damit begnügen, dass EPA und DHA von außen zugeführt werden müssen. Beide Fettsäuren werden von einigen Mikroalgen (unter anderem Schizochytrium und Ulkenia) produziert und reichern sich in der Nahrungskette an. Die wichtigsten Quellen für EPA und DHA sind daher fettreiche Kaltwasserfische wie Lachs, Hering und Makrele. Die DGE und die EFSA (European Food Safety Authority) empfehlen, täglich mindestens 250 Milligramm EPA und DHA aufzunehmen. Für Sportler*innen empfiehlt sich aufgrund des höheren Energieumsatzes durchaus auch eine etwas höhere Zufuhr. Wie hoch diese genau sein sollte, ist schwer in Zahlen festzuhalten, da die Bioverfügbarkeit von EPA und DHA im menschlichen Körper individuellen Schwankungen unterliegt. In einem 2020 in der Fachzeitschrift *Nutrients* veröffentlichten Review wird aus den Daten gefolgert, dass Athlet*innen von einer höheren EPA- und DHA-Aufnahme profitieren können, vor allem in Bezug auf Ausdauer und Muskelregeneration. Die Zukunft wird zeigen, ob weitere Studien diese Ergebnisse bestätigen können. Aktuell wird Sportler*innen meist eine tägliche Aufnahme von 1 bis 2 Gramm EPA und DHA empfohlen, mit einem Verhältnis von 2 : 1. Da fettreiche Kaltwasserfische die wichtigste Quelle für EPA und DHA darstellen, laufen nicht nur Veganer*innen Gefahr, zu wenig der beiden Fettsäuren aufzunehmen. Eine 2017 veröffentlichte systematische Übersichtsarbeit ergab, dass die Aufnahme von EPA und DHA bei 74 Prozent der in den EU-Ländern lebenden Menschen unter der von der EFSA veröffentlichten Empfehlung liegt. Wenn also schon Mischköstler*innen damit zu kämpfen haben, ihren Bedarf zu decken, wie gelingt einem das dann ohne Fischverzehr?

Für Veganer*innen bieten sich hier die Aufnahme eines Nahrungsergänzungsmittels mit DHA oder mit DHA angereicherte Lebensmittel an. Da DHA in EPA umgewandelt werden kann, ist eine zusätzliche Supplementierung mit EPA nicht notwendig. Bei den Nahrungsergänzungsmitteln handelt es sich meist um Algenölpräparate. Beim Kauf solltest du darauf achten, dass nicht nur die Gesamtmenge an Omega-3-Fettsäuren, sondern tatsächlich die DHA-Menge angegeben ist (dies ist nicht gesetzlich vorgeschrieben). Da die Öle schnell ranzig werden, solltest du sie im Kühlschrank aufbewahren und zeitnah verbrauchen. Zum Erhitzen eignen sie sich nicht. Die EFSA gibt an, dass eine tägliche Menge von maximal 5 Gramm EPA und DHA (in Kombination) beziehungsweise 1,8 Gramm EPA (einzeln) nicht überschritten werden sollte. Das Bundesinstitut für Risikobewertung zieht die Grenze bereits bei 1,5 Gramm Omega-3-Fettsäuren pro Tag – aus allen Quellen, Lebensmittel inklusive. Zu hohe Dosierungen können den LDL-Cholesterinspiegel erhöhen, die Fließeigenschaften des Blutes verändern und das Risiko von Blutungen erhöhen. Wenn du auf Nummer sicher gehen willst, kannst du dich also am vom BfR veröffentlichten Höchstwert orientieren. In Kombination mit bestimmten Medikamenten (zum Beispiel Aspirin) können Mikroalgenöle zu Wechselwirkungen führen. Vor der Einnahme Omega-3-haltiger Nahrungsergänzungsmittel solltest du daher grundsätzlich Rücksprache mit deinem Arzt oder deiner Ärztin halten.

Wie viel Omega-3-Fettsäuren unserem Körper letztlich zur Verfügung stehen, ist aber nicht nur von deren Zufuhr, sondern auch von der Aufnahme von Omega-6-Fettsäuren abhängig. Der menschliche Körper ist auch auf die Zufuhr essenzieller Omega-6-Fettsäuren wie zum Beispiel der Linolsäure angewiesen, jedoch nehmen die meisten Leute deutlich mehr Omega-6- als Omega-3-Fettsäuren auf, vor allem aufgrund des Verzehrs tierischer Produkte wie Fleisch und Wurstwaren, Eier, Butter und Käse. Bei vielen Menschen liegt das aufgenommene Verhältnis irgendwo zwischen 20 : 1 und 10 : 1 (Omega-6 zu Omega-3). Die DGE empfiehlt ein Verhältnis von 5 : 1, manche Forschende sprechen sich gar für Verhältnisse von 2 : 1 oder 1 : 1 aus. Das liegt nicht nur daran, dass ein Überangebot von Omega-6-Fettsäuren entzündungsfördernd wirkt, sondern auch daran, dass Omega-6-Fettsäuren mithilfe desselben Enzymsystems verarbeitet werden. Welche Fettsäure nun einen Platz am Enzym bekommt, richtet sich leider nicht nach dem Bedarf, es gilt das Prinzip: Wer zuerst kommt, mahlt zuerst. Sind alle Enzyme von Omega-6-Fettsäuren besetzt, kann der Körper keine Omega-3-Fettsäuren mehr aufnehmen. Bei der Auswahl deiner Fette solltest du daher auf ein gutes Fettsäureverhältnis achten. Eine Übersicht über das Fettsäureverhältnis verschiedener Speiseöle bietet die folgende Grafik.

Ölsorte	Verhältnis Omega-6-F / Omega-3-F
Leinöl	4 : 1
Chiaöl	3 : 1
Rapsöl	1 : 2
Hanföl	1 : 3
Walnussöl	1 : 4
Sojaöl	1 : 7
Weizenkeimöl	1 : 7
Olivenöl	1 : 9
Sesamöl	1 : 22
Maiskeimöl	1 : 58
Kürbiskernöl	1 : 103
Sonnenblumenöl	1 : 126
Traubenkernöl	1 : 137
Distelöl	1 : 160

Tabelle 6: Verhältnis von Omega-3- zu Omega-6-Fettsäuren in ausgewählten Speiseölen

NAHRUNGSERGÄNZUNGS-MITTEL – JA ODER NEIN?

Ob Proteinpulver, BCAAs oder Kreatin, das Geschäft mit Nahrungsergänzungsmitteln (NEM) boomt. In einer 2021 veröffentlichten Umfrage gaben 70 Prozent der Deutschen an, in den vergangenen zwölf Monaten NEM konsumiert zu haben. Spitzenreiter waren die Vitamine mit 53 Prozent, gefolgt von Mineralstoffen mit 33 Prozent. Fast jede*r Fünfte gab an, Proteinpulver zu sich zu nehmen. Der Umsatz mit Nahrungsergänzungsmitteln ist in den letzten Jahren kontinuierlich gestiegen. 2020 wurden deutschlandweit rund 2,3 Milliarden Euro mit NEM umgesetzt. Zum Vergleich: 2015 waren es etwas mehr als 1,7 Milliarden Euro. Ob Muskelaufbau, Schlankheitspille oder Leistungssteigerung, Herstellende werben mit allerlei wohlklingenden Versprechen. Aber was in einem Land, das für seine bürokratischen Hürden bekannt ist, so erfolgreich verkauft wird, muss gesund und sicher sein, oder? Leider nein.

Nahrungsergänzungsmittel sind keine Arzneimittel. Das ist insofern wichtig, da Arzneimittelhersteller*innen die Sicherheit und die Wirksamkeit ihrer Produkte durch klinische Studien belegen müssen. Bevor ein Arzneimittel in Deutschland verkauft werden darf, muss es durch das Bundesinstitut für Arzneimittel und Medizinprodukte oder die Europäische Zentralbehörde geprüft und zugelassen werden. Im Rahmen dieses Zulassungsverfahren wird auch die Dosierung der Inhaltsstoffe genau festgelegt. Die in einem Medikament tatsächlich enthaltene Wirkstoffmenge darf nur um 5 Prozent von der Angabe auf der Verpackung abweichen. Bei Nahrungsergänzungsmitteln sieht das ganz anders aus. Gesetzlich betrachtet handelt es sich bei NEM um Lebensmittel, sie fallen damit unter das Lebensmittelrecht. Daraus folgt, dass sie kein behördliches Zulassungsverfahren durchlaufen müssen. Die Herstellenden müssen dem Bundesamt für Verbraucherschutz und Lebensmittelsicherheit (BVL) lediglich melden, dass sie das Produkt in Verkehr bringen. Das geht ganz einfach mit einem Onlineformular. Das BVL leitet diese Information dann an die Lebensmittelüberwachungsbehörden der einzelnen Bundesländer weiter, welche die bereits auf dem Markt befindlichen Produkte dann risikoorientiert kontrollieren. Das heißt im Klartext: Um den Arbeitsaufwand zu minimieren, wird nur geprüft, was in einer vorgeschalteten Analyse als »risikobehaftet« eingestuft wurde. Zum Zeitpunkt der möglichen Prüfung kann das Produkt schon unzählige Male verkauft worden sein – und entsprechenden Schaden angerichtet haben.

Die Sicherheit und Wirksamkeit von Nahrungsergänzungsmitteln muss nicht durch Studien belegt werden, allein die Herstellenden sind für die Sicherheit der Produkte verantwortlich. Für die Inhaltsstoffe werden außerdem keine Mindest- oder Höchstmengen festgelegt und die im Produkt tatsächlich enthaltenen Mengen dürfen um 50 Prozent von der Packungsangabe abweichen. So ist wenig überraschend, dass die Verbraucherzentralen regelmäßig den Beschwerden von Käufer*innen nachgehen und vor gefährlichen NEM warnen. Und während schon der Fund von krebserregendem Ethylenoxid im veganen Proteinpulver niemanden glücklich stimmen dürfte, zeigen jüngste Warnungen eindrücklich, wie schnell die vermeintlich gesundheitsförderlichen NEM gefährlich werden können. So wurden Anfang 2022 wiederholt Produkte zurückgerufen, in denen unzulässigerweise Medikamente gefunden wurden. Besonders häufig dabei: Sildenafil und Tadalafil, zwei verschreibungspflichtige Arzneistoffe zur Behandlung von Erektionsstörungen. Eine unbewusste Einnahme kann in Kombination mit anderen Arzneimitteln mit schweren gesundheitlichen Risiken verbunden sein und im schlimmsten Fall tödlich enden.

Unabhängig von solchen gesundheitlichen Risiken gibt es noch einen weiteren guten Grund, warum du nicht wahllos Supplemente schlucken solltest. Der gesundheitsfördernde Effekt vieler Nährstoffe ist auf ihr synergetisches Zusammenspiel mit anderen Verbindungen zurückzuführen, das heißt, die einzelnen Stoffe interagieren miteinander und entfalten erst dadurch ihre für uns so wertvolle Wirkung. Bei einer isolierten Einnahme einzelner Nährstoffe bleibt dieser Effekt aus. Wer glaubt, seinen Körper mit Multivitaminpräparaten austricksen zu können, irrt leider. In Untersuchungen konnten diese nicht mit der gesundheitsfördernden Wirkung echter Lebensmittel, wie zum Beispiel Obst und Gemüse, mithalten. Eine gezielte Lebensmittelauswahl kann den Bedarf an vielen Mikronährstoffen decken.

Nahrungsergänzungsmittel solltest du wirklich nur dann einsetzen, wenn es nach aktuellem wissenschaftlichen Erkenntnisstand keine Möglichkeit gibt, den jeweiligen Nährstoff über eine ausgewogene vegane Ernährung zu decken, zum Beispiel beim Vitamin B12 oder DHA.

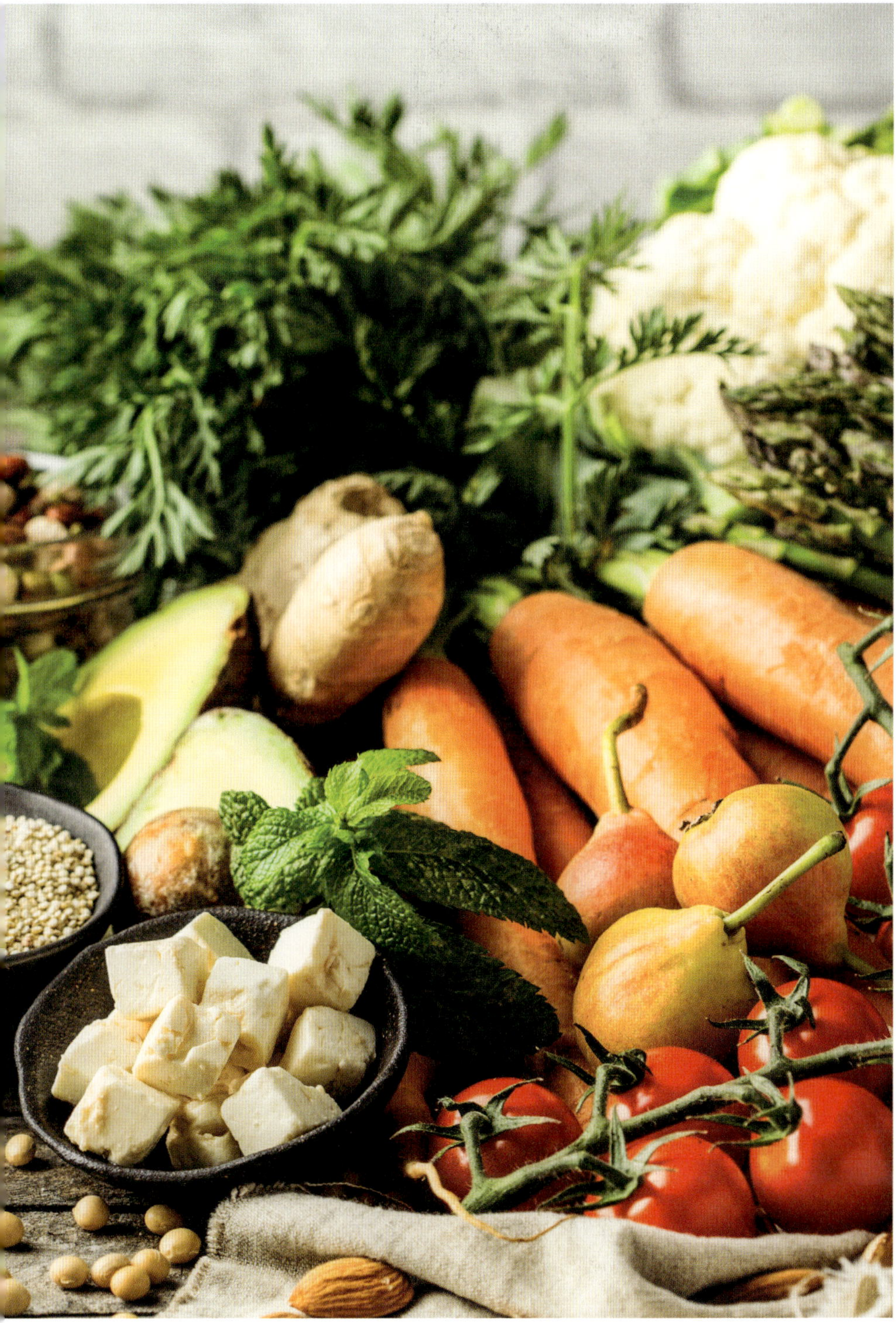

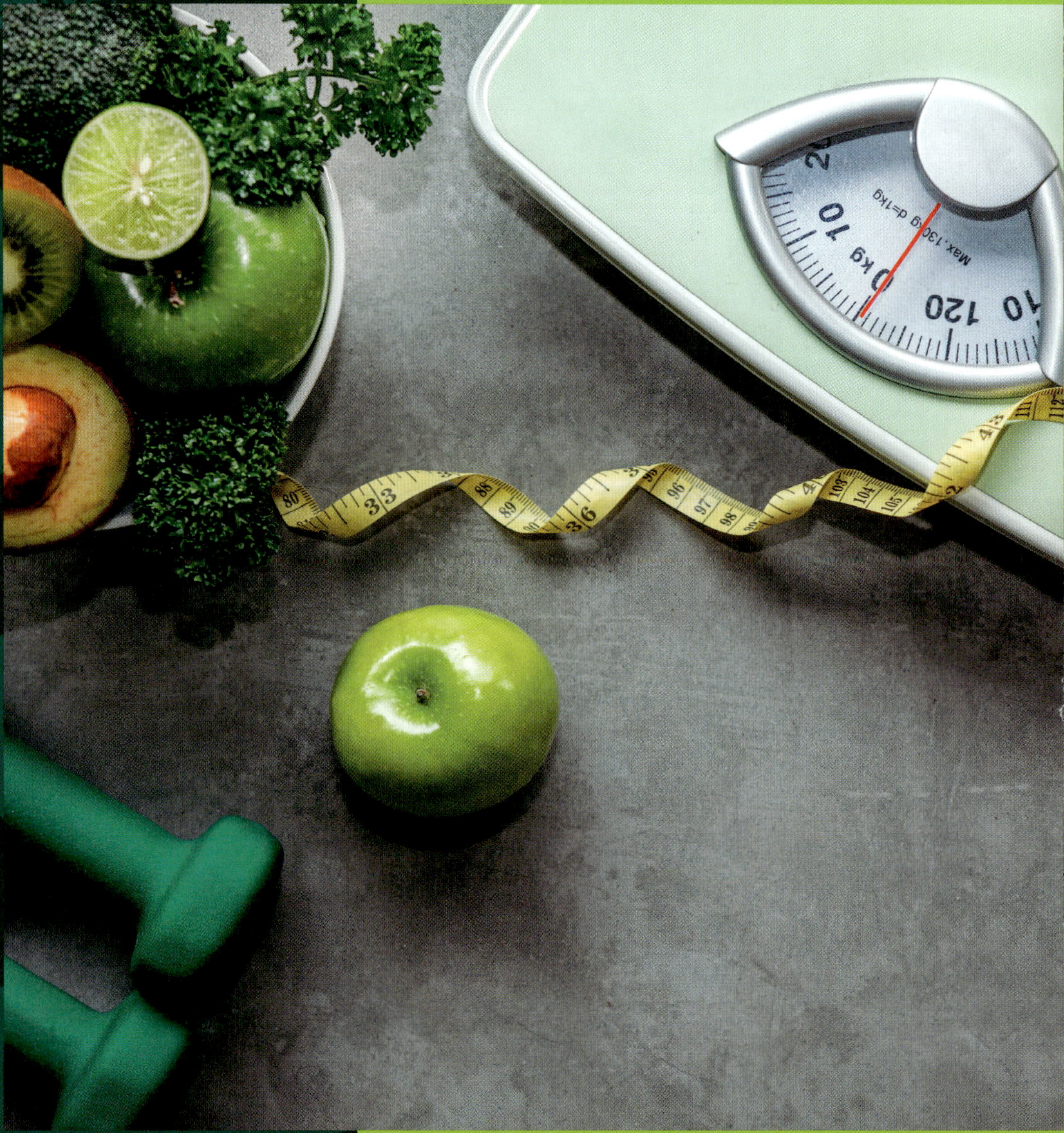

GEWICHTS-
MANAGEMENT

Manche Athlet*innen wollen Fett verlieren, andere wollen Muskelmasse aufbauen, einige wünschen sich beides. Bevor du dich in die nächstbeste Diät stürzt oder deine Kalorienzufuhr verdoppelst, nimm dir etwas Zeit, um deine eigene Motivation zu hinterfragen.

Warum willst du dein Gewicht verändern

Obwohl Diäten nie die Ursache für eine Essstörung sind, können sie sehr wohl ein Einstieg sein. Also sei wachsam, wenn du dich mit deinem Gewicht beschäftigst. Wenn Essen und Gewicht zur Obsession werden, leiden der Sport und die Freude daran. Und am Ende geht es doch genau darum: Spaß zu haben!

ABNEHMEN

Crash-Diäten sind für Sportler*innen tabu. Streng genommen sollten sie das für jede*n sein, nicht nur, weil sie langfristig nicht zum gewünschten Abnehmerfolg führen – der Jo-Jo-Effekt lässt grüßen –, sondern auch, weil sie Gesundheit und Leistungsfähigkeit beeinträchtigen. Wenn du deine Energiezufuhr zu stark einschränkst, wird deine sportliche Performance aufgrund der geringen Glykogenverfügbarkeit zwangsläufig abnehmen. Du musst dann nicht nur Trainingsdauer und -intensität reduzieren, sondern erhöhst auch das Risiko, dich aufgrund von Erschöpfung und abnehmender Muskelmasse zu verletzen. Eine verminderte Energiezufuhr ist in der Regel auch mit einer verminderten Zufuhr an Vitaminen, Mineralstoffen und Spurenelementen verbunden, was deine Gesundheit und Leistungsfähigkeit weiter gefährdet. Einige Radikaldiäten gehen außerdem mit einem erhöhten Dehydrationsrisiko einher; dies gilt insbesondere dann, wenn die Diät ketogen ist. Wenn du abnehmen möchtest, solltest du deine Kalorienzufuhr daher nicht zu drastisch einschränken.

Bei Sportler*innen hat sich eine tägliche Kalorienreduktion zwischen 250 und 500 kcal bewährt. Dieses Defizit kannst du nicht nur über eine reduzierte Energiezufuhr, sondern auch über eine verstärkte körperliche Aktivität oder durch eine Kombination beider Faktoren erreichen. Damit sollte es dir möglich sein, pro Woche zwischen 250 und 500 Gramm Gewicht zu verlieren.

Es mag dabei verlockend sein, jeden Tag das Gleiche zu essen, wenn du einmal bemerkt hast, dass du damit gut abnimmst, in deinem eigenen Interesse solltest du davon jedoch Abstand nehmen. Während Abnehmphasen ist eine abwechslungsreiche und ausgewogene Ernährung noch wichtiger, damit dein Körper trotz der reduzierten

Nahrungsaufnahme alle Makro- und Mikronährstoffe erhält, die er benötigt.

Deine Abnehmziele solltest du möglichst außerhalb der Saison verfolgen. Während der Saison braucht dein Körper volle Energie, um die bestmögliche Leistung zu bringen.

Das Verhältnis der von dir benötigten Makronährstoffe ist während einer Abnehmphase leicht verändert. So ist unter anderem dein Proteinbedarf erhöht. Eine adäquate Proteinaufnahme geht nicht nur mit einem länger anhaltenden Sättigungsgefühl einher, sondern schützt dich, in Kombination mit deinem Training, auch vor einem übermäßigen Verlust von Muskelmasse. Je nachdem, welche Sportart du in welcher Intensität betreibst, solltest du täglich 1,2 bis 1,8 Gramm Protein pro Kilogramm Körpergewicht aufnehmen. Bei einer starken Kalorienrestriktion empfehlen sich gar 1,8 bis 2,7 Gramm. Deine tägliche Kohlenhydrataufnahme sollte mindestens bei 3 bis 5 Gramm pro Kilogramm Körpergewicht liegen, um deinen Blutzuckerspiegel konstant zu halten.

Beim Fett kannst du gut sparen, aufgrund der hohen Energiedichte können kleine Einsparungen die Kalorienaufnahme bereits deutlich senken. Dennoch solltest du nicht weniger als 20 Prozent deiner täglichen Energie in Form von Fett zu dir nehmen, damit eine Versorgung mit unentbehrlichen Fettsäuren gewährleistet ist.

ZUNEHMEN

Wenn Sportler*innen sagen, dass sie zunehmen wollen, meinen sie damit in aller Regel nicht Fett-, sondern Muskelmasse. Um dieses Ziel zu erreichen, müssen sie mehr Energie zuführen als eigentlich notwendig und vor allem regelmäßiges Krafttraining durchführen, um die körpereigene Proteinbiosynthese anzuregen. Wenn du vermehrt Energie zuführst, aber nicht ausreichend trainierst, wird die überschüssige Energie in Körperfett umgewandelt. Wenn du wie verrückt trainierst, aber nicht genug isst, wirst du allenfalls dein Gewicht halten und deine Definition verbessern können oder aber sogar Gewicht verlieren.

Leider ist es keine Seltenheit, dass Kraftsportler*innen ihr Ziel der Gewichtszunahme über das einer gesunden und ausgewogenen Ernährung stellen. Unterstützt wird diese Bewegung von zahlreichen Social-Media-Influencern, die in Videos und Blogbeiträgen Ernährungstipps und -pläne teilen. Selbstverständlich gibt es Menschen, die sich, zum Teil auch ohne einschlägige Ausbildung, ein umfangreiches Ernährungswissen angeeignet haben und dieses mit Freude teilen. Leider werden aber auch unzählige Ratschläge und Tipps veröffentlicht, die weder der menschlichen Gesundheit noch dem Ziel eines effizienten Muskelaufbaus zuträglich sind. So verlockend es sein kann, jeden Tag oder jede Woche genau die gleichen Mahlzeiten zu sich zu nehmen, seinen erhöhten Energie- und Eiweißbedarf durch Proteinpulver, Toastbrot und Schokomilch zu decken und den Verzehr von Gemüse und Obst aufgrund seiner verhältnismäßig geringen Energiedichte zu reduzieren, solltest du doch davon absehen. Wie in den vorherigen Kapiteln bereits erwähnt, brauchen Körper und Muskeln mehr als nur Energie und Eiweiß. Wenn du dich gesund und abwechslungsreich ernährst, wird dir nicht nur deine Gesundheit danken, du wirst auch schnell feststellen, dass du leistungsfähiger und ausdauernder bist und intensiver trainieren kannst.

Tatsächlich gibt es auch wenig Anlass, mehr Platz auf dem Teller und im Magen zu schaffen, indem man Obst und Gemüse streicht. Viele Sportler*innen überschätzen ihren Kalorienbedarf. Um möglichst viel Muskeln und wenig Fett aufzubauen, ist es wichtig, dass du bei deiner Kalorienzufuhr nicht zu weit über das Ziel hinausschießt. Als Faustregel kannst du dir merken, dass du täglich maximal 500 kcal mehr aufnehmen solltest als von dir benötigt. Eine 2013 im *European Journal of Sport Science* veröffentlichte Studie kommt gar zu dem Ergebnis, dass ein noch kleineres Kalorienplus von nur 200 bis 300 kcal zielführender und mit einem geringeren Fettaufbau verbunden ist. Wenn du sonst also 2500 kcal benötigst, um dein Gewicht zu halten, solltest du während einer Massephase mindestens 2700 und maximal 3000 kcal täglich aufnehmen. In Bezug auf die Makronährstoffe bietet sich eine Aufnahme von 5 bis 7 Kohlehydrate Gramm pro Kilogramm Körpergewicht und pro Tag an, die Proteinaufnahme sollte mit 1,4 bis 2,0 Gramm pro Kilogramm Körpergewicht pro Tag relativ hoch und die Fettzufuhr mit 20 bis 30 Prozent der Gesamtenergie eher moderat ausfallen.

Da beim Abbau von Eiweiß Harnstoff anfällt und dieser über die Nieren ausgeschieden werden muss, solltest du bei einer so proteinreichen Ernährung ganz besonders auf eine ausreichende Flüssigkeitszufuhr achten, um deine Nieren bei diesem Vorgang zu unterstützen. Wenn du mit einem unangenehmen Völlegefühl zu kämpfen hast, kann es helfen, viele kleine Mahlzeiten – statt drei größerer – zu essen. Wenn dein Appetit eher sparsam ausfällt, kannst du auch darauf achten, möglichst energiedichte Lebensmittel wie Nüsse und Nussbutter, Avocado und hochwertige Pflanzenöle auszuwählen.

Hast du Lust loszulegen?
Dann auf zum Rezeptteil!

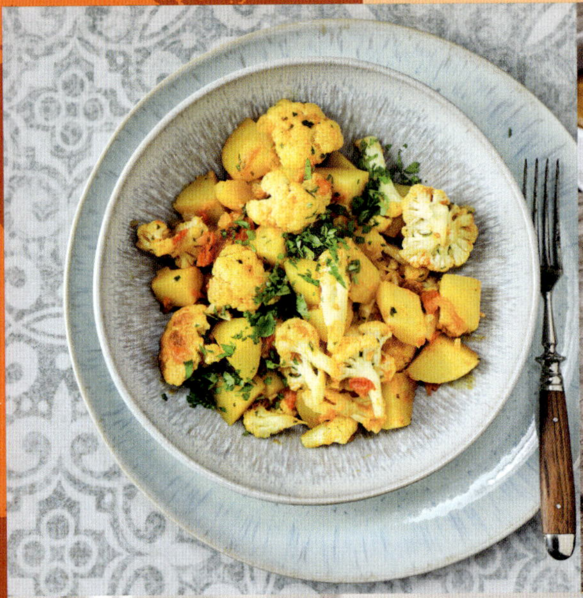
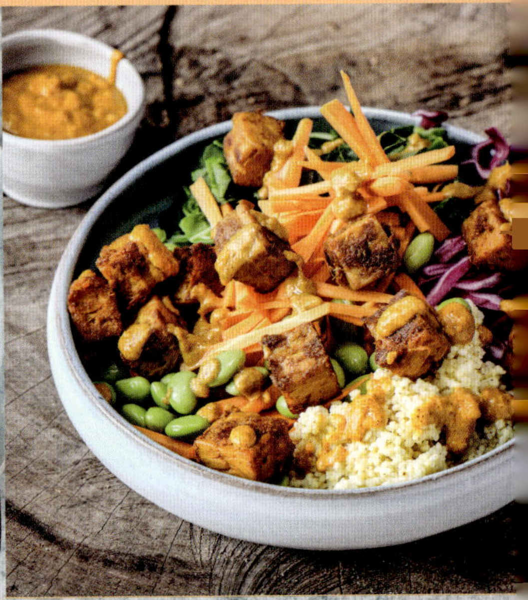
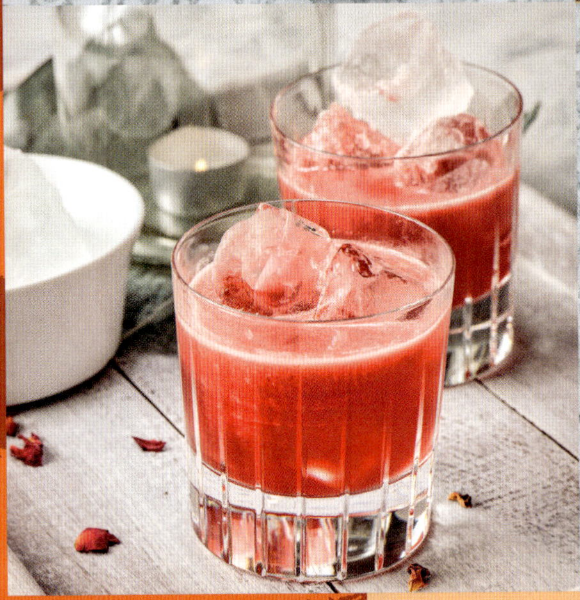
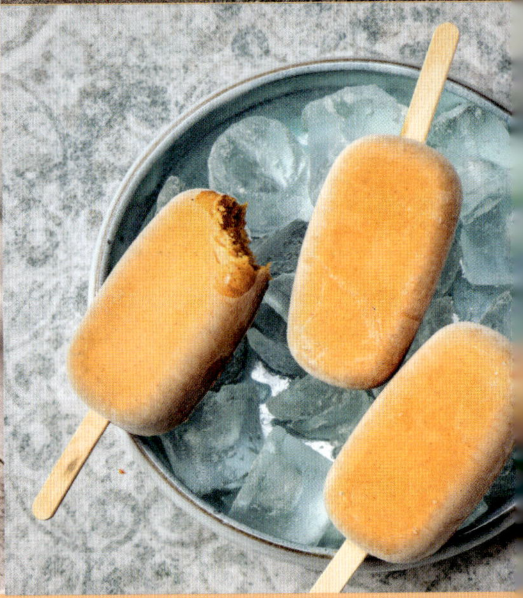

DIE REZEPTE

Willkommen zu 50 leckeren veganen Rezepten! Jedes Rezept reicht, wenn nicht anders spezifiziert, für zwei Portionen. Manche Portionen fallen dabei größer aus als andere. Das ist durchaus gewollt, da Athlet*innen je nach Sportart, Trainingsziel und angestrebtem Gewicht ja ganz unterschiedliche Bedürfnisse haben. Die Nährwerte sind für eine leichtere Einschätzung immer pro Person angegeben. Die Einteilung in Kategorien wie Frühstück, Snacks, Mittag- und Abendessen soll dir lediglich als grobe Orientierung dienen. Ob du deine Hauptmahlzeit mittags oder abends zu dir nimmst oder deinen Snack zum Frühstück machst, ist dir überlassen! Beim Zubereiten solltest du dein Werk regelmäßig probieren und die Gewürze gegebenenfalls nach deinem Geschmack anpassen. Das gilt auch für einzelne Zutaten. Wenn dir ein Gemüse nicht schmeckt oder dein Kühlschrank es gerade nicht hergibt, trau dich ruhig, das Rezept etwas abzuwandeln – oft ergeben solche Experimente ein noch köstlicheres Ergebnis. In diesem Sinne: Lass es dir schmecken!

SÜSSKARTOFFEL-PANCAKES
MIT MANDELSAUCE UND ZIMTÄPFELN

FÜR DIE PANCAKES
- 170 g Süßkartoffeln, geschält, gekocht
- 1 TL Vanilleextrakt
- 130 g Weizenvollkornmehl
- ½ TL Backpulver
- 50 g Sojajoghurt
- 1 ½ TL Zimt
- 2 ½ TL Ahornsirup
- 25 g getrocknete Medjool-Datteln
- 260 ml Mandelmilch
- Salz
- 1 TL Pflanzenöl

FÜR DIE MANDELSAUCE
- 1 Bio-Zitrone
- 40 g Mandelmus
- ½ TL Ahornsirup
- 1 Prise Salz

FÜR DEN ZIMTAPFEL
- ½ Apfel, ca. 100 g
- ½ TL Zimt

ZUBEREITUNG
Das Süßkartoffelfleisch mit einer Gabel zu einem Mus zerdrücken, dann mit dem Vanilleextrakt, dem Mehl, dem Backpulver, dem Joghurt, 1 TL Zimt und 2 TL Ahornsirup zu einem Teig verrühren. Die Datteln mit der Mandelmilch in einem Standmixer pürieren und unter den Teig mengen. Den Teig mit 2 kräftigen Prisen Salz abschmecken und in einer großen Pfanne mit 1 TL Pflanzenöl bei niedriger bis mittlerer Hitze portionsweise zu 6 goldbraunen Pancakes ausbacken. Gegebenenfalls löffelweise mehr Öl zugeben.

Die Zitronenschale abreiben, dann die Zitrone halbieren und auspressen. Das Mandelmus mit 2 TL Zitronensaft, 1 TL Zitronenschale, ½ TL Ahornsirup, 1 Prise Salz und circa 2 EL Wasser zu einer Sauce verrühren. Die Apfelhälfte in kleine Würfel schneiden und in einer kleinen Pfanne mit ½ TL Zimt und 1 EL Wasser einige Minuten weich dünsten, gegebenenfalls löffelweise mehr Wasser zugeben, damit nichts anbrennt.

Die Pancakes stapeln, mit der Sauce beträufeln und mit den Zimtäpfeln sowie der restlichen Zitronenschale garniert servieren.

Pro Person 561 kcal, 85 g Kohlenhydrate, 17 g Eiweiß, 17 g Fett

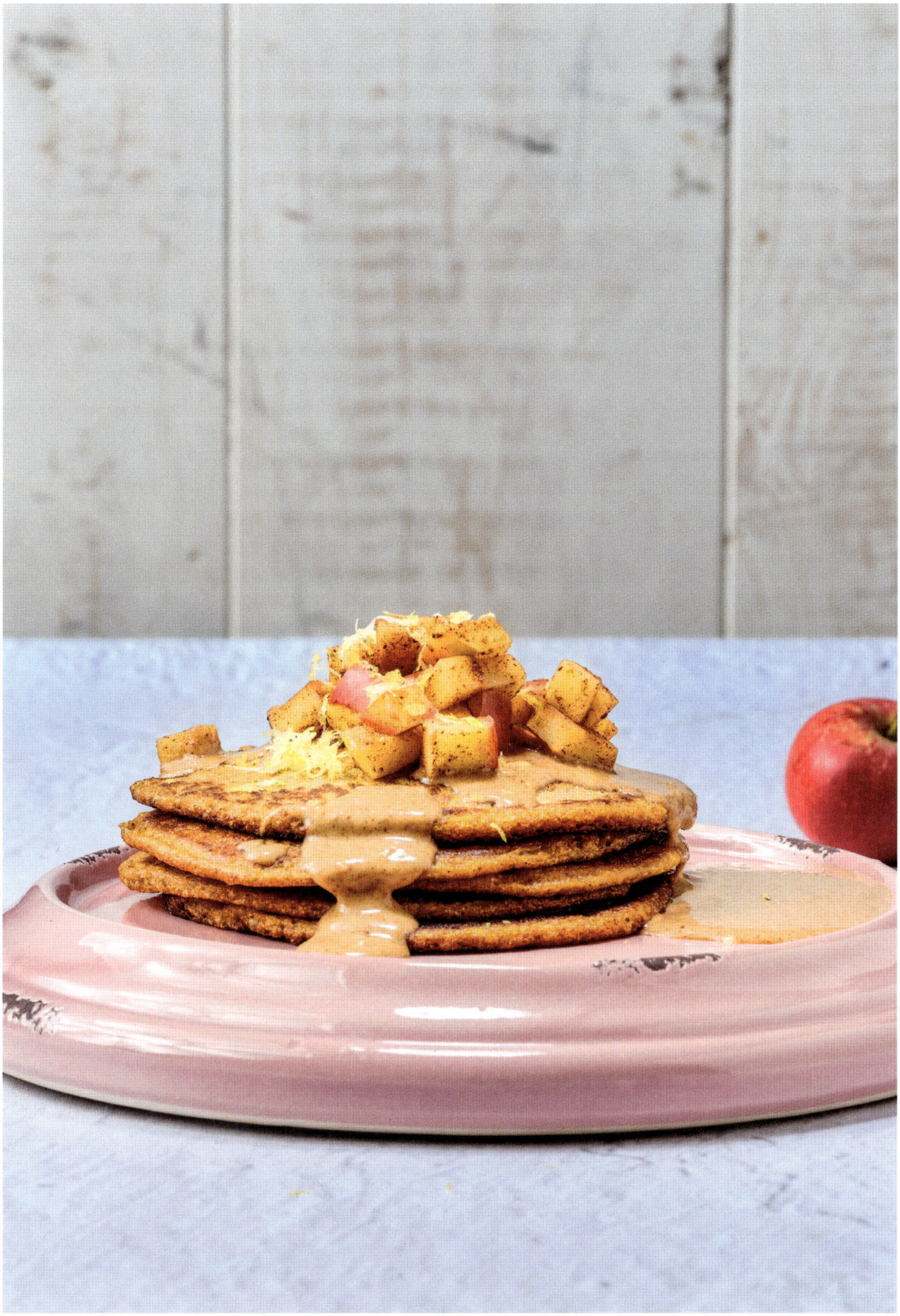

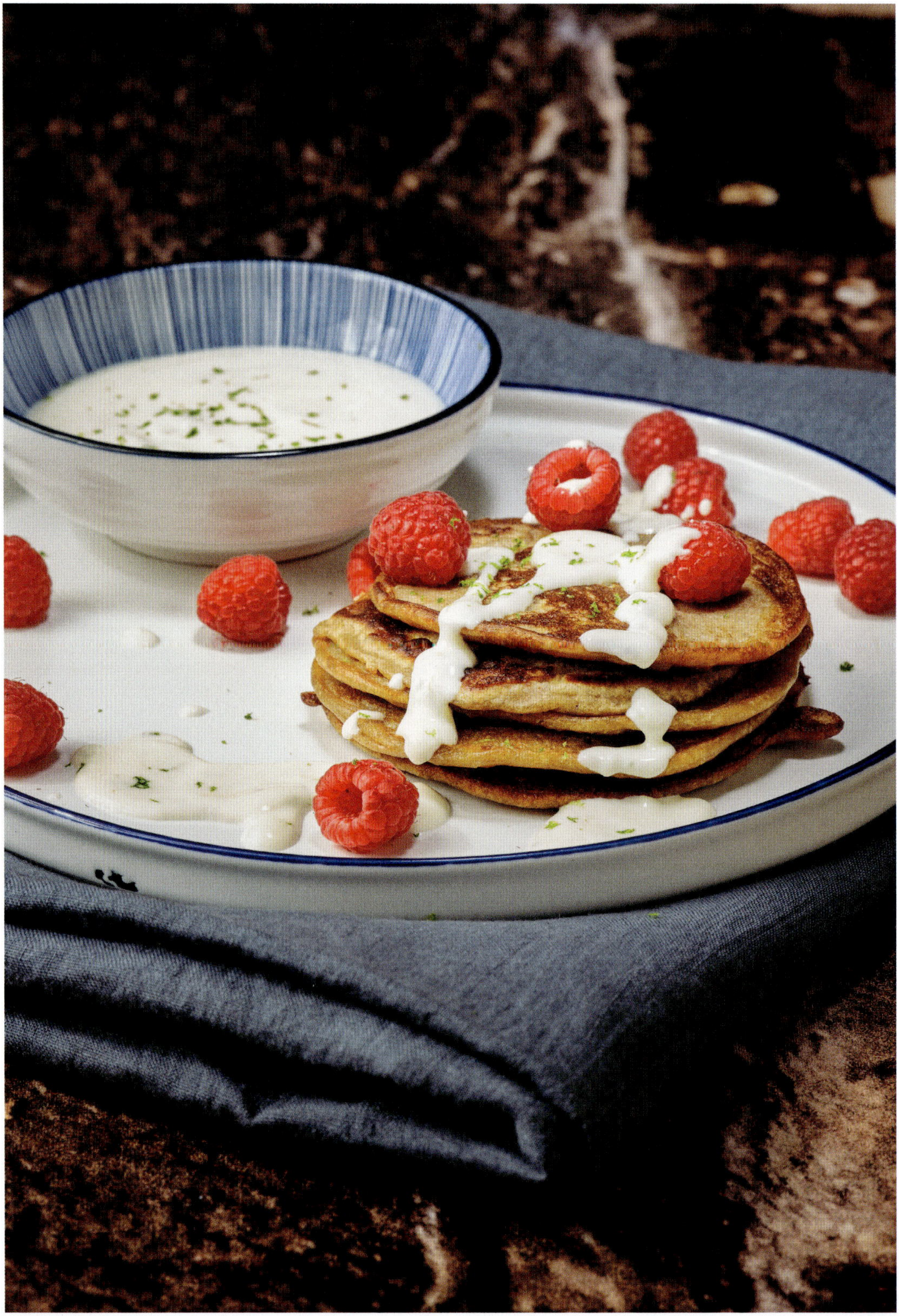

BANANEN-PFANNKUCHEN
MIT LIMETTENJOGHURT UND HIMBEEREN

FÜR DIE BANANEN-PFANNKUCHEN
- 1 sehr reife Banane, ca. 120 g
- 30 g getrocknete Medjool-Datteln
- 60 g Dinkelvollkornmehl
- 100 ml Hafermilch
- Salz
- 1 TL Pflanzenöl

FÜR DEN JOGHURT
- 1 Bio-Limette
- 150 g Sojajoghurt, ungezuckert
- 1 TL brauner Zucker

ZUM GARNIEREN
- 50 g Himbeeren

ZUBEREITUNG
Die Banane schälen und mit den Datteln, dem Mehl, der Hafermilch und 1 Prise Salz in einem Standmixer zu einem glatten Teig pürieren. Eine große Pfanne mit 1 TL Pflanzenöl mittelhoch erhitzen und den Teig portionsweise zu 6 kleinen Pfannkuchen ausbacken. Gegebenenfalls etwas mehr Öl in die Pfanne geben.

Die Limettenschale abreiben, die Limette halbieren und auspressen. Den Joghurt mit 1 TL Limettenschale, 1 TL Limettensaft und dem Zucker verrühren.

Die Pfannkuchen mit dem Joghurt, den Himbeeren und der restlichen Limettenschale garnieren und servieren.

Pro Person 297 kcal, 55 g Kohlenhydrate, 8 g Eiweiß, 5 g Fett

KNUSPRIGE KIMCHI-PFANNKUCHEN

MIT BUNTEM GEMÜSE

ZUTATEN

- 80 ml sehr kaltes Wasser
- 50 g Speisestärke
- 50 g Weizenvollkornmehl
- 200 g Kimchi
- 100 g gelbe oder rote Paprikaschote
- 30 g braune Champignons
- 50 g Lauchzwiebeln
- Salz
- 1 TL Pflanzenöl

ZUBEREITUNG

Das Wasser ins Gefrierfach stellen, damit es noch kälter wird, dabei darauf achten, dass es nicht gefriert. Die Stärke mit dem Mehl verrühren. Das Kimchi in kleine Stücke schneiden. Die Paprika entkernen und fein würfeln. Die Pilze und die Lauchzwiebeln ebenfalls fein würfeln. Die Paprika, die Pilze, die Lauchzwiebeln und das Kimchi samt ausgetretener Flüssigkeit mit der Mehl-Stärke-Mischung vermengen und mit Salz abschmecken. Das Wasser allmählich unterrühren. Alles gründlich vermengen und in einer großen Pfanne mit 1 TL Pflanzenöl bei mittlerer Hitze portionsweise zu circa 6 knusprigen Pfannkuchen ausbacken und sofort servieren.

Pro Person 238 kcal, 43 g Kohlenhydrate, 6 g Eiweiß, 3 g Fett

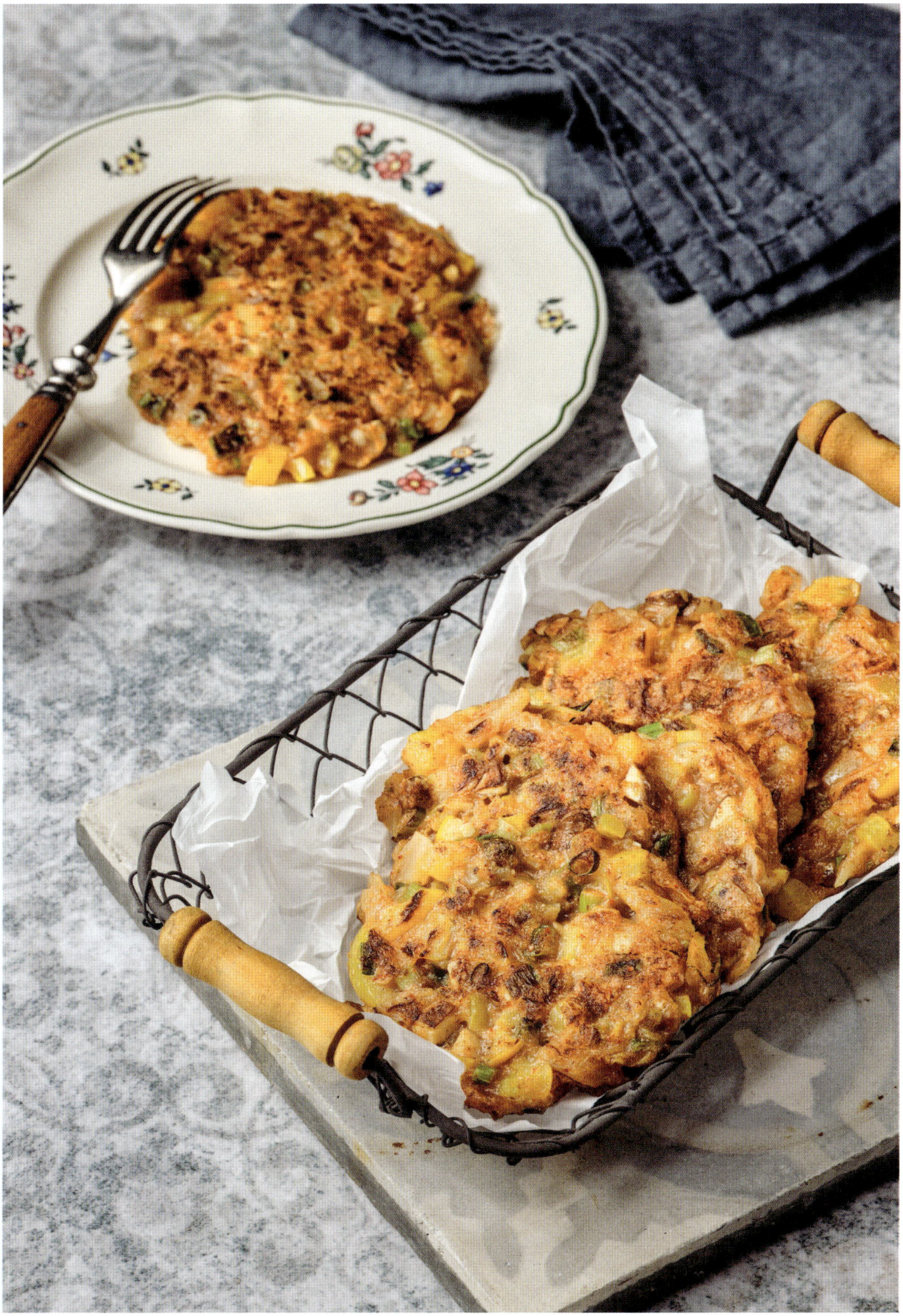

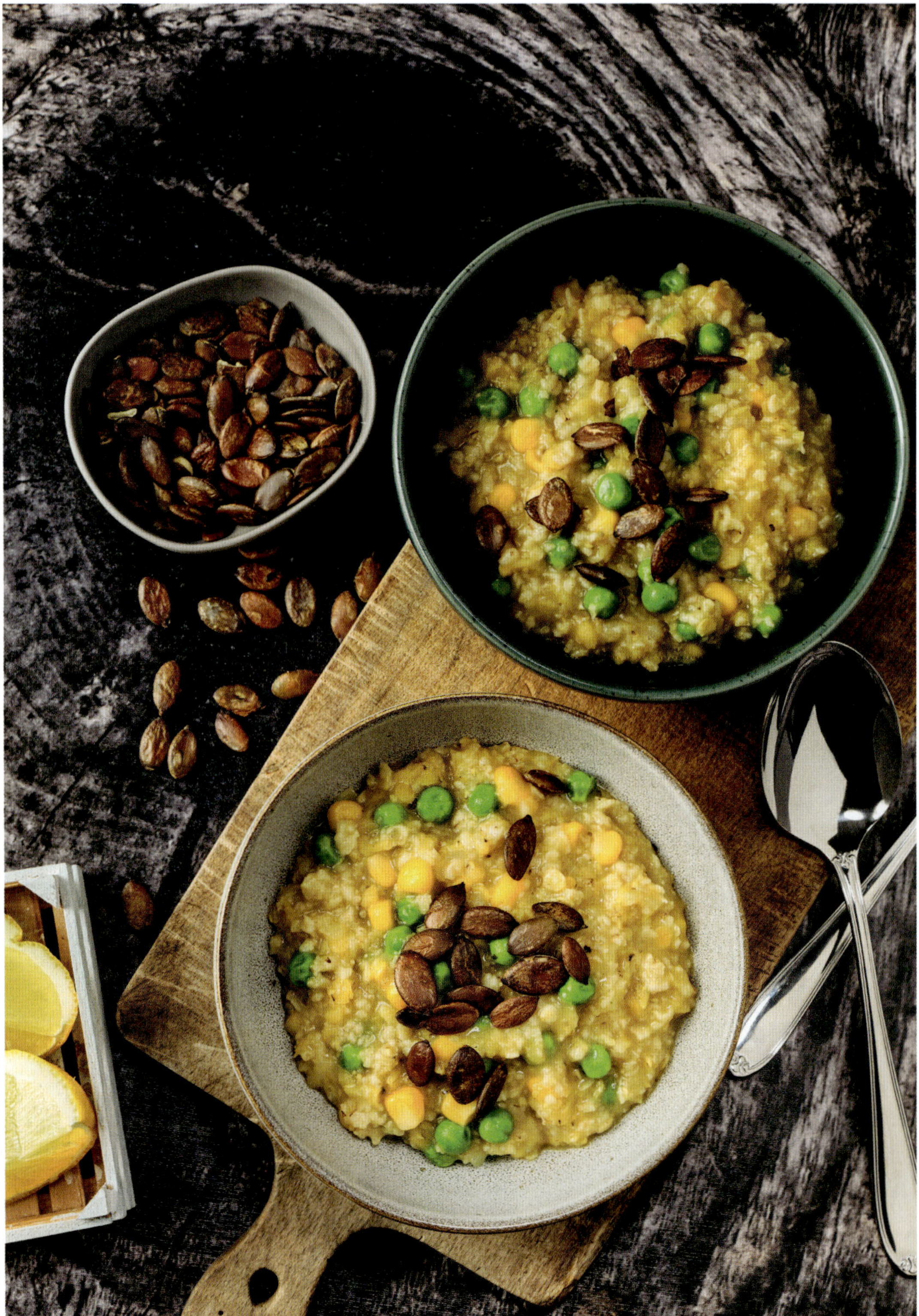

KHICHDI

MIT MAIS, ERBSEN UND GERÖSTETEN KÜRBISKERNEN

ZUTATEN

- 65 g Zwiebel
- 1 TL Olivenöl
- ¼ TL Kurkumapulver
- ¼ TL gemahlener Koriander
- 1 l Gemüsebrühe
- 70 g rote Linsen, getrocknet
- 70 g Haferflocken
- 100 g Mais aus der Dose
- 80 g tiefgefrorene Erbsen
- 10 g Kürbiskerne
- 1 Zitrone
- Salz
- frisch gemahlener schwarzer Pfeffer

ZUBEREITUNG

Die Zwiebel schälen und fein würfeln, dann in einem mittelgroßen Topf mit dem Olivenöl bei mittlerer Hitze circa 3 Minuten anschwitzen. Die Gewürze dazugeben und circa 1 Minute mitrösten. Mit 500 ml Gemüsebrühe ablöschen, die Linsen einrühren und abgedeckt bei mittlerer bis niedriger Hitze in circa 20 Minuten gar köcheln. Die Haferflocken und 250 ml Brühe dazugeben und weitere circa 4 Minuten köcheln, dann den Mais und die Erbsen unterrühren und circa 2 Minuten erwärmen. Die restliche Brühe währenddessen nach und nach hinzufügen. Die Kürbiskerne in einer kleinen Pfanne ohne Zugabe von Fett in circa 3 Minuten goldbraun rösten, dann aus der Pfanne nehmen, damit sie nicht verbrennen. Die Zitrone halbieren. Das Khichdi mit Salz und Pfeffer abschmecken, gegebenenfalls etwas mehr Brühe unterrühren, falls es zu dickflüssig ist. Auf Schalen verteilen, mit den Kürbiskernen garnieren und mit etwas Zitronensaft beträufelt servieren.

Pro Person 390 kcal, 52 g Kohlenhydrate, 23 g Eiweiß, 11 g Fett

RAUCHIGE KARTOFFEL-TEMPEH-PFANNE

MIT RUCOLA UND JALAPEÑO

ZUTATEN

- 2 EL Sojasauce
- 2 TL Hickory Liquid Smoke
- 2 ½ TL Ahornsirup
- 2 TL Paprikapulver, edelsüß
- etwas Chilipulver
- 100 g Tempeh
- 400 g festkochende Kartoffeln
- 1 TL Pflanzenöl
- Salz
- frisch gemahlener schwarzer Pfeffer
- 70 g Zwiebel
- 20 g Jalapeño
- 100 g rote Paprikaschote
- 35 g Rucola

ZUBEREITUNG

Die Sojasauce mit dem Flüssigrauch, dem Ahornsirup, dem Paprikapulver und 2 kräftigen Prisen Chilipulver zu einer Marinade verrühren. Den Tempeh in circa 1 cm große Stücke schneiden, mit der Marinade vermengen und mindestens 30 Minuten ziehen lassen. Die Kartoffeln samt Schale in circa 1 cm große Stücke schneiden und in einem Wok oder einer großen Pfanne mit dem Pflanzenöl bei starker bis mittlerer Hitze in circa 20 Minuten gar und goldbraun braten. Die Kartoffeln mit 1 Prise Salz und 2 kräftigen Prisen Pfeffer würzen. Die Zwiebel schälen und fein würfeln. Die Jalapeño entkernen und ebenfalls fein würfeln. Die Paprika in circa 1 cm große Würfel schneiden, den Rucola grob schneiden. Die Zwiebeln zu den Kartoffeln geben und mitbraten, bis sie weich und glasig sind. Den Tempeh aus der Marinade nehmen, dazugeben und circa 3 Minuten mitbraten. Dann die Paprika und die Jalapeño hinzufügen und ebenfalls circa 3 Minuten mitgaren. Mit der Marinade ablöschen, den Rucola unterheben und die Kartoffel-Tempeh-Pfanne sofort servieren.

Pro Person 330 kcal, 42 g Kohlenhydrate, 17 g Eiweiß, 8 g Fett

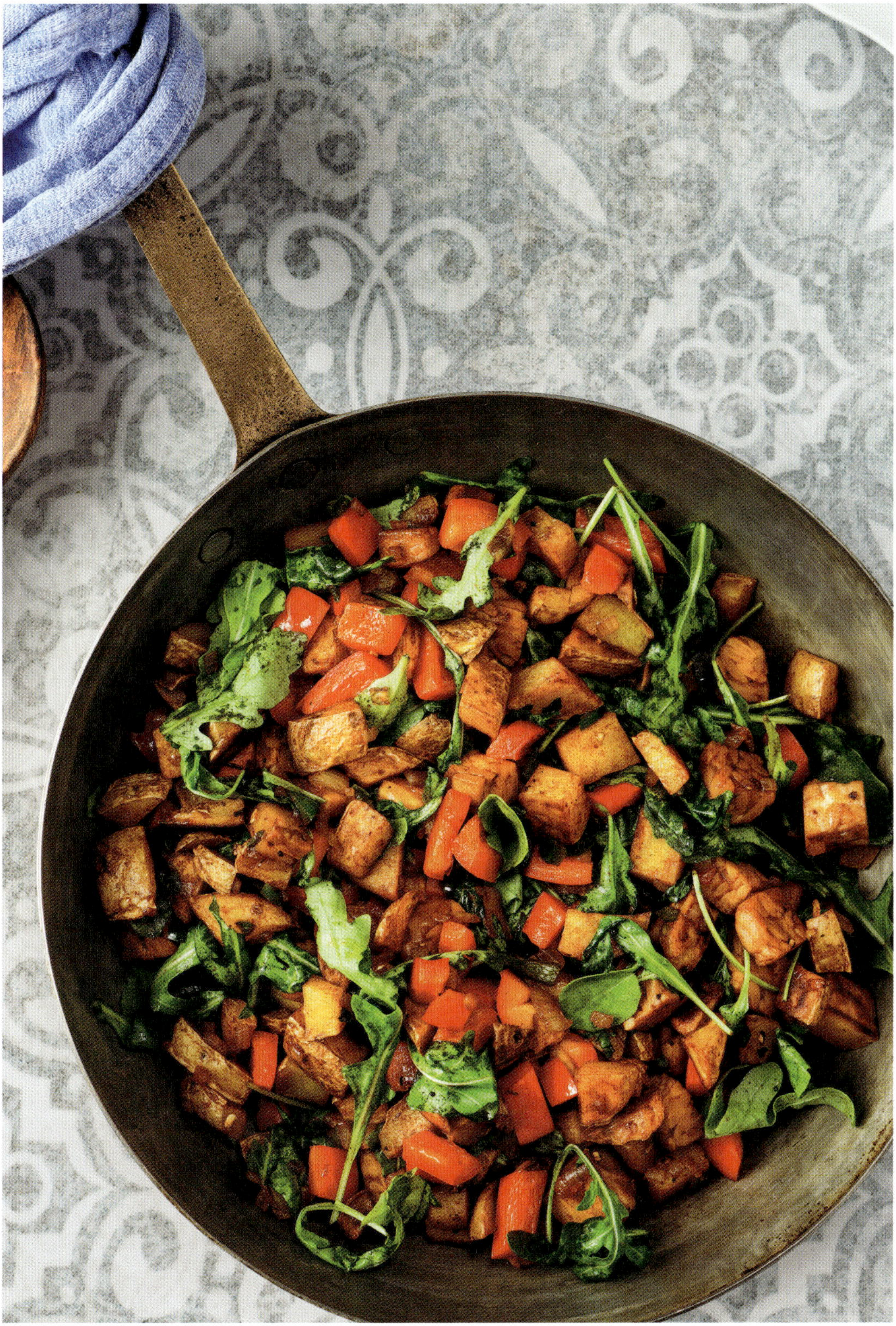

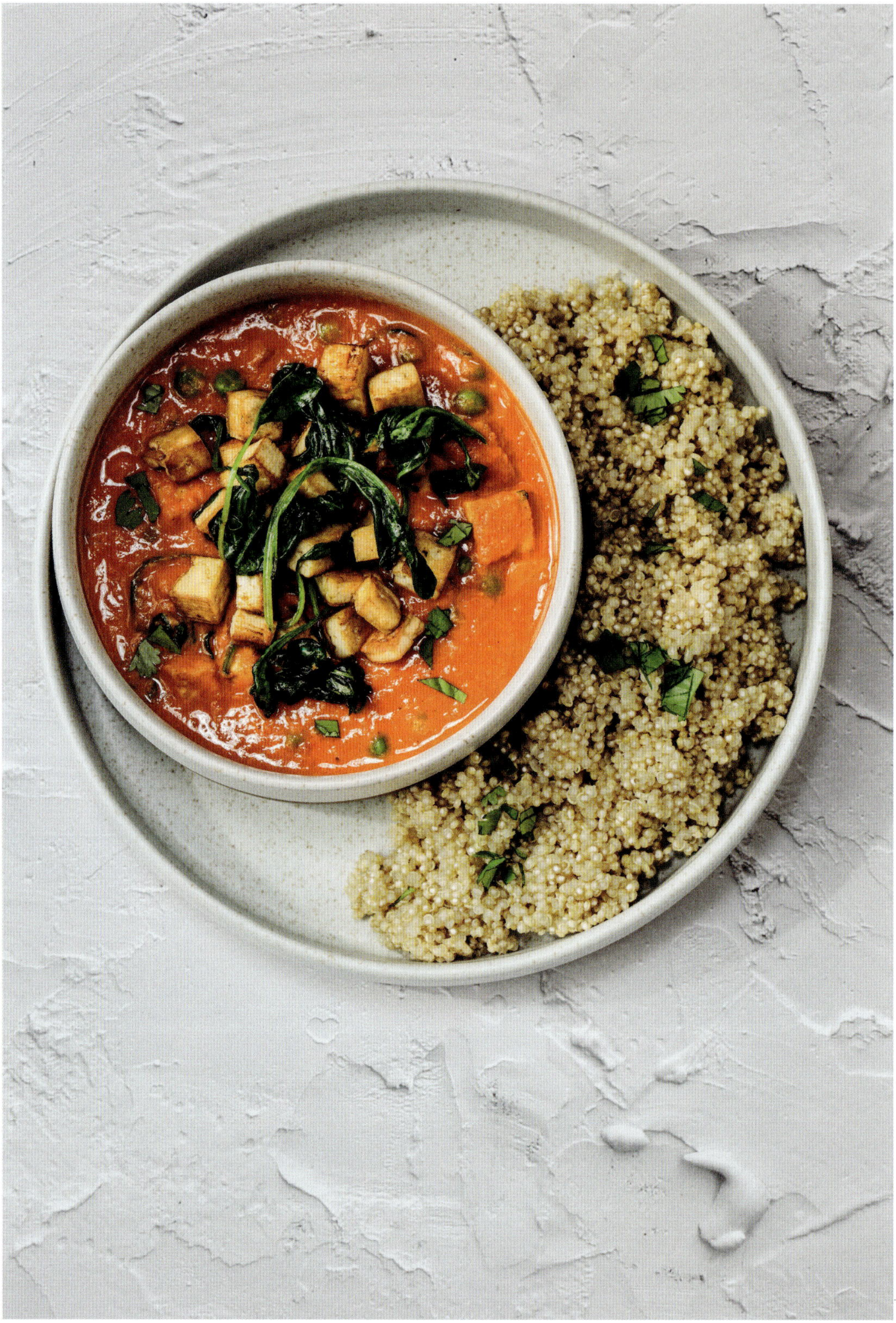

TOFU TIKKA MASALA

ZUTATEN
- 160 g Quinoa

FÜR DIE WÜRZPASTE
- 1 mittelgroße Zwiebel
- 2 Knoblauchzehen
- 15 g Ingwer
- 10 g frischer Koriander
- 1 EL Olivenöl

FÜR DEN TOFU
- 350 g Tofu, fest
- 1 EL Olivenöl

FÜR DAS TIKKA MASALA
- Würzpaste (siehe Teilrezept)
- Salz
- 2 TL Garam Masala
- 1 TL Paprikapulver, edelsüß
- ½ TL Kreuzkümmel
- ½ TL Kurkumapulver
- ¼ TL Zimt
- 1 TL Olivenöl
- 250 ml passierte Tomaten
- 100 ml Kokosmilch
- Korianderblätter (siehe Teilrezept)
- 100 g tiefgefrorene Erbsen
- 50 g Spinat
- 1 Prise Zucker (optional)

ZUBEREITUNG

Die Quinoa nach Packungsanweisung kochen. Die Zwiebel und den Knoblauch schälen und grob würfeln. Den Ingwer samt Schale in grobe Stücke schneiden. Die Korianderblätter von den Stängeln zupfen und beiseitelegen, die Stängel grob schneiden. Die Korianderstängel, die Zwiebeln, den Knoblauch und den Ingwer mit 1 EL Olivenöl vermengen und mit einer Küchenmaschine oder einem Stabmixer zu einer groben Würzpaste pürieren.

Den Tofu in etwas Küchenpapier einschlagen, dann auf ein Brett legen und mit einem Topf beschweren, um möglichst viel Flüssigkeit herauszupressen. Den Tofu so mindestens 30 Minuten liegen lassen, nasses Küchenpapier gegebenenfalls austauschen. Den Tofu anschließend in circa 1 cm große Würfel schneiden und in einer großen Pfanne mit 1 TL Olivenöl bei starker Hitze in circa 2 Minuten goldbraun braten. Den Tofu anschließend auf einem Teller beiseitestellen.

Die Würzpaste, ½ TL Salz und die Gewürze in die Pfanne geben und mit 1 TL Olivenöl bei mittlerer Hitze circa 5 Minuten anbraten, dabei regelmäßig umrühren und darauf achten, dass nichts anbrennt. Mit den passierten Tomaten, der Kokosmilch und 100 ml Wasser ablöschen und circa 4 Minuten köcheln lassen. Inzwischen die Korianderblätter grob schneiden. Den Tofu und die Erbsen in die Pfanne geben und circa 5 Minuten erwärmen. Dann den Spinat unterheben und zusammenfallen lassen.

Das Tofu Tikka Masala mit Salz und gegebenenfalls 1 Prise Zucker abschmecken und mit der Quinoa auf Tellern anrichten. Mit den Korianderblättern garnieren und servieren.

Pro Person 738 kcal, 83 g Kohlenhydrate, 33 g Eiweiß, 34 g Fett

GEBACKENE AUBERGINE
MIT KOKOSREIS UND ERDNUSSSAUCE

ZUTATEN

FÜR DEN REIS UND DIE GEBACKENE AUBERGINE
- 440 ml Kokoswasser
- 220 g Reis (z. B. Jasmin- oder Basmatireis)
- 1 Aubergine, ca. 250 g

FÜR DIE ERDNUSSSAUCE
- 2 Knoblauchzehen
- 3 g Ingwer
- 1 Limette
- 50 g Erdnussmus, ungesalzen, ungezuckert
- 3 EL Sojasauce
- 60 ml Orangensaft, ungezuckert

FÜR DAS GEMÜSE
- 160 g Pak Choi
- 1 TL Sesamöl
- 6 Radieschen
- 1/3 Gurke, ca. 130 g

ZUM GARNIEREN
- 1 TL Sesam

ZUBEREITUNG

Den Backofen auf 200 °C Ober-/Unterhitze (180 °C Umluft) vorheizen. In einem kleinen Topf 440 ml Kokoswasser aufkochen, den Reis hineingeben und gemäß Packungsanweisung kochen, dabei aber kein Salz hinzufügen. Die Aubergine in circa 1 cm dicke Scheiben schneiden, die Scheiben dann kreuzweise circa 0,5 cm tief einschneiden und auf einem mit Backpapier ausgelegten Backblech verteilen.

Den Knoblauch schälen und sehr fein würfeln oder durch eine Knoblauchpresse drücken. Den Ingwer sehr fein würfeln. Die Limette auspressen. Das Erdnussmus mit der Sojasauce, dem Orangensaft, 20 ml Limettensaft, dem Ingwer und dem Knoblauch in einen kleinen Topf geben und kurz aufkochen. 70 ml Wasser dazugeben, alles zu einer glatten Sauce verrühren und bei niedriger Hitze circa 5 Minuten einköcheln, dabei regelmäßig umrühren. Die Auberginen mit etwas Erdnusssauce bepinseln und dann 30–35 Minuten im Ofen rösten, bis sie weich und leicht gebräunt sind. Die übrige Sauce im Topf belassen, den Herd ausschalten.

Die Pak-Choi-Blätter voneinander trennen und in circa 1 cm breite Streifen schneiden, den weißen und den grünen Teil separat aufbewahren. Den weißen Teil des Pak Choi in einer mittelgroßen Pfanne bei starker Hitze mit 1 TL Sesamöl circa 2 Minuten anbraten, dann die grünen Blätter dazugeben und circa 1 Minute mitbraten. Die Radieschen in dünne Scheiben, die Gurke in feine Stifte schneiden. Die Erdnusssauce kurz vorm Servieren erneut erwärmen, gegebenenfalls etwas Wasser zugeben, falls sie zu dickflüssig ist.

Die Auberginen, den Pak Choi, die Radieschen und die Gurken mit dem Kokosreis anrichten, mit der Erdnusssauce beträufeln und mit dem Sesam garniert servieren.

Pro Person 712 kcal, 120 g Kohlenhydrate, 20 g Eiweiß, 18 g Fett

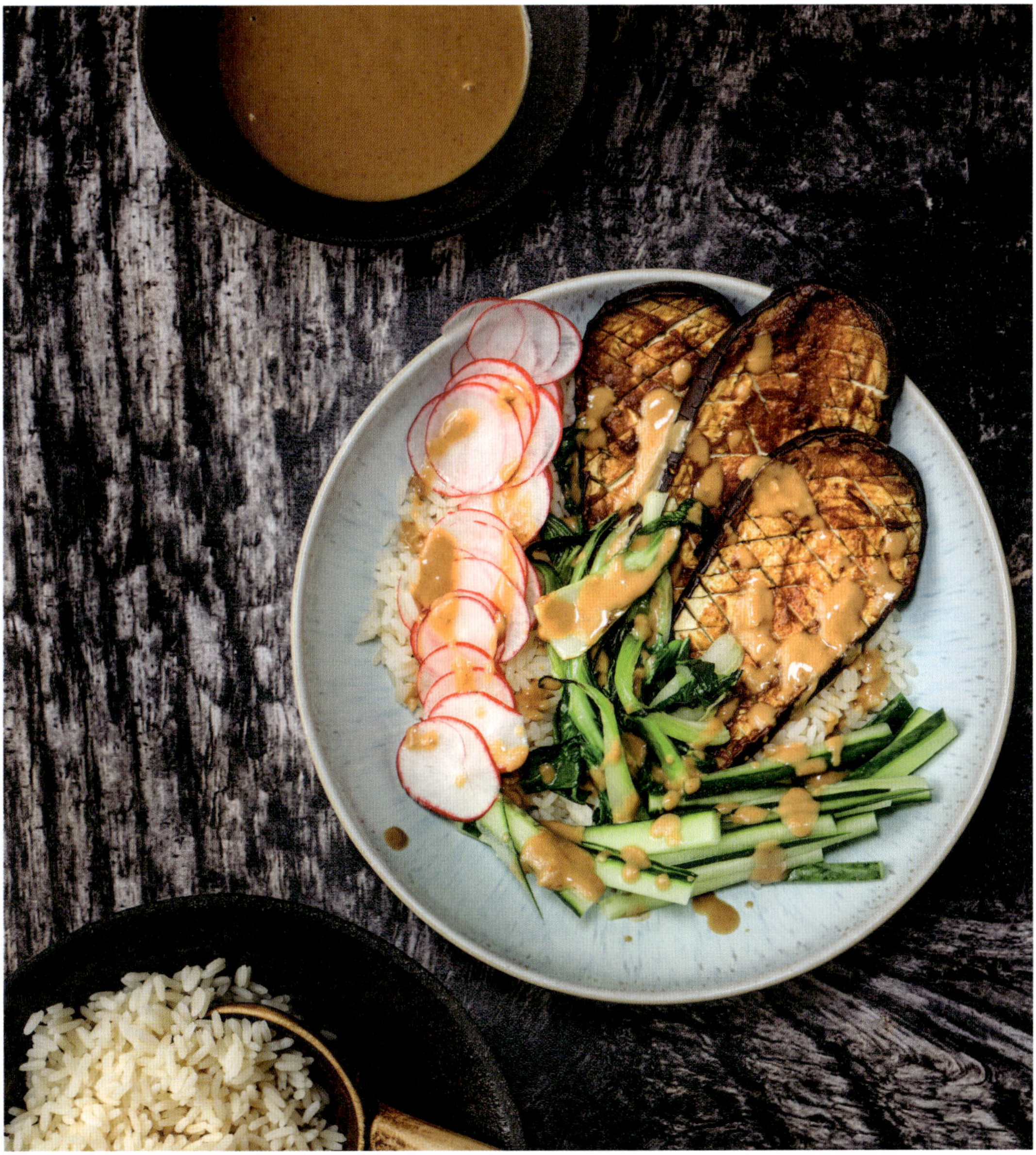

KARTOFFELKÜCHLEIN

MIT GEMÜSEFÜLLUNG UND KNOBLAUCH-INGWER-DIP

ZUTATEN

FÜR DIE KARTOFFEL-KÜCHLEIN MIT GEMÜSE-FÜLLUNG

- 740 g Kartoffeln
- Salz
- frisch gemahlener schwarzer Pfeffer
- etwas gemahlener Muskat
- 1 kleine Zwiebel, ca. 80 g
- ½ grüne Paprikaschote, ca. 120 g
- 100 g braune Champignons
- 3 Knoblauchzehen
- 2 TL Olivenöl
- 1 TL Zwiebelpulver
- 1 TL Kreuzkümmel
- ½ TL Oregano, getrocknet
- etwas Chiliflocken
- 40 g Weizenvollkornmehl
- 30 g Maisstärke
- 100 g tiefgefrorene Erbsen
- 1 Lauchzwiebel (optional)

FÜR DEN KNOBLAUCH-INGWER-DIP

- 125 ml Gemüsebrühe
- 3 EL Sojasauce
- 1,5 EL Ahornsirup
- 2 EL Reisessig
- ½ TL Sesamöl
- 2 TL Reiswein (optional)
- 1 Prise Chiliflocken
- 5 g Maisstärke
- 2 Knoblauchzehen
- 10 g Ingwer
- ½ TL Olivenöl

ZUBEREITUNG

Die Kartoffeln schälen, in 2–3 cm große Stücke schneiden und in circa 20 Minuten in ausreichend gesalzenem Wasser gar kochen. In ein Sieb abgießen, zurück in den Topf geben und mit einem Kartoffelstampfer zu einem Brei verarbeiten. Achtung: keinen Mixer verwenden! Den Kartoffelstampf mit Salz, Pfeffer und gemahlener Muskatnuss abschmecken und etwas abkühlen lassen.

Die Zwiebel, die Paprika, die Champignons und die Knoblauchzehen sehr fein würfeln und in einer großen Pfanne mit 1 TL Olivenöl circa 3 Minuten bei starker Hitze anbraten. Das Zwiebelpulver, den Kreuzkümmel und den Oregano hinzugeben und circa 30 Sekunden mitbraten. Mit Salz, Pfeffer und Chiliflocken abschmecken.

Den Kartoffelstampf gründlich mit dem Mehl und 30 g Maisstärke vermengen. Mit den Händen circa 10 kleine Pfannkuchen (⌀ 4–5 cm) formen, je circa 1 ½ TL Gemüsefüllung hineingeben und einen zweiten kleinen Pfannkuchen darauflegen. Die Ränder vorsichtig verschließen, die Küchlein etwas flacher drücken und in einer großen Pfanne bei mittlerer Hitze von beiden Seiten goldbraun und knusprig braten.

Die Gemüsebrühe, die Sojasauce, den Ahornsirup, den Reisessig, das Sesamöl, den Reiswein, 1 kräftige Prise Chiliflocken und die Maisstärke in einer Schüssel zu einer Würzsauce verrühren. Die Knoblauchzehen und den Ingwer samt Schale fein würfeln und in einem kleinen Topf mit ½ TL Olivenöl circa 1 Minute scharf anbraten. Mit der Würzsauce ablöschen und circa 30 Sekunden einköcheln.

Die Kartoffelküchlein auf Teller verteilen, gegebenenfalls übrige Füllung daneben anrichten und den Knoblauch-Ingwer-Dip dazu reichen.

Pro Person 630 kcal, 124 g Kohlenhydrate, 17 g Eiweiß, 8 g Fett

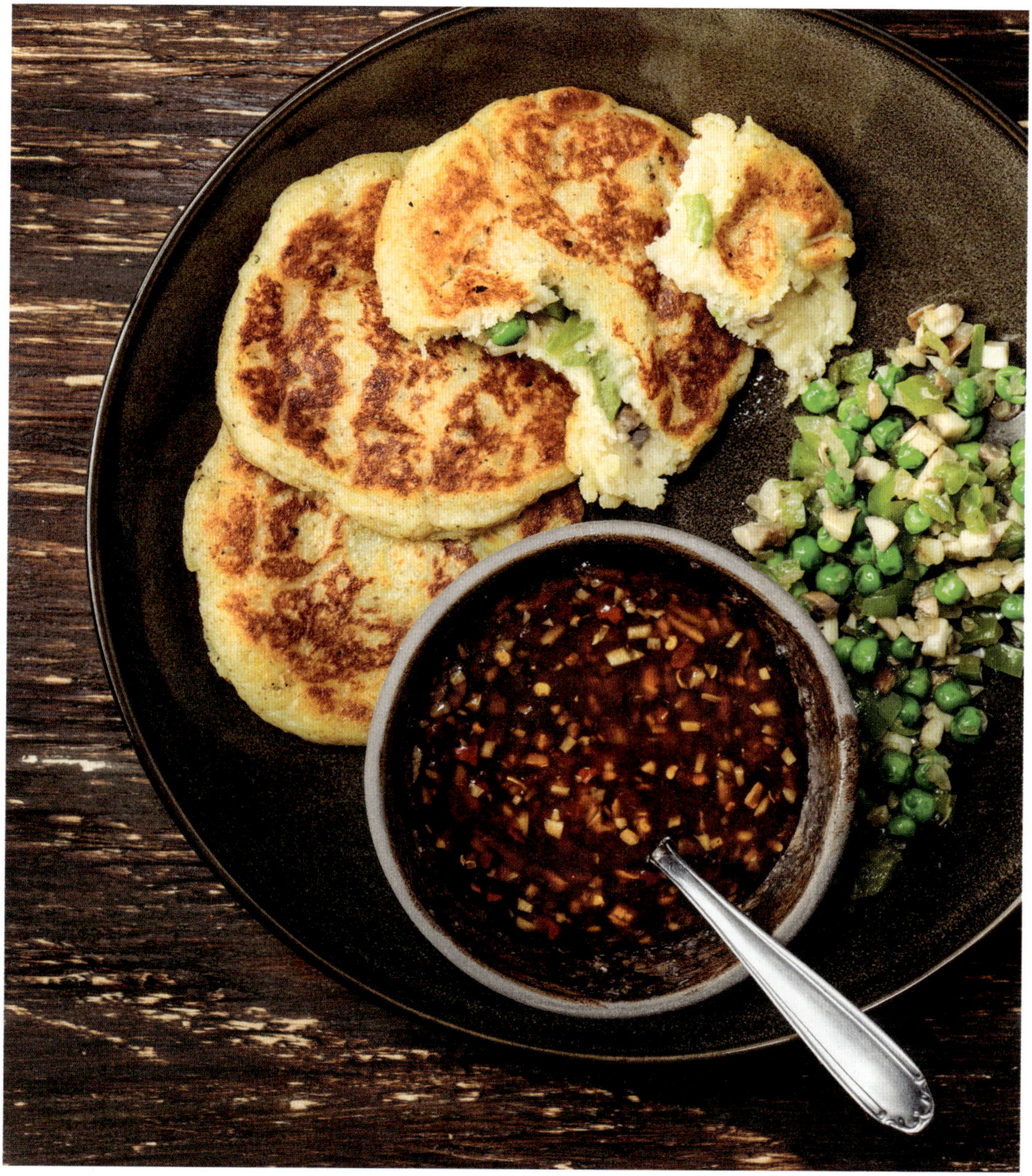

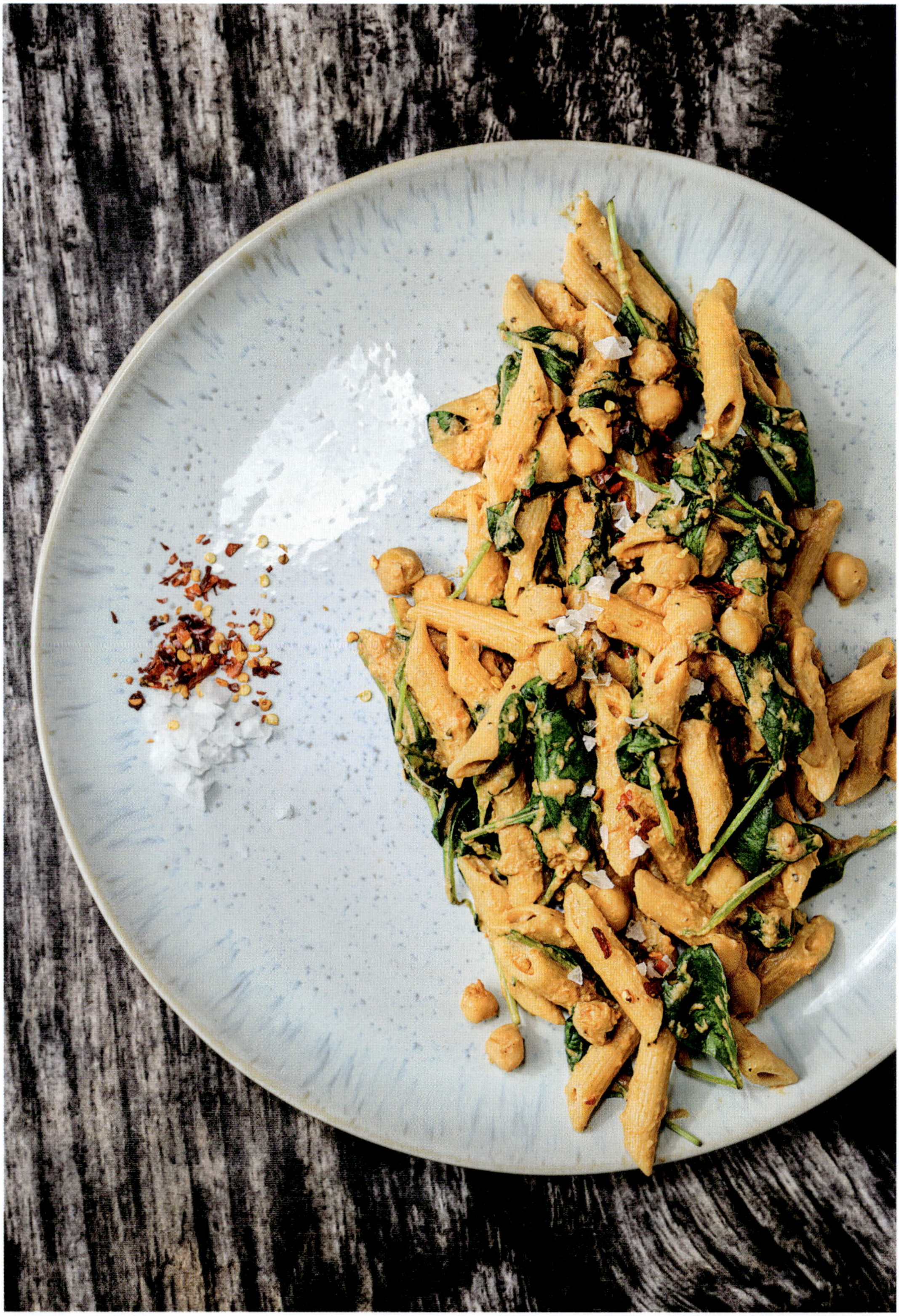

TAHINI-PASTA
MIT GETROCKNETEN TOMATEN UND SPINAT

ZUTATEN
- 200 g Vollkorn-Penne
- 3 Knoblauchzehen
- 1 Zwiebel, ca. 115 g
- 100 g getrocknete Tomaten in Öl
- 1 Zitrone
- 30 g Tahini
- 375 ml Gemüsebrühe
- Salz
- frisch gemahlener schwarzer Pfeffer
- etwas Chiliflocken
- 170 g Kichererbsen
- 50 g Spinat

ZUBEREITUNG
Die Pasta nach Packungsanweisung kochen, dann in ein Sieb abgießen und das Pastawasser auffangen.

Den Knoblauch und die Zwiebel schälen und grob würfeln. Die Tomaten in ein Sieb abgießen, das Öl auffangen und zurück ins Glas geben. Die Zitrone halbieren und auspressen. Die Zwiebeln und den Knoblauch in einer kleinen Pfanne mit 1 TL Tomatenöl bei mittlerer Hitze circa 3 Minuten anschwitzen, dann mit den abgetropften Tomaten, 3 EL Zitronensaft, dem Tahini und 375 ml Gemüsebrühe in einem hohen Gefäß zu einer cremigen Sauce pürieren. Mit Salz, Pfeffer und Chiliflocken abschmecken. Wenn die Sauce zu dickflüssig ist, gegebenenfalls löffelweise Pastawasser hinzugeben und erneut pürieren.

Die Kichererbsen in ein Sieb abgießen und kalt abspülen, dann mit der Sauce unter die Pasta mengen und circa 3 Minuten bei mittlerer bis starker Hitze erwärmen. Den Spinat unterrühren und zusammenfallen lassen. Die Pasta erneut mit Salz, Pfeffer, Chiliflocken und gegebenenfalls mehr Zitronensaft abschmecken und servieren.

Pro Person 703 kcal, 119 g Kohlenhydrate, 27 g Eiweiß, 19 g Fett

TOFU BÁNH MÌ

FÜR DEN MARINIERTEN TOFU
- 200 g Tofu
- 1 Limette
- 1 Knoblauchzehe
- 2 EL Sojasauce
- 1 EL Ahornsirup
- 1 TL Zwiebelpulver
- ½–1 TL Srirachasauce
- 2 Vollkorn-Baguettebrötchen

FÜR DAS EINGELEGTE GEMÜSE
- ¾ Gurke, ca. 230 g
- 1 dicke Karotte, ca. 150 g
- 1 rote Chilischote
- 3 EL heller Essig
- 1 TL Zucker
- ¼ TL Salz

FÜR DIE CHILI-MAYO
- 2 EL Mayonnaise
- ½ TL Srirachasauce
- 1 TL Einlegesud (siehe Teilrezept)

ZUM GARNIEREN
- 10 g frischer Koriander

ZUBEREITUNG

Den Tofu in etwas Küchenpapier einschlagen, dann auf ein Brett legen und mit einem Topf beschweren, um möglichst viel Flüssigkeit herauszupressen. Den Tofu so mindestens 30 Minuten liegen lassen, nasses Küchenpapier gegebenenfalls austauschen. Den Tofu anschließend in circa 0,5 cm dicke Würfel schneiden. Die Limette auspressen. Den Knoblauch schälen und sehr fein würfeln oder durch eine Knoblauchpresse drücken, dann mit 1 EL Limettensaft, der Sojasauce, dem Ahornsirup, dem Zwiebelpulver und ½ TL Srirachasauce oder mehr nach Geschmack zu einer Marinade verrühren. Den Tofu vorsichtig mit der Marinade vermengen und abgedeckt im Kühlschrank mindestens 1 Stunde ziehen lassen.

Den Backofen auf 200 °C Ober-/Unterhitze (180 °C Umluft) vorheizen. Den Tofu auf einem mit Backpapier ausgelegten Backblech verteilen, dabei mit dem Rest der Marinade beträufeln und circa 15 Minuten backen. Den Tofu wenden und weitere circa 10 Minuten backen. Die Brötchen kurz vor Ende der Garzeit mit in den Ofen geben und nach Packungsanweisung aufbacken.

Die Gurke und die Karotte längs in hauchdünne Scheiben schneiden. Die Chilischote halbieren und entkernen, die Hälfte der Chilischote in feine Streifen schneiden. Den Essig mit dem Zucker, dem Salz und den Chilistreifen verrühren, bis sich Zucker und Salz auflösen. Das Gemüse mit dem Einlegesud vermengen und mindestens 30 Minuten ziehen lassen.

Die Mayonnaise mit ½ TL Srirachasauce und 1 TL Einlegesud verrühren. Den Koriander samt Stängeln grob schneiden. Die Brötchen auf-, aber nicht durchschneiden, und mit etwas Chili-Mayo bestreichen, dann mit dem Tofu und dem Gemüse belegen. Mit dem Koriander garniert servieren, gegebenenfalls übriges Gemüse dazu reichen.

Tipp Du kannst den Tofu auch in 0,5 cm dicke Scheiben schneiden. So lässt er sich besser marinieren, backen – und auch essen.

Pro Person 473 kcal, 64 g Kohlenhydrate, 18 g Eiweiß, 19 g Fett

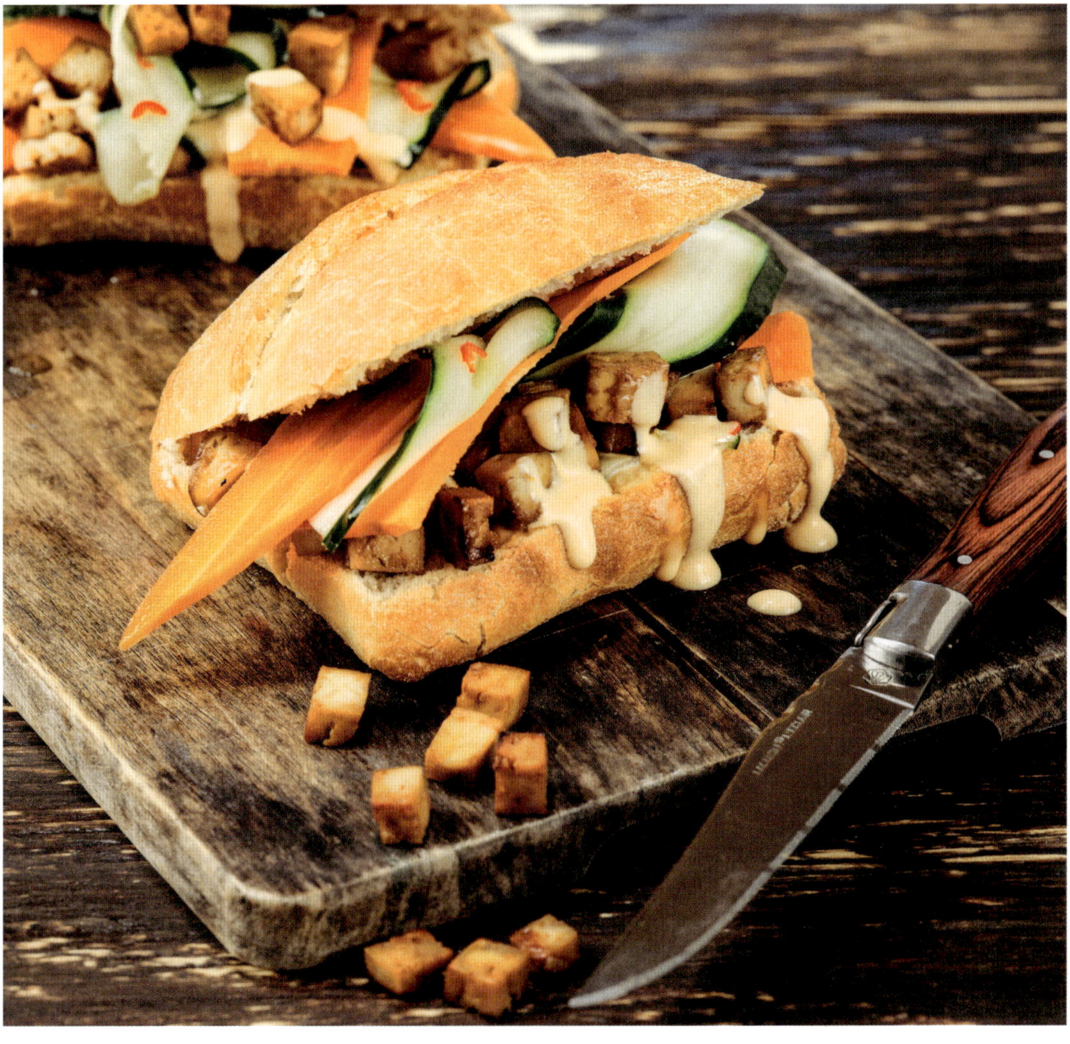

SÜSSKARTOFFEL-LINSEN-TOPF

MIT GUACAMOLE

FÜR DEN EINTOPF

- 1 kleine Süßkartoffel, ca. 200 g
- 1 rote Zwiebel, ca. 100 g
- 2 Knoblauchzehen
- 1 Zitrone
- 130 g Kidneybohnen aus der Dose
- 80 g Mais aus der Dose
- 1 TL Kreuzkümmel
- ½ TL Paprikapulver, edelsüß
- ½ TL Zwiebelpulver
- ½ TL Chiliflocken
- 1 TL Olivenöl
- 100 g rote Linsen, getrocknet
- 550 ml Gemüsebrühe
- 250 ml passierte Tomaten
- 60 g Spinat
- Salz
- frisch gemahlener schwarzer Pfeffer
- 1 Prise Zucker

FÜR DIE GUACAMOLE

- ½ kleine Avocado, ca. 50 g
- Zwiebelwürfel, zurückgelegte (siehe Eintopf)
- 1 ½ TL Zitronensaft
- Salz
- frisch gemahlener schwarzer Pfeffer

ZUBEREITUNG

Die Süßkartoffel und die Zwiebel schälen, die Süßkartoffel in grobe Stücke schneiden, die Zwiebel fein würfeln, 15 g Zwiebelwürfel für die Guacamole beiseitestellen. Den Knoblauch schälen und ebenfalls fein würfeln. Die Zitrone halbieren und auspressen. Die Bohnen und den Mais in ein Sieb abgießen, kalt abspülen und abtropfen lassen. Den Großteil der Zwiebeln, den Knoblauch und die Gewürze in einem großen Topf mit dem Öl bei mittlerer Hitze circa 1 Minute anschwitzen, dann die Süßkartoffeln, die Linsen, die Brühe und die passierten Tomaten dazugeben. Abgedeckt köcheln lassen, bis die Linsen und die Süßkartoffeln weich sind, dann die Bohnen und den Mais dazugeben und circa 3 Minuten erwärmen. Gegebenenfalls mehr Brühe angießen, falls der Eintopf zu dickflüssig ist. Den Spinat unterheben und zusammenfallen lassen, großzügig mit Salz, Pfeffer, ½ TL Zitronensaft sowie 1 Prise Zucker abschmecken.

Die Avocado halbieren und entsteinen, das Fruchtfleisch einer Hälfte mit einem Löffel aus der Schale lösen und mit einer Gabel zerdrücken. Mit den übrigen Zwiebelwürfeln und 1 ½ TL Zitronensaft vermengen und mit Salz und Pfeffer abschmecken.

Den Eintopf auf Schalen verteilen und mit der Guacamole garniert servieren.

Tipp Wer besonders hungrig ist oder eine Extraportion Kohlenhydrate braucht, kann Reis oder Quinoa dazu servieren.

Pro Person 456 kcal, 66 g Kohlenhydrate, 24 g Eiweiß, 7 g Fett

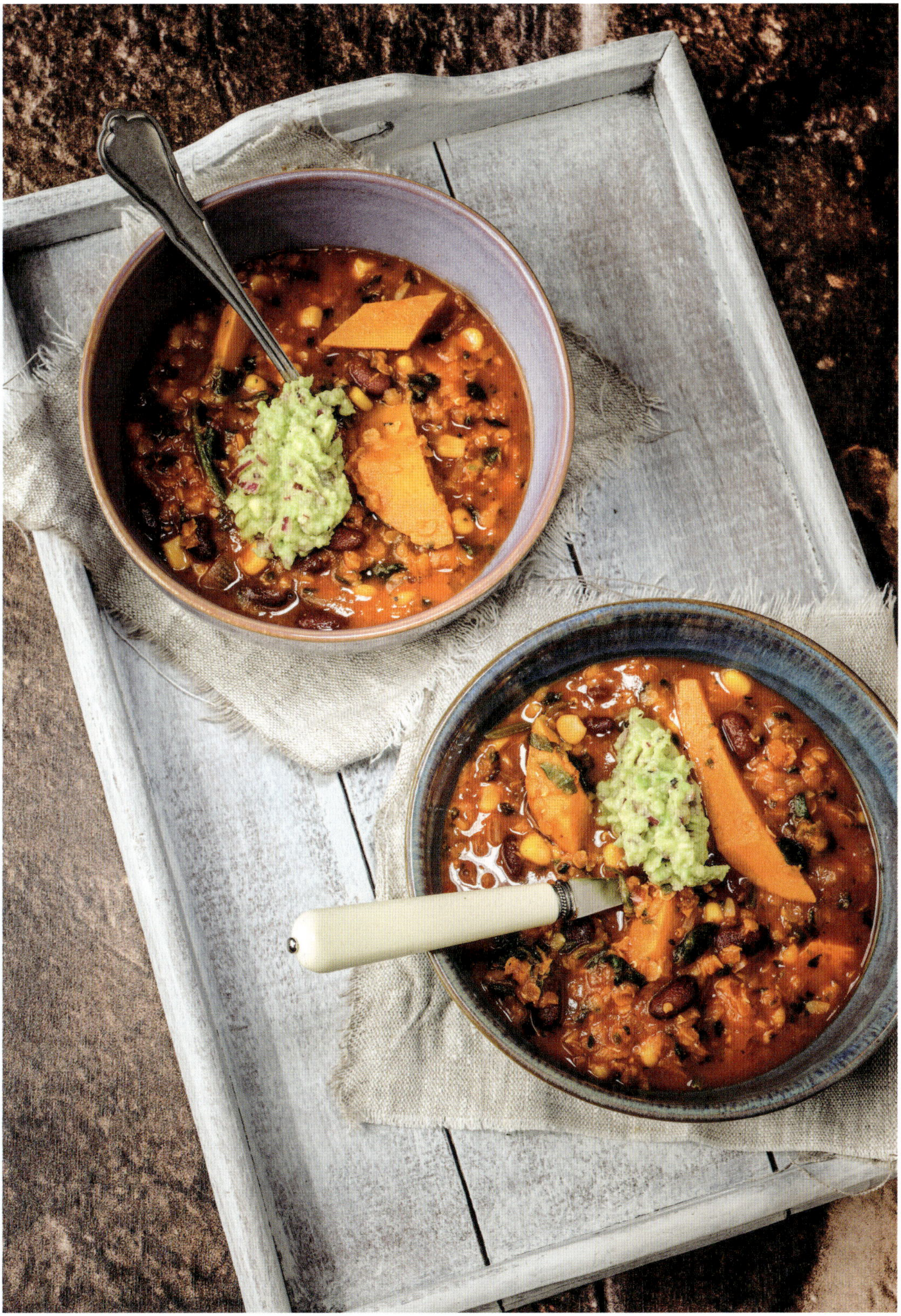

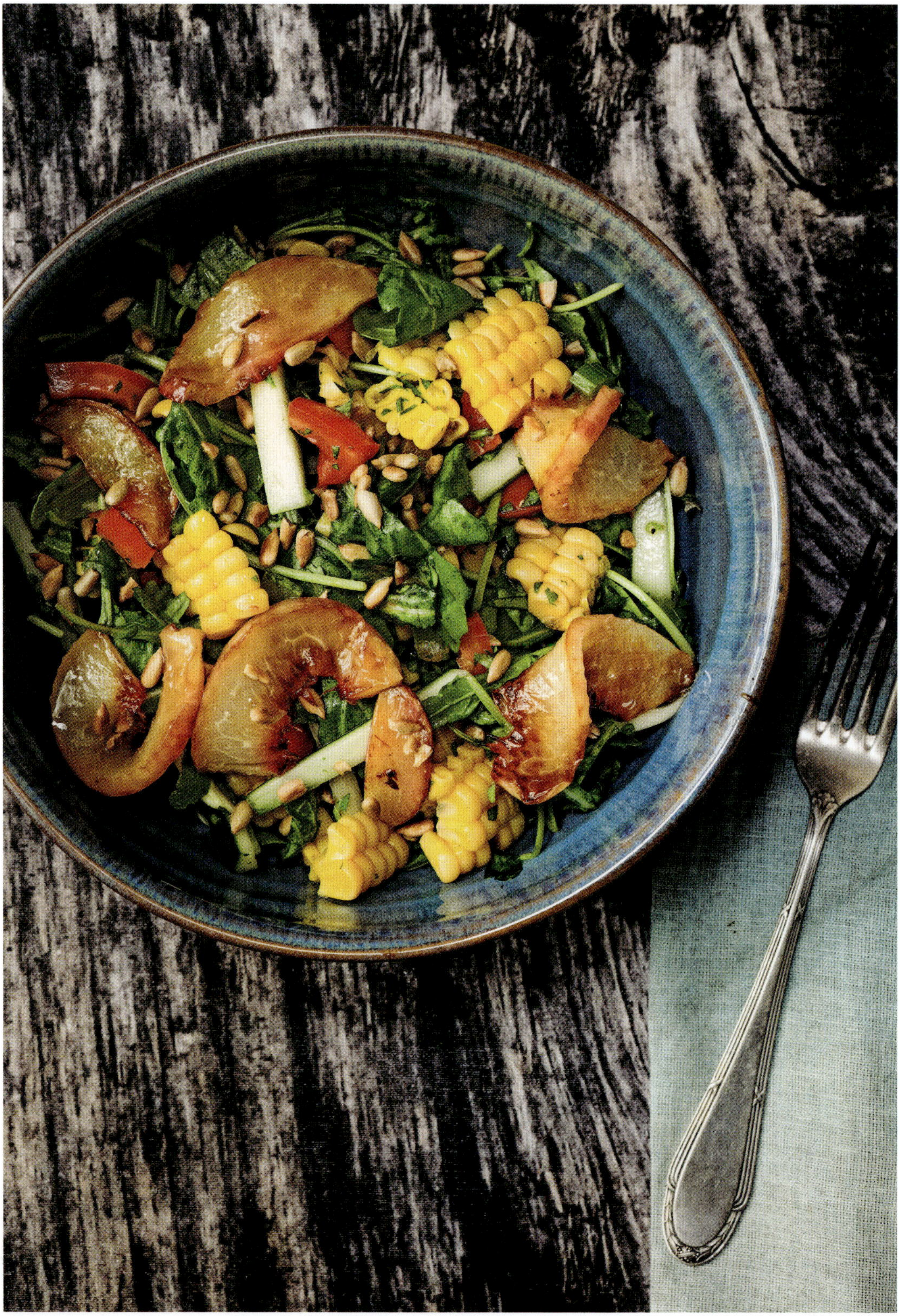

RUCOLASALAT
MIT FRISCHEM MAIS UND GEBRATENER NEKTARINE

ZUTATEN
- 2 Maiskolben, ca. 460 g
- 15 g Sonnenblumenkerne
- 1 große Nektarine, ca. 235 g
- 3 TL Olivenöl
- 100 g Stangensellerie
- ⅓ Gurke, ca. 125 g
- 2 Romatomaten, ca. 140 g
- 60 g Rucola
- 20 g frischer Koriander
- 1 Limette
- 1 TL heller Essig
- 1 TL Zucker
- Salz
- frisch gemahlener schwarzer Pfeffer
- etwas Paprikapulver, scharf

ZUBEREITUNG
Die Maiskolben schälen, von Härchen befreien und in ausreichend Wasser circa 18 Minuten kochen, bis der Mais gar ist. Etwas abkühlen lassen und die Maiskörner anschließend mit einem scharfen Messer vom Kolben schneiden. Die Sonnenblumenkerne in einer großen Pfanne ohne Zugabe von Fett 2–3 Minuten bei mittlerer bis starker Hitze goldbraun anrösten, dabei darauf achten, dass sie nicht verbrennen. Aus der Pfanne nehmen und beiseitestellen.

Die Nektarine in dünne Scheiben schneiden und in derselben Pfanne in 1 TL Olivenöl bei mittlerer bis starker Hitze von beiden Seiten goldbraun braten. Aus der Pfanne nehmen und beiseitestellen.

Den Stangensellerie in ausreichend kochendes Wasser geben und 2–3 Minuten blanchieren, dann abgießen und circa 30 Sekunden kalt abspülen, anschließend fein würfeln. Die Gurke in schmale Stifte und die Tomaten in kleine Würfel schneiden. Den Rucola grob, den Koriander samt Stängeln fein schneiden. Alles mit dem Mais vermengen.

Die Limette halbieren und auspressen, den Limettensaft mit 2 TL Olivenöl, 1 TL Essig, 1 TL Zucker sowie je 1 kräftigen Prise Salz, Pfeffer und Paprikapulver zu einem Dressing verrühren. Den Salat mit dem Dressing vermengen und erneut mit Salz, Pfeffer und gegebenenfalls mehr Essig oder Zucker abschmecken. Auf Teller verteilen, die gebratene Nektarine darauf anrichten und mit den Sonnenblumenkernen bestreut servieren.

Pro Person 333 kcal, 55 g Kohlenhydrate, 9 g Eiweiß, 12 g Fett

SPAGHETTI
MIT LINSEN-BOLOGNESE

ZUTATEN

- 100 g rote Linsen
- 1 kleine Zwiebel, ca. 80 g
- 1 Karotte, ca. 110 g
- 100 g braune Champignons
- 60 g Stangensellerie
- 1 TL Olivenöl
- 2 TL frischer Thymian + etwas mehr zum Garnieren
- 3 Knoblauchzehen
- ½ TL Zwiebelpulver
- 1 TL Oregano
- etwas Chiliflocken
- 400 ml Gemüsebrühe
- 400 ml passierte Tomaten
- 1 Lorbeerblatt
- 160 g Vollkorn-Spaghetti
- 60 ml Mandelmilch
- ½ TL Maisstärke
- 1 EL Sojasauce
- 1 EL Balsamicoessig
- 1 TL Ahornsirup
- Salz
- frisch gemahlener schwarzer Pfeffer

ZUBEREITUNG

Die Linsen in einem Sieb kalt abspülen und abtropfen lassen. Die Zwiebel, die Karotte, die Champignons und den Sellerie fein würfeln und in einer großen Pfanne mit 1 TL Olivenöl bei mittlerer bis starker Hitze circa 3 Minuten anschwitzen. Die Thymianblätter von den Stängeln zupfen und grob schneiden. Den Thymian, den Knoblauch, das Zwiebelpulver, den Oregano und 1 kräftige Prise Chiliflocken in die Pfanne geben und circa 1 Minute mitbraten. Die Gemüsebrühe, die passierten Tomaten, das Lorbeerblatt und die Linsen dazugeben und circa 20 Minuten bei mittlerer Hitze köcheln lassen, bis die Linsen gar sind. Die Pasta nach Packungsanweisung kochen. Die Mandelmilch mit der Maisstärke verrühren und mit der Sojasauce und dem Balsamicoessig unter die Bolognese rühren. Den Ahornsirup hinzugeben. Mit Salz, Pfeffer und gegebenenfalls mehr Chiliflocken abschmecken. Die Pasta mit der Bolognese auf Teller verteilen und mit etwas Thymian garniert servieren.

Tipp Dazu passen Hefeflocken.

Pro Person 656 kcal, 131 g Kohlenhydrate, 31 g Eiweiß, 5 g Fett

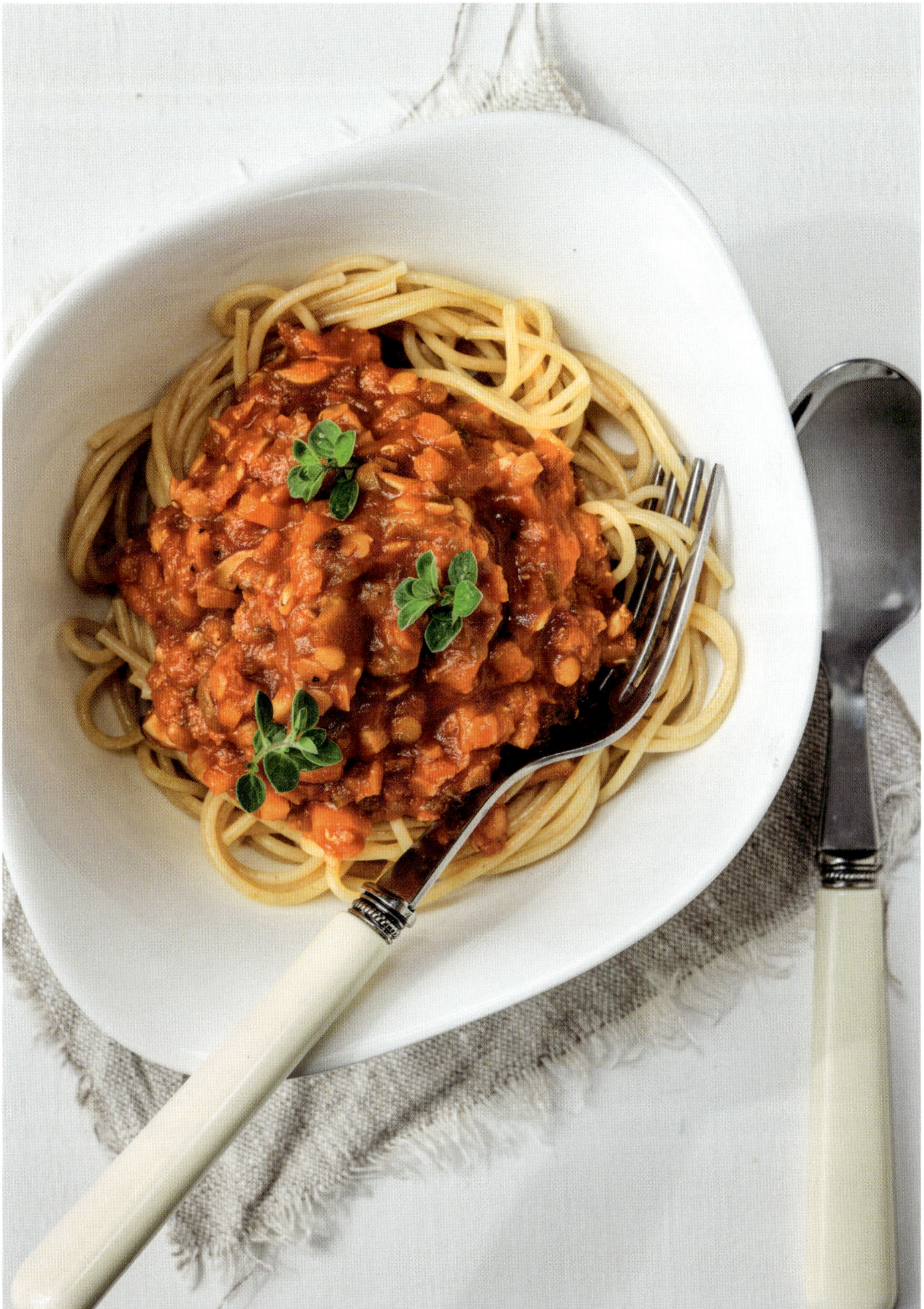

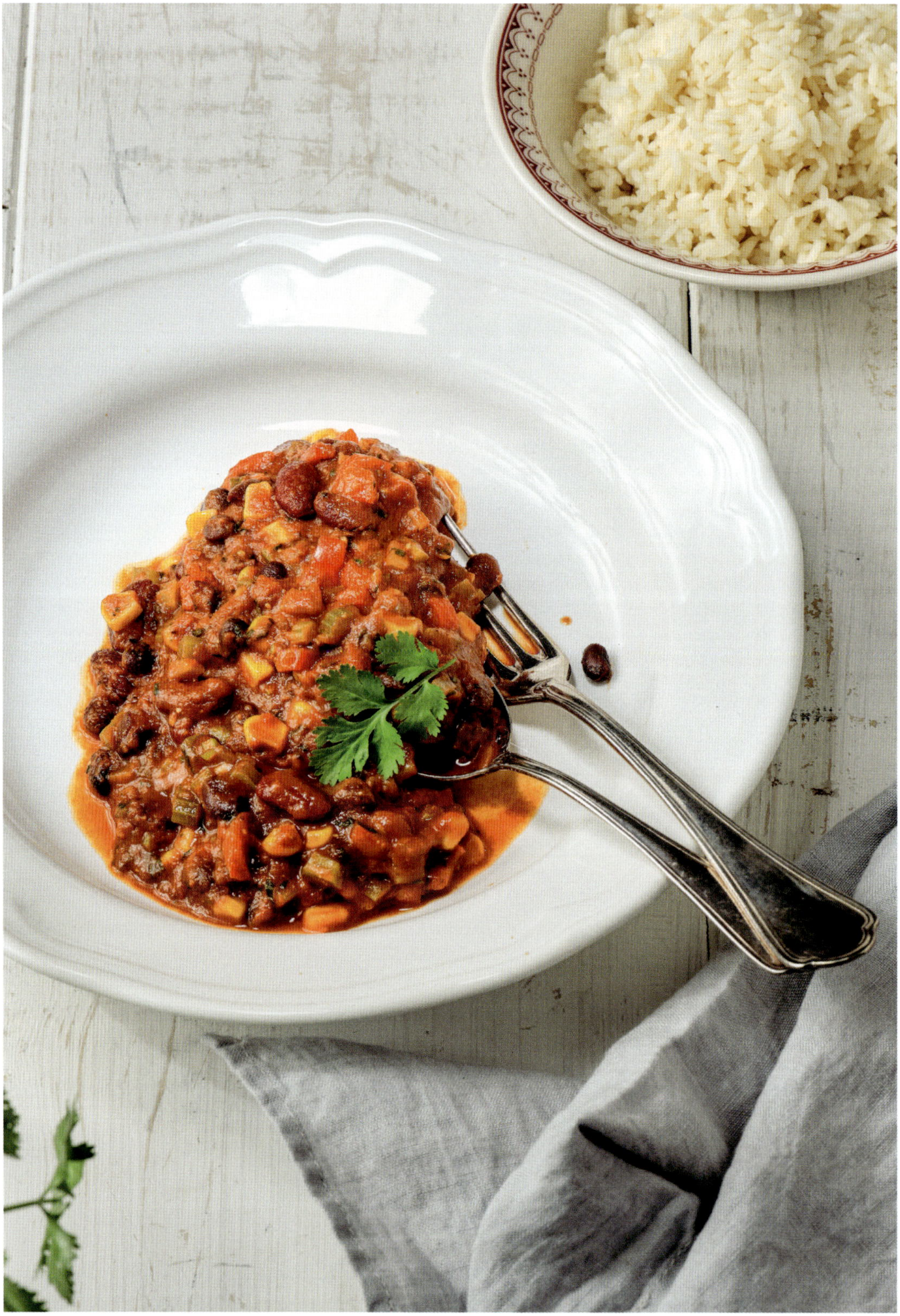

CHILI SIN CARNE
MIT ZARTBITTERSCHOKOLADE

FÜR DEN REIS
- 180 g Naturreis

FÜR DAS CHILI SIN CARNE
- ½ Zwiebel, ca. 70 g
- 1 TL Olivenöl
- 150 g Stangensellerie
- ½ rote Paprikaschote, ca. 125 g
- 3 Knoblauchzehen
- 1 TL Zwiebelpulver
- 1 TL Kreuzkümmel
- 250 ml Gemüsebrühe
- 400 ml passierte Tomaten
- 1 rote Thai-Chilischote
- 150 g schwarze Bohnen
- 100 g Kidneybohnen
- 100 g Mais
- 1 EL süßer Senf
- Salz
- frisch gemahlener schwarzer Pfeffer
- 1 Prise Zucker
- 1 EL Sojasauce
- 25 g Zartbitter-Schokodrops

ZUM GARNIEREN
10 g frischer Koriander

ZUBEREITUNG
Den Reis nach Packungsanweisung zubereiten.

Die Zwiebel schälen, fein würfeln und in einem mittelgroßen Topf mit 1 TL Olivenöl bei mittlerer Hitze circa 3 Minuten anschwitzen. Den Stangensellerie, die Paprika und den Knoblauch ebenfalls fein würfeln, hinzufügen und circa 4 Minuten mitbraten. Die Gewürze hinzufügen und circa 1 Minute anrösten, dann mit der Brühe und den passierten Tomaten ablöschen. Die Chilischote halbieren, entkernen und in feine Streifen schneiden, die Streifen portionsweise in den Topf geben. Achtung: Wenn du es nicht so feurig magst, reicht gegebenenfalls schon ein Viertel, wenn du gerne scharf isst, kannst du die ganze Schote verwenden. Zwischendurch unbedingt abschmecken!

Die Bohnen, den Mais und den Senf unterrühren, das Chili kräftig mit Salz, Pfeffer und 1 Prise Zucker würzen und bei niedriger Hitze circa 15 Minuten köcheln. Die Sojasauce und die Schokodrops unterrühren, bis die Schokolade geschmolzen ist.

Den Koriander samt Stängeln fein schneiden. Das Chili zum Schluss noch mal mit Salz und Pfeffer abschmecken, dann mit dem Reis auf Teller verteilen und mit dem Koriander garniert servieren.

Tipp Schoko im Chili – was komisch klingt, ist tatsächlich die Geheimzutat, die dieses Rezept so köstlich macht! Die Schokolade balanciert die Säure der Tomaten aus, mildert die Schärfe und sorgt nicht nur für einen runden, reichhaltigen Geschmack, sondern auch für eine schöne Farbe.

Pro Person 739 kcal, 141 g Kohlenhydrate, 24 g Eiweiß, 11 g Fett

BROKKOLISALAT

MIT APFEL UND BIRNE

ZUTATEN

- 270 g Brokkoli
- 1 rote Zwiebel, ca. 110 g
- ½ Birne, ca. 140 g
- ½ Apfel, ca. 100 g
- 1 Zitrone
- 125 g Sojajoghurt
- 30 g vegane Mayonnaise
- 1 EL Ahornsirup
- Salz
- frisch gemahlener schwarzer Pfeffer
- 40 g getrocknete Cranberrys
- 75 g Cashewkerne, geröstet

ZUBEREITUNG

Den Brokkoli samt Stängel in mundgerechte Stücke schneiden. Die Zwiebel fein würfeln. Die Birne und den Apfel in kleine Stücke schneiden, die Zitrone halbieren und auspressen. Den Sojajoghurt, die Mayonnaise, den Ahornsirup und 3 EL Zitronensaft zu einem Dressing verrühren, mit Salz, Pfeffer und gegebenenfalls mehr Zitronensaft abschmecken. Das Dressing mit dem Brokkoli, den Zwiebeln, den Äpfeln, den Birnen und den Cranberrys vermengen. Den Salat gegebenenfalls erneut abschmecken, kurz vor dem Servieren die Cashewkerne untermengen.

Tipp Wer Fett sparen will, kann auf eine fettarme Mayo-Alternative zurückgreifen oder die Menge der Cashewkerne reduzieren.

Pro Person 563 kcal, 56 g Kohlenhydrate, 17 g Eiweiß, 28 g Fett

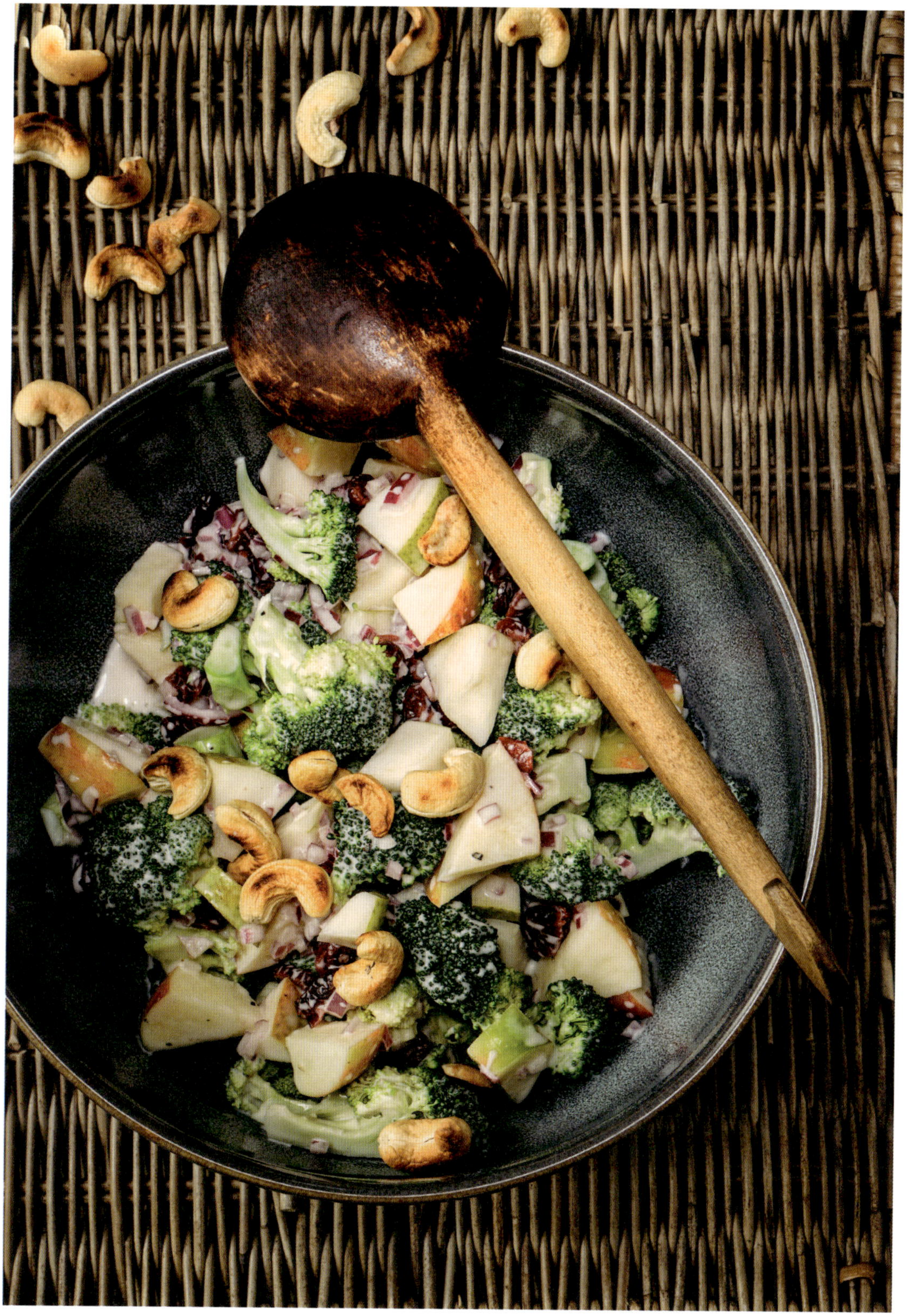

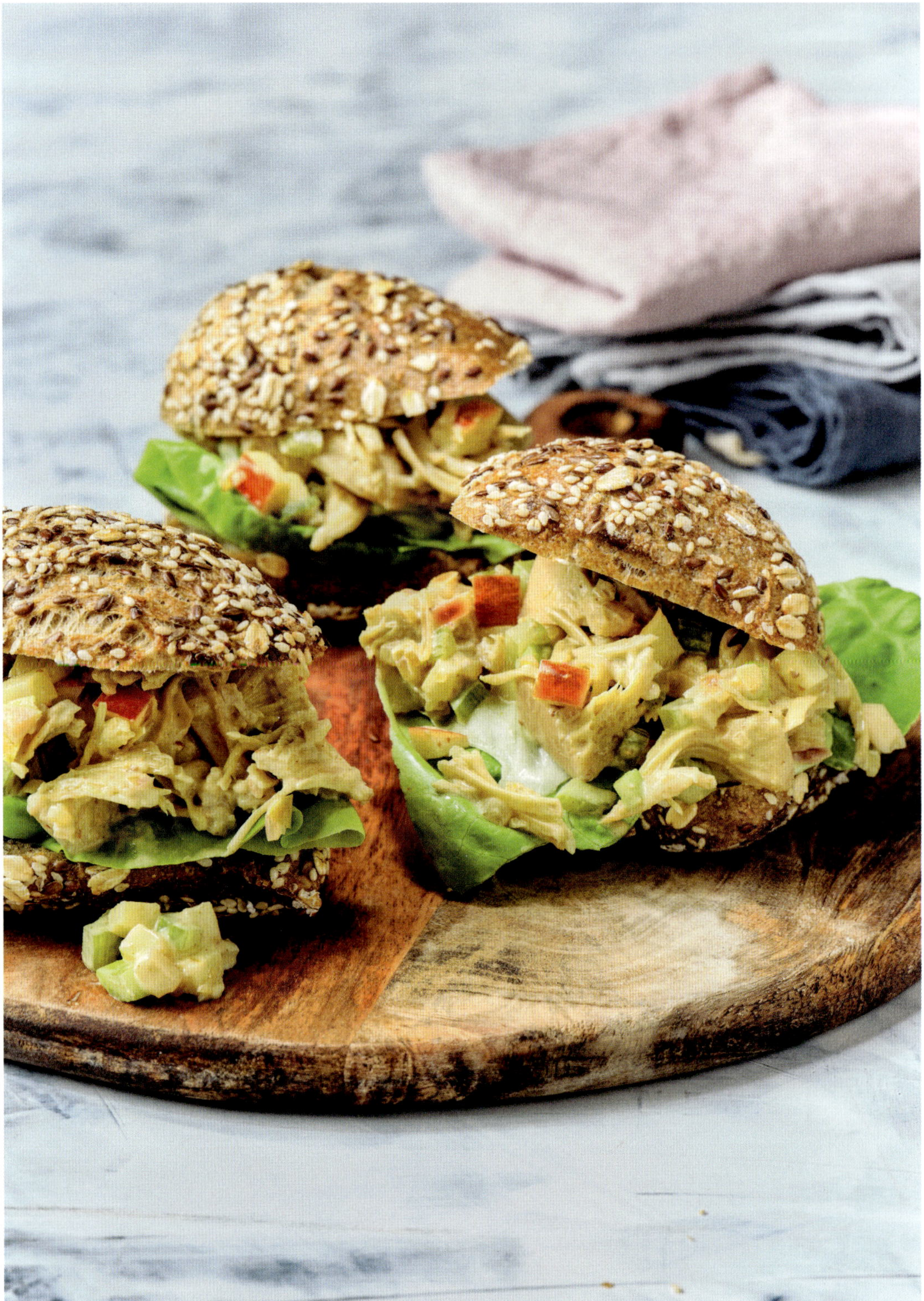

CURRY-»HÄHNCHEN«-BURGER

MIT JACKFRUCHT

ZUTATEN

- 280 g grüne Jackfrucht aus der Dose, abgetropft
- 1 rote Zwiebel, ca. 100 g
- 80 g Stangensellerie
- ½ Apfel, ca. 90 g
- 1 TL Olivenöl
- 1 TL Knoblauchpulver
- ¼ TL Kurkumapulver
- ¼ TL Kreuzkümmel
- ¼ TL gemahlener Koriander
- 3 TL süßer Senf
- 20 g vegane Mayonnaise
- 100 g Sojajoghurt
- Salz
- frisch gemahlener schwarzer Pfeffer
- 1 Prise Zucker (optional)
- 4 Vollkornbrötchen
- 4 Salatblätter

ZUBEREITUNG

Die Jackfrucht in ein Sieb abgießen, gründlich abspülen und abtropfen lassen. Die Zwiebel, den Sellerie und den Apfel fein würfeln. Die Jackfrucht und die Zwiebeln in einer großen Pfanne mit 1 TL Olivenöl, dem Knoblauchpulver, dem Kurkumapulver, dem Kreuzkümmel und dem Koriander bei mittlerer bis starker Hitze circa 2 Minuten scharf anbraten. Mit 150 ml Wasser ablöschen und die Jackfrucht bei mittlerer Hitze circa 10 Minuten garen, bis sie weich ist, dann mit einem Pfannenwender in mundgerechte Stücke und Fasern zerteilen. Zwischendurch gegebenenfalls etwas mehr Wasser angießen, damit nichts anbrennt. Den Sellerie circa 2 Minuten mitgaren, dann alles in eine Schüssel geben und mit dem Apfel, dem Senf, der Mayonnaise und dem Joghurt vermengen. Großzügig mit Salz und Pfeffer und gegebenenfalls 1 Prise Zucker würzen. Nach Geschmack mehr Kurkuma, Kreuzkümmel und Koriander dazugeben. Die Brötchen knusprig aufbacken, aufschneiden, mit je 1 Salatblatt und dem »Hähnchensalat« belegen und servieren.

Tipp Das unreife Fleisch der Jackfrucht ist relativ geschmacksneutral und dank seiner faserartigen Konsistenz ein idealer Fleischersatz. Achte beim Kauf darauf, dass es sich tatsächlich um unreife Früchte handelt (auch: »jung« oder »grün«). Reife, frische Früchte sind aufgrund ihrer Süße ungeeignet.

Pro Person 504 kcal, 85 g Kohlenhydrate, 17 g Eiweiß, 12 g Fett

SANDWICH
MIT RÖSTGEMÜSE UND AUBERGINEN-PAPRIKA-CREME

ZUTATEN
- 1 rote Paprikaschote, ca. 200 g
- 1 Aubergine, ca. 330 g
- ½ Zucchini, ca. 130 g
- 2 TL Olivenöl
- Salz
- frisch gemahlener Pfeffer
- 25 g Walnüsse
- ½ Zwiebel, ca. 50 g
- 1 Knoblauchzehe
- 1 EL Tomatenmark
- 10 g Tahini
- 1 TL Sojasauce
- ¼ TL Paprikapulver, geräuchert
- 1 Prise gemahlener Muskat
- 4 Scheiben Mehrkornbrot

ZUBEREITUNG
Die Paprika halbieren und entkernen, eine Hälfte in feine Streifen schneiden. Die Aubergine längs halbieren, eine Hälfte erneut quer halbieren und in dünne Scheiben schneiden. Die Zucchini in dünne Scheiben schneiden. Die ganze Paprikahälfte und die ganze Auberginenhälfte mit den Schnittflächen nach unten auf ein mit Backpapier ausgelegtes Backblech geben und bei 200 °C Ober-/Unterhitze (180 °C Umluft) im Backofen circa 30 Minuten rösten, bis das Gemüse weich ist. Die Paprikastreifen mit den Auberginen- und Zucchinischeiben in eine Auflaufform geben. Mit 1 TL Olivenöl sowie je 1 kräftigen Prise Salz und Pfeffer vermengen. In den letzten 20 Minuten neben das übrige Gemüse auf das Backblech stellen und mitrösten.

Die Walnüsse in einem Standmixer fein pürieren. Die Zwiebel und den Knoblauch schälen und grob würfeln, dann in einer großen Pfanne mit 1 TL Olivenöl bei mittlerer Hitze circa 2 Minuten anschwitzen. Das Walnussmehl dazugeben und circa 1 Minute mitrösten. Das Tomatenmark, das Tahini, die Sojasauce, das Paprikapulver und 1 Prise gemahlenen Muskat dazugeben und 1–2 Minuten erwärmen.

Das Gemüse aus dem Ofen nehmen und etwas abkühlen lassen, das Auberginenfruchtfleisch aus der ganzen Hälfte löffeln und in einen Standmixer geben. Die Haut der Paprikahälfte vorsichtig abziehen und das Fruchtfleisch ebenfalls in den Mixer geben. Den Pfanneninhalt ebenfalls in den Mixer geben und alles cremig pürieren. Die Creme großzügig mit Salz, Pfeffer und gegebenenfalls mehr Paprikapulver abschmecken.

Das Brot toasten oder in einer Pfanne ohne Zugabe von Fett kurz anrösten. Die Brotscheiben mit der Creme bestreichen, mit dem Röstgemüse belegen und zu Sandwiches zusammenklappen.

Tipp Die Auberginen-Paprika-Creme glänzt in vielen Rollen! Sie eignet sich nicht nur als Dip für Gemüse, Fladenbrot und Chips, sondern auch als Sauce in einem Wrap. Die Zutaten für die Creme einfach verdoppeln oder verdreifachen. Reste kann man in einem verschlossenen Glas bis zu 5 Tage im Kühlschrank aufbewahren.

Pro Person 434 kcal, 48 g Kohlenhydrate, 15 g Eiweiß, 19 g Fett

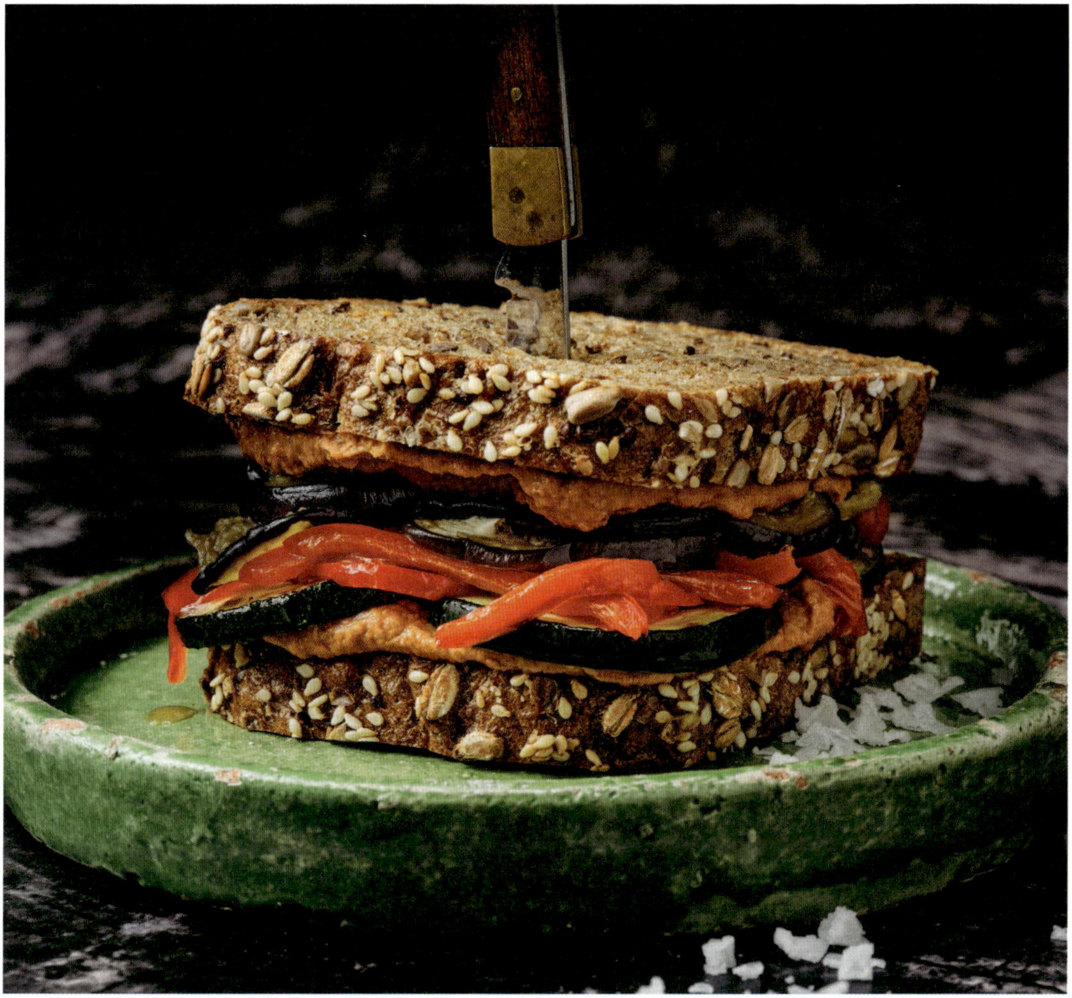

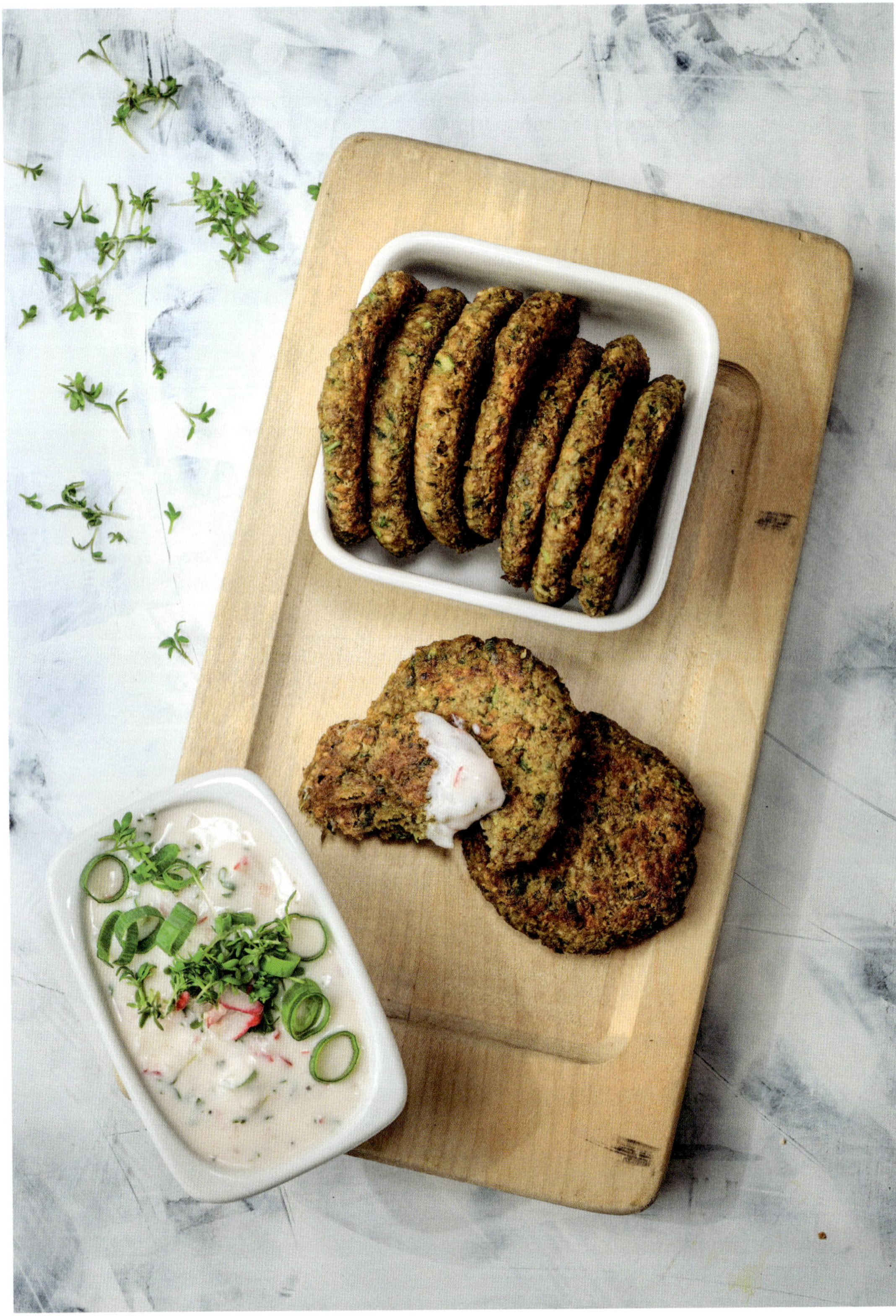

LINSEN-BRATLINGE
MIT RADIESCHEN-KRESSE-DIP

FÜR DIE BRATLINGE
- 240 g braune Linsen aus der Dose, abgetropft
- 30 g frische Petersilie
- 2 Knoblauchzehen
- 2 Lauchzwiebeln
- 55 g Haferflocken
- 1 gehäufter TL getrockneter Majoran
- 1 gestrichener TL getrocknetes Bohnenkraut
- Salz
- frisch gemahlener schwarzer Pfeffer
- 2 TL Olivenöl

FÜR DEN DIP
- 60 g Radieschen
- 1 Beet Kresse
- 1 Zitrone
- 200 g Sojajoghurt
- Salz
- frisch gemahlener schwarzer Pfeffer

ZUBEREITUNG

Die Linsen in ein Sieb abgießen und kalt abspülen. Die Petersilie samt Stängeln grob schneiden. Den Knoblauch schälen und in grobe Stücke schneiden. Den weißen Teil der Lauchzwiebeln in grobe Stücke, den grünen Teil in feine Ringe schneiden, beides separat aufbewahren. Die Linsen mit der Petersilie, dem Knoblauch, den weißen Lauchzwiebeln, den Haferflocken, dem Majoran und dem Bohnenkraut in einen Standmixer geben und zu einer homogenen Masse pürieren. Mit Salz und Pfeffer abschmecken. Die Masse zu circa 12 Bratlingen formen und in einer großen Pfanne mit 2 TL Olivenöl in circa 5 Minuten von beiden Seiten goldbraun braten.

Die Radieschen sehr fein würfeln oder raspeln, die Kresse vom Beet schneiden, die Zitrone halbieren und auspressen. Den Joghurt mit den Radieschen, der Kresse, dem Lauchzwiebelgrün und 2 TL Zitronensaft zu einem Dip verrühren, mit Salz und Pfeffer abschmecken.

Tipp Dazu passt ein bunter Salat.

Pro Person 297 kcal, 55 g Kohlenhydrate, 8 g Eiweiß, 5 g Fett

KOREANISCHES BIBIMBAP

ZUTATEN

- 150 g Naturreis
- 2 EL Gochujang (koreanische Chilipaste)
- 1 EL Sojasauce
- 1 TL Ketchup
- 1 TL Ahornsirup
- 2 TL Sesamöl
- 1 Prise Gemüsebrühgewürz
- Salz (optional)
- 100 g Edamamebohnen
- 120 g Sojasprossen
- 130 g Karotte
- 130 g Zucchini
- 80 g braune Champignons
- 150 g Spinat
- ½ TL Sesam

ZUBEREITUNG

Den Reis nach Packungsanweisung kochen. Die Chilipaste, die Sojasauce, den Ketchup, den Ahornsirup, 1 TL Sesamöl und das Brühgewürz zu einer Sauce verrühren. Gegebenenfalls mit Salz abschmecken.

Die Edamamebohnen in einem mittelgroßen Topf mit ausreichend Wasser bei starker Hitze circa 3 Minuten kochen, dann die Sprossen für circa 30 Sekunden mitgaren, alles in ein Sieb abgießen, sofort mit kaltem Wasser abspülen, gründlich abtropfen lassen und mit ½ TL Sesamöl vermengen. Den Topf zur Seite stellen.

Die Karotte und die Zucchini längs vierteln und in dünne Scheiben schneiden. In dem Topf ½ TL Sesamöl erhitzen, dann die Karotten und die Zucchini hineingeben und braten, bis die Zucchini weich ist. Die Champignons in Scheiben schneiden und kurz mitbraten. Den Spinat dazugeben und zusammenfallen lassen.

Den Reis und das Gemüse auf Schalen verteilen, mit der Sauce beträufeln und mit dem Sesam garniert servieren.

Tipp Gochujang ist eine fermentierte Chilipaste, die Gerichten nicht nur eine feurige Schärfe, sondern, Klebreismehl sei Dank, auch eine milde Süße verleiht. Auf den Stopp im asiatischen Lebensmittelgeschäft solltest du also nicht verzichten! Bei den übrigen Zutaten kannst du deiner Kreativität hingegen freien Lauf lassen – Bibimbap ist ein klassisches Resteessen und wird je nach Region und Kühlschrankinhalt unterschiedlich zubereitet. Noch Gurke, Rettich, Kimchi oder Shiitakepilze daheim? Dann nix wie rein damit!

Pro Person 516 kcal, 77 g Kohlenhydrate, 21 g Eiweiß, 12 g Fett

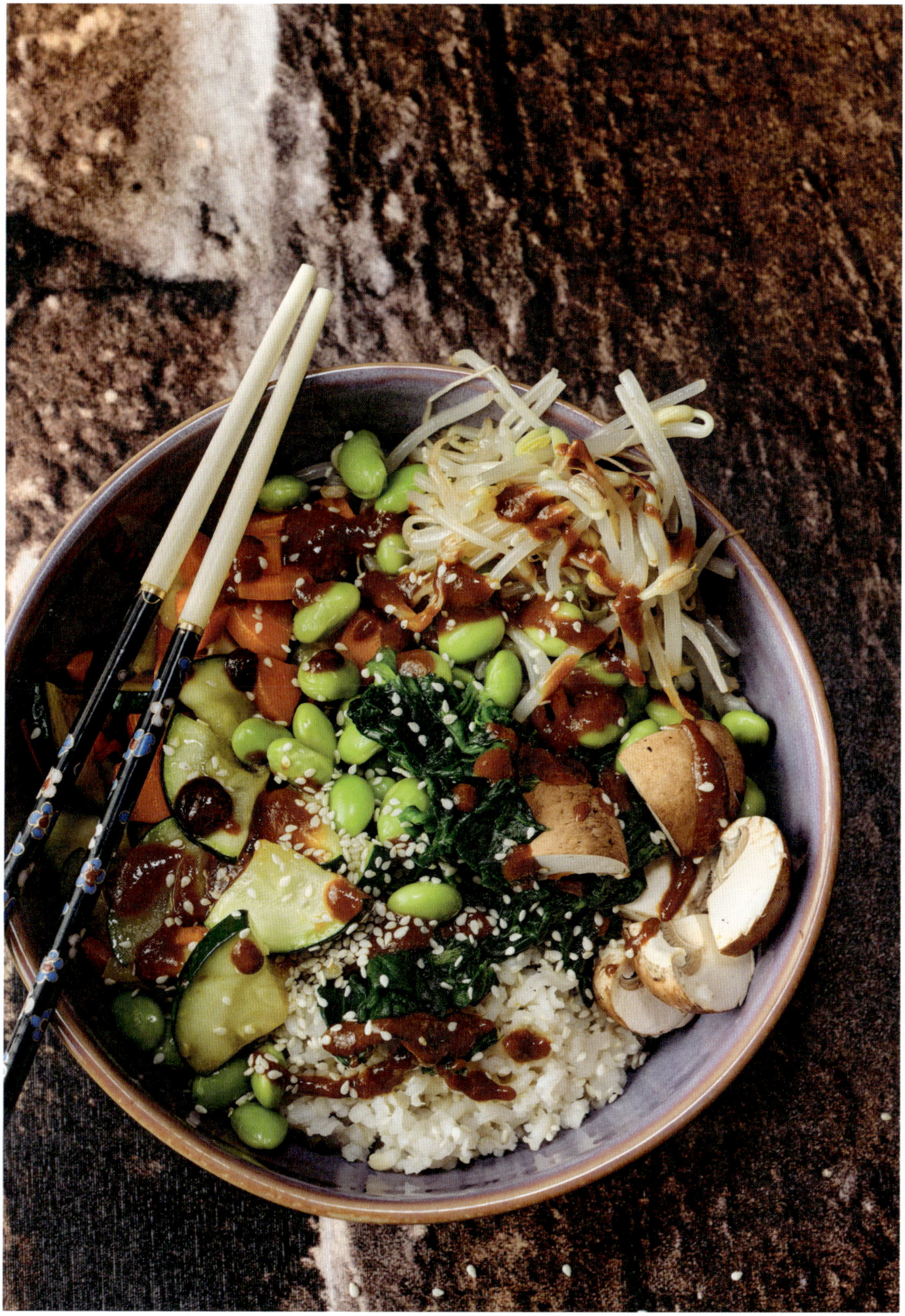

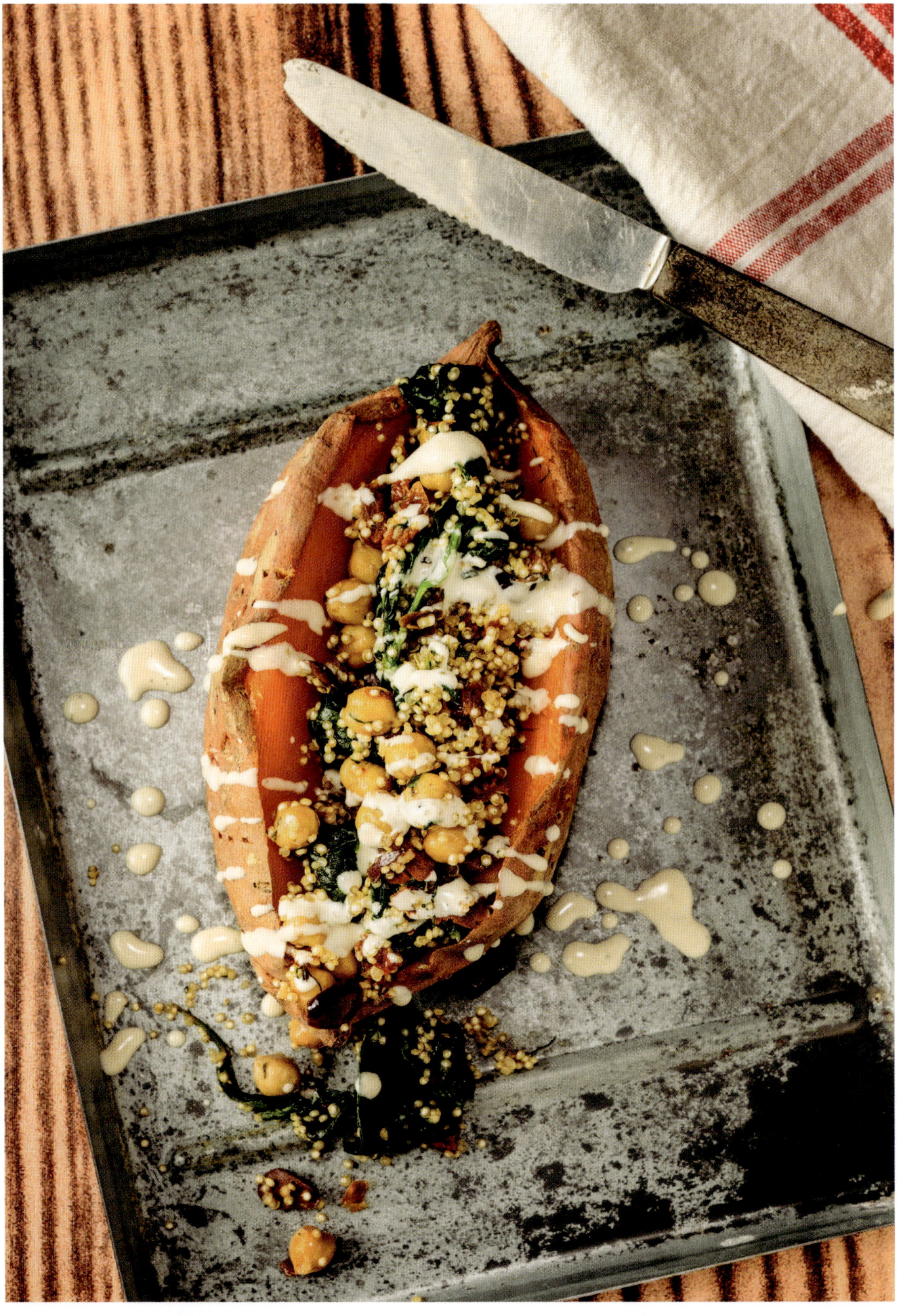

MEDITERRAN GEFÜLLTE SÜSSKARTOFFELN
MIT TAHINI-ZITRONEN-SAUCE

ZUTATEN

- 2 mittelgroße Süßkartoffeln, ca. 950 g
- 80 g Quinoa
- 1 Zitrone
- 30 g Tahini
- Salz
- frisch gemahlener schwarzer Pfeffer
- 1 Bund Dill
- 12 Kalamata-Oliven, entsteint, ca. 45 g
- 50 g getrocknete Tomaten in Öl, abgetropft
- 140 g Kichererbsen
- 1 TL Olivenöl
- 1 Knoblauchzehe, klein geschnitten
- ½ TL Zwiebelpulver
- ½ TL Thymian, getrocknet
- 60 g Spinat
- etwas Chiliflocken

ZUBEREITUNG

Die Süßkartoffeln samt Schale rundherum mit einer Gabel einstechen und auf ein mit Backpapier ausgelegtes Backblech legen. Bei 200 °C Ober-/Unterhitze (180 °C Umluft) 50–60 Minuten im Ofen backen, bis die Süßkartoffeln weich sind. Die Quinoa nach Packungsanweisung kochen.

Die Zitrone halbieren und auspressen. Das Tahini mit 3 TL Zitronensaft, 3–4 EL Wasser sowie je 1 Prise Salz und Pfeffer zu einer Sauce verrühren.

Circa 1 EL Dill grob schneiden. Die Oliven in Ringe schneiden. Die Tomaten in ein Sieb abgießen, das Öl auffangen und zurück ins Glas geben. Die abgetropften Tomaten in kleine Stücke schneiden. Die Kichererbsen in ein Sieb abgießen, kalt abspülen und abtropfen lassen, dann in einer großen Pfanne mit dem Olivenöl, dem Knoblauch, dem Zwiebelpulver, dem Thymian, dem Großteil des Dills (etwas zum Garnieren beiseitelegen), der gekochten Quinoa, den Oliven und den getrockneten Tomaten bei mittlerer Hitze 3–4 Minuten erwärmen. Den Spinat untermengen und zusammenfallen lassen. Mit Salz und Pfeffer abschmecken.

Die Süßkartoffeln aus dem Ofen nehmen, etwas abkühlen lassen und längs aufschneiden. Die Quinoa-Füllung auf den Süßkartoffeln verteilen, die Sauce darüberträufeln. Mit etwas Dill und Chiliflocken garniert servieren.

Pro Person 857 kcal, 151 g Kohlenhydrate, 23 g Eiweiß, 21 g Fett

VOLLKORN-FARFALLE
MIT RUCOLAPESTO UND TOMATENMARMELADE

ZUTATEN
- 200 g Vollkorn-Farfalle

FÜR DAS RUCOLAPESTO
- 55 g Rucola
- 1 ½ Knoblauchzehen
- 1 Bio-Zitrone
- 50 g Walnüsse
- 2 EL Olivenöl
- Salz
- frisch gemahlener schwarzer Pfeffer

FÜR DIE TOMATEN-MARMELADE
- 3 Romatomaten, ca. 280 g
- 1 TL getrockneter Thymian
- 2 EL Balsamicoessig
- 1 TL Zucker

ZUBEREITUNG

Die Pasta nach Packungsanweisung kochen, das Pastawasser nach dem Kochen auffangen.

Den Rucola grob schneiden. Den Knoblauch schälen und grob würfeln. Die Zitronenschale abreiben, dann die Zitrone halbieren und auspressen. Die Walnüsse, den Rucola und den Knoblauch mit dem Olivenöl, dem Wasser, ½ TL Zitronenschale und 1 ½ EL Zitronensaft in einer Küchenmaschine oder mit einem Pürierstab zu einem cremigen Pesto pürieren. Kräftig mit Salz und Pfeffer abschmecken.

Die Tomaten fein würfeln, dann mit dem Essig, dem Thymian und dem Zucker in einem kleinen Topf bei mittlerer bis niedriger Hitze einköcheln lassen, bis die Tomaten eine marmeladenartige Konsistenz haben.

Die Pasta mit dem Pesto vermengen, gegebenenfalls löffelweise Pastawasser hinzufügen. Auf Teller verteilen und mit der Tomatenmarmelade garnieren.

Pro Person 625 kcal, 76 g Kohlenhydrate, 19 g Eiweiß, 23 g Fett

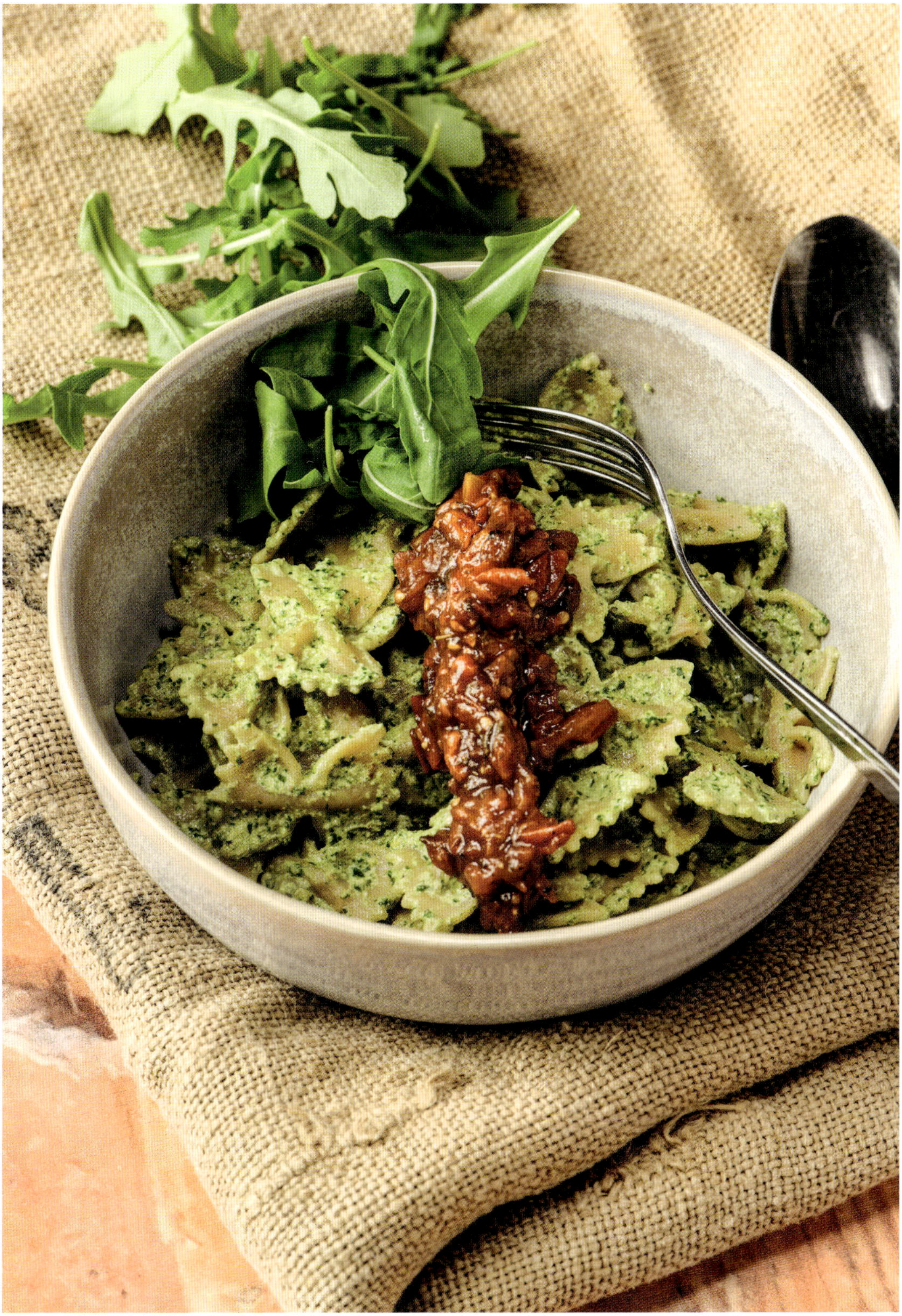

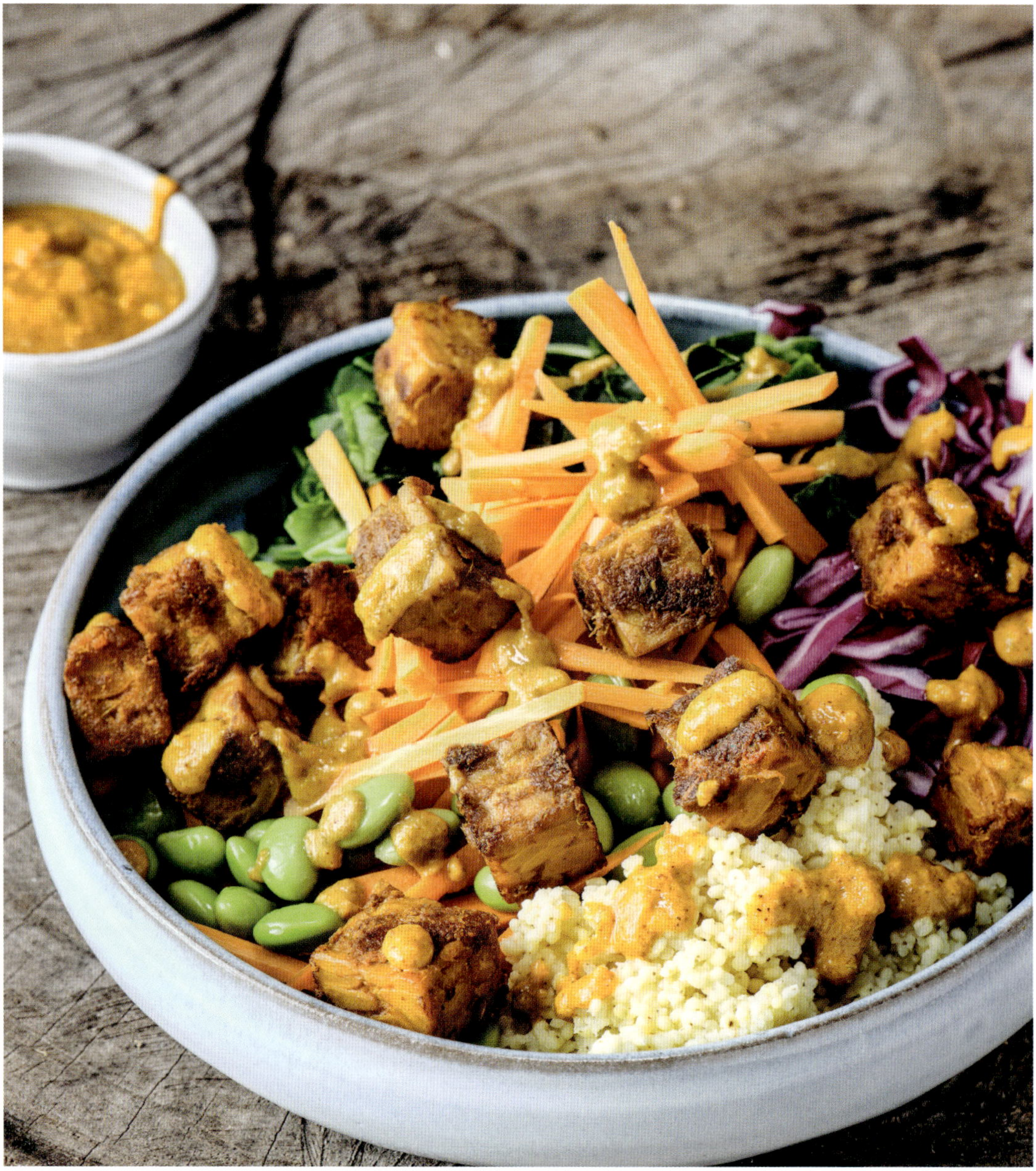

Tipp Tempeh hat einen intensiveren Eigengeschmack als Tofu und daher auch eine kleinere Fangemeinde. Tatsächlich ist das fermentierte Sojaprodukt aus Indonesien aber nicht nur besonders reich an Protein und Ballaststoffen und damit aus ernährungsphysiologischer Sicht außerordentlich wertvoll, es hat auch mehr Biss als Tofu und schmeckt fantastisch, wenn man es zuzubereiten weiß. Wichtig: Tempeh braucht eine gute Marinade und ausreichend Zeit, um ihren Geschmack aufzunehmen, daher gelingt er besonders gut, wenn du ihn über Nacht ziehen lässt.

BUDDHA BOWL

MIT TEMPEH UND HIRSE

ZUTATEN

- 230 g Tempeh
- 4 Knoblauchzehen
- 20 g Ingwer
- 60 ml Kokosmilch
- 25 g gelbe Currypaste
- 3 ½ EL Sojasauce
- ¼ TL Kurkumapulver
- ¼ TL gemahlener Koriander
- 140 g tiefgefrorene Edamamebohnen
- 70 g frischer Grünkohl
- 100 g frischer Rotkohl
- 100 g Karotte
- 150 g Hirse
- 30 g Erdnussmus
- 1 TL Reisessig
- 40 ml Sojamilch

ZUBEREITUNG

Den Tempeh in mundgerechte Würfel schneiden. Den Knoblauch schälen und fein würfeln. Den Ingwer schälen und fein reiben. Die Kokosmilch mit der Hälfte des Knoblauchs, 10 g Currypaste, 1 ½ EL Sojasauce, 10 g geriebenem Ingwer, dem Kurkumapulver und dem Koriander zu einer Marinade verrühren. Den Tempeh mit der Marinade vermengen und abgedeckt mindestens 3 Stunden im Kühlschrank ziehen lassen.

Die Bohnen in etwas Wasser in circa 5 Minuten bei mittlerer Hitze gar kochen, dann in ein Sieb abgießen und beiseitestellen. Den Grünkohl in feine Streifen schneiden und in einem Topf in wenig Wasser in circa 2 Minuten weich garen, ebenfalls in ein Sieb abgießen, kalt abspülen und beiseitestellen. Den Rotkohl in feine Streifen, die Karotte in feine Stifte schneiden.

Die Hirse nach Packungsanweisung kochen.

Das Erdnussmus mit dem restlichen Ingwer und Knoblauch, der restlichen Currypaste, dem Reisessig, der Sojamilch und 80 ml Wasser vermengen und in einem kleinen Topf zu einer sämigen Sauce einköcheln.

Die Hirse, den Tempeh und das Gemüse auf Schalen verteilen, mit der Sauce beträufeln und servieren.

Pro Person 812 kcal, 73 g Kohlenhydrate, 48 g Eiweiß, 31 g Fett

SCHNELLER BOHNEN-MAIS-SALAT

ZUTATEN
- 255 g Kidneybohnen aus der Dose
- 285 g Mais aus der Dose
- ½ rote Paprikaschote, ca. 80 g
- 20 g frischer Koriander
- 1 kleine rote Zwiebel, ca. 80 g
- 3 EL Apfelessig
- 1 EL Olivenöl
- Salz
- frisch gemahlener schwarzer Pfeffer

ZUBEREITUNG
Die Bohnen und den Mais in ein Sieb abgießen, kalt abspülen und abtropfen lassen. Die Paprika halbieren, entkernen und eine Hälfte fein würfeln. Den Koriander samt Stängeln fein schneiden. Die Zwiebel schälen und fein würfeln. Alles mit dem Essig und dem Öl vermengen und kräftig mit Salz und Pfeffer abschmecken.

Pro Person 282 kcal, 31 g Kohlenhydrate, 12 g Eiweiß, 7 g Fett

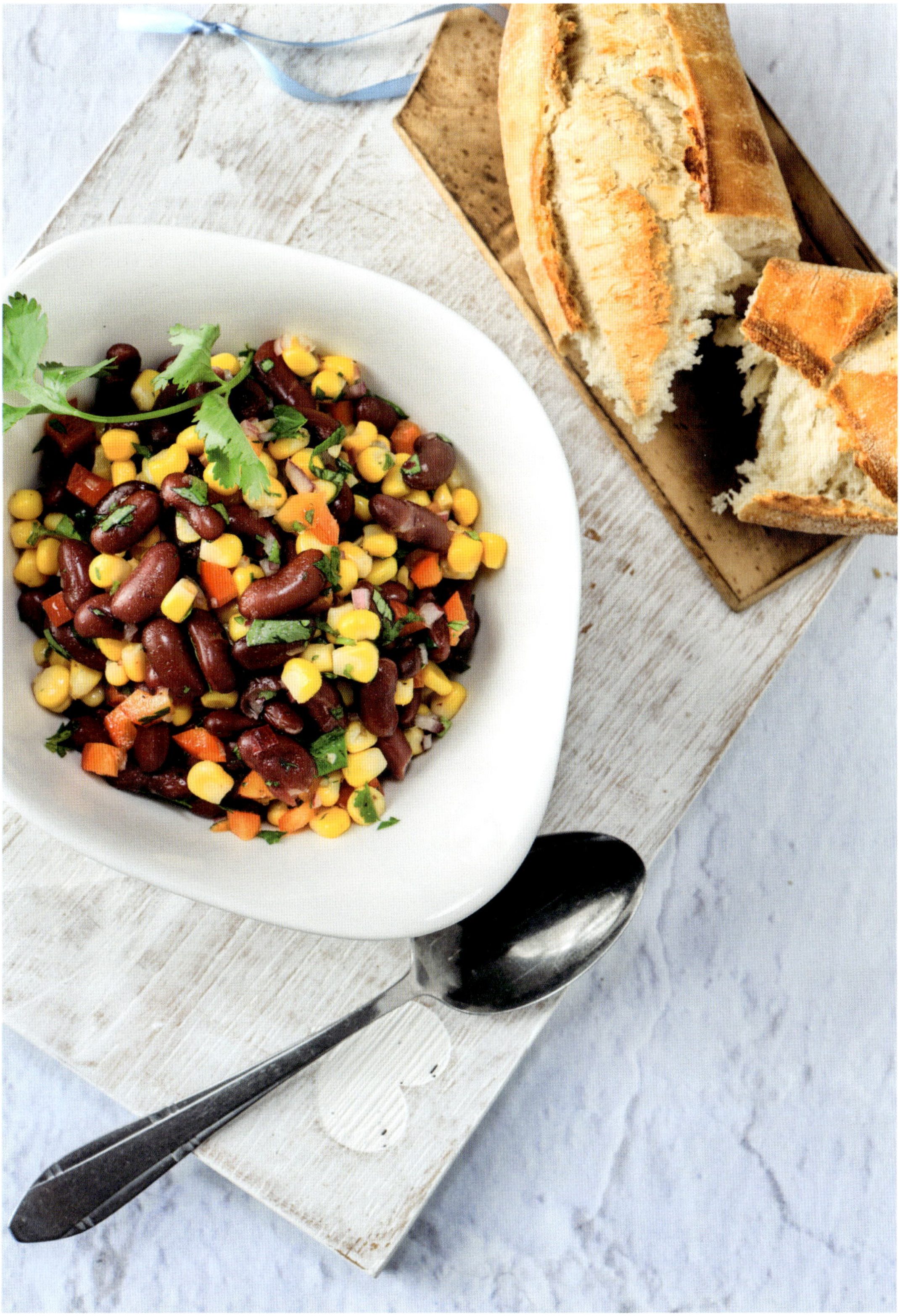

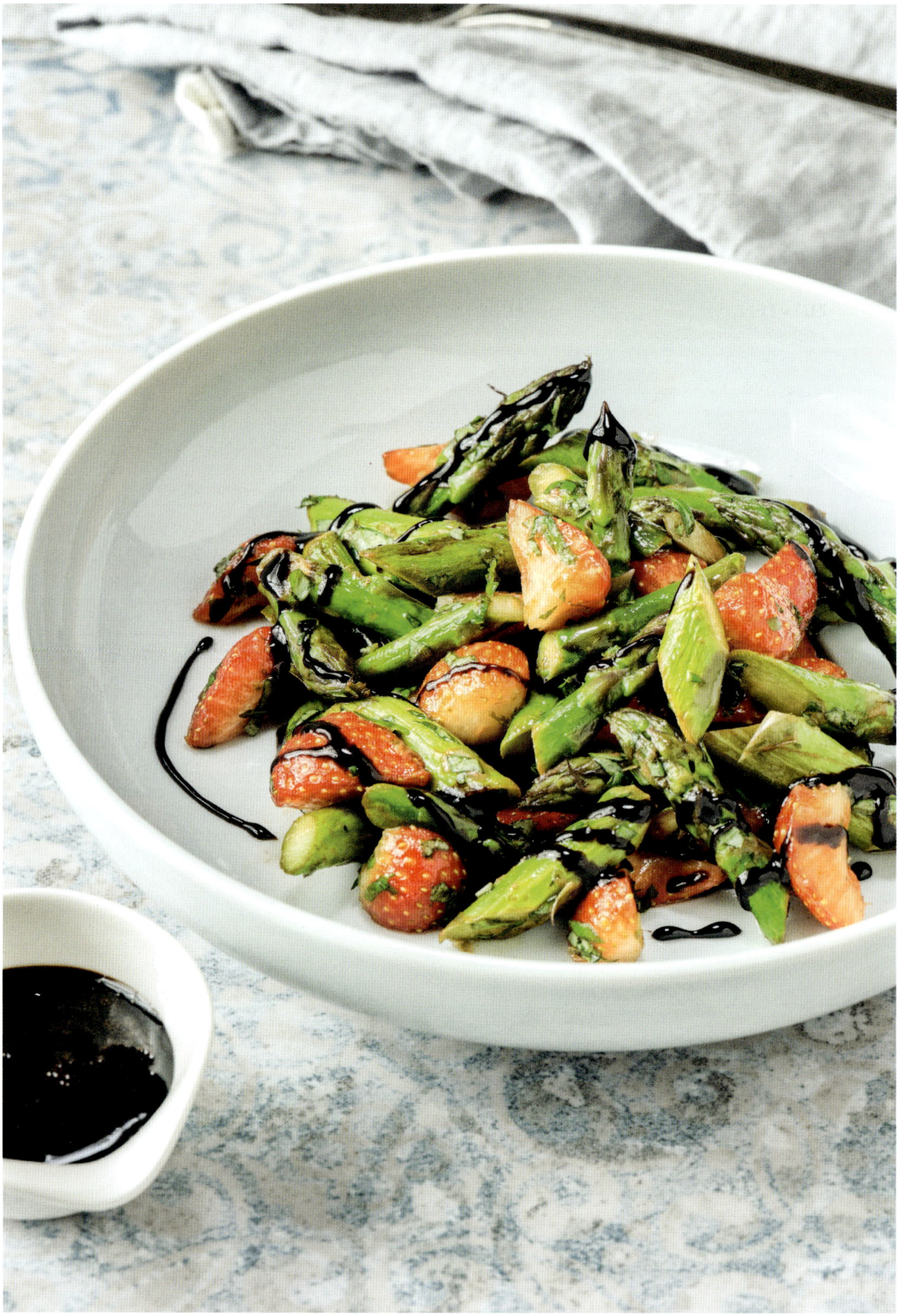

LAUWARMER ERDBEER-SPARGEL-SALAT
MIT BASILIKUM

ZUTATEN
- 350 g grüner Spargel
- 2 EL Olivenöl
- 250 g Erdbeeren
- 10 g frisches Basilikum
- 1 Bio-Limette
- 150 ml Balsamicoessig
- 35 g Zucker
- Salz
- frisch gemahlener schwarzer Pfeffer

ZUBEREITUNG
Die holzigen Enden des Spargels abschneiden und die Stangen in mundgerechte Stücke schneiden und in einer mittelgroßen Pfanne mit ½ EL Olivenöl bei mittlerer Hitze rundum goldbraun und gar braten. Die Erdbeeren ebenfalls in mundgerechte Stücke schneiden. Die Basilikumblätter von den Stängeln zupfen und fein schneiden. Die Limettenschale abreiben, dann die Limette halbieren und auspressen. Die Limettenschale mit dem restlichen Olivenöl und 2 EL Limettensaft zu einem Dressing verrühren. Den Essig mit dem Zucker in einen kleinen Topf geben und bei mittlerer bis niedriger Hitze zu einem Sirup einköcheln. Gegebenenfalls etwas Wasser hinzugeben, falls der Sirup zu dickflüssig wird. Den Spargel vorsichtig mit den Erdbeeren, dem Basilikum und dem Dressing vermengen, mit Salz und Pfeffer würzen und mit dem Balsamicosirup garniert servieren.

Tipp Wer nicht vor etwas mehr Fett zurückschreckt, kann 1 EL Pinienkerne in einer Pfanne goldbraun anrösten und auf dem Salat verteilen.

Pro Person 315 kcal, 45 g Kohlenhydrate, 6 g Eiweiß, 10 g Fett

POKE BOWL

MIT WASSERMELONEN-»THUNFISCH« UND MANGO

ZUTATEN

- 460 g Wassermelone
- Salz
- 25 g Ingwer
- 2 Knoblauchzehen
- 1 EL Sesamöl + 1 TL
- 3 EL Sojasauce
- 2 EL Reisessig
- ¼ TL Chilipulver
- 1 Nori-Algenblatt, ca. 2,5 g
- 150 g Naturreis
- 150 g Edamamebohnen (tiefgefroren)
- 130 g Gurke
- 120 g Karotte
- 50 g Avocado
- 200 g Mango
- ½ TL Sesam

ZUBEREITUNG

Die Wassermelone schälen, in circa 4 × 2 cm große Stücke schneiden und auf einem mit Backpapier ausgelegten Backblech verteilen. Mit 1 Prise Salz würzen und bei 200 °C Ober-/Unterhitze (180 °C Umluft) circa 1 Stunde im Backofen backen, nach der Hälfte der Zeit wenden. Die Wassermelone aus dem Ofen nehmen und vollständig abkühlen lassen. Den Ingwer schälen und fein reiben, den Knoblauch schälen und fein würfeln oder durch eine Knoblauchpresse drücken. Den Ingwer und den Knoblauch mit dem Sesamöl, der Sojasauce, dem Reisessig und dem Chilipulver zu einer Marinade vermengen. Das Nori-Blatt in möglichst kleine Stücke zupfen und unter die Marinade rühren. Die Wassermelone vorsichtig mit der Marinade vermengen und in einem verschlossenen Behälter mindestens 24 Stunden ziehen lassen.

Dann den Reis nach Packungsanweisung kochen, die Bohnen in etwas Wasser in circa 5 Minuten gar kochen.

Die Gurke in Scheiben schneiden, die Karotte gegebenenfalls schälen und in feine Stifte schneiden. Die Avocado halbieren, entsteinen und eine Hälfte in dünne Scheiben schneiden. Die Mango schälen und in mundgerechte Würfel schneiden. Den Wassermelonen-»Thunfisch« aus der Marinade nehmen und entweder roh servieren oder in einer großen Pfanne mit 1 TL Sesamöl in circa 3 Minuten rundum knusprig braten.

Das Gemüse mit dem Reis auf Schalen oder tiefe Teller verteilen. Den »Thunfisch« auf dem Reis anrichten und mit dem Sesam bestreuen. Die übrige Marinade nach Geschmack über den Reis und das Gemüse träufeln.

Tipp Fisch aus Wassermelone? Zugegeben, das klingt ziemlich merkwürdig. Aber bevor du kopfschüttelnd weiterblätterst, gib dem Melonenfisch wenigstens eine Chance: Die Marinade liefert einen überzeugenden Fischgeschmack und das Backen sorgt für eine völlig veränderte Textur. Wenn du auf Sushi und Sashimi stehst, wirst du dieses Rezept lieben! Aber Achtung: Wer keinen rohen Fisch mag, sollte sich ein anderes Rezept vornehmen.

Pro Person 686 kcal, 111 g Kohlenhydrate, 20 g Eiweiß, 20 g Fett

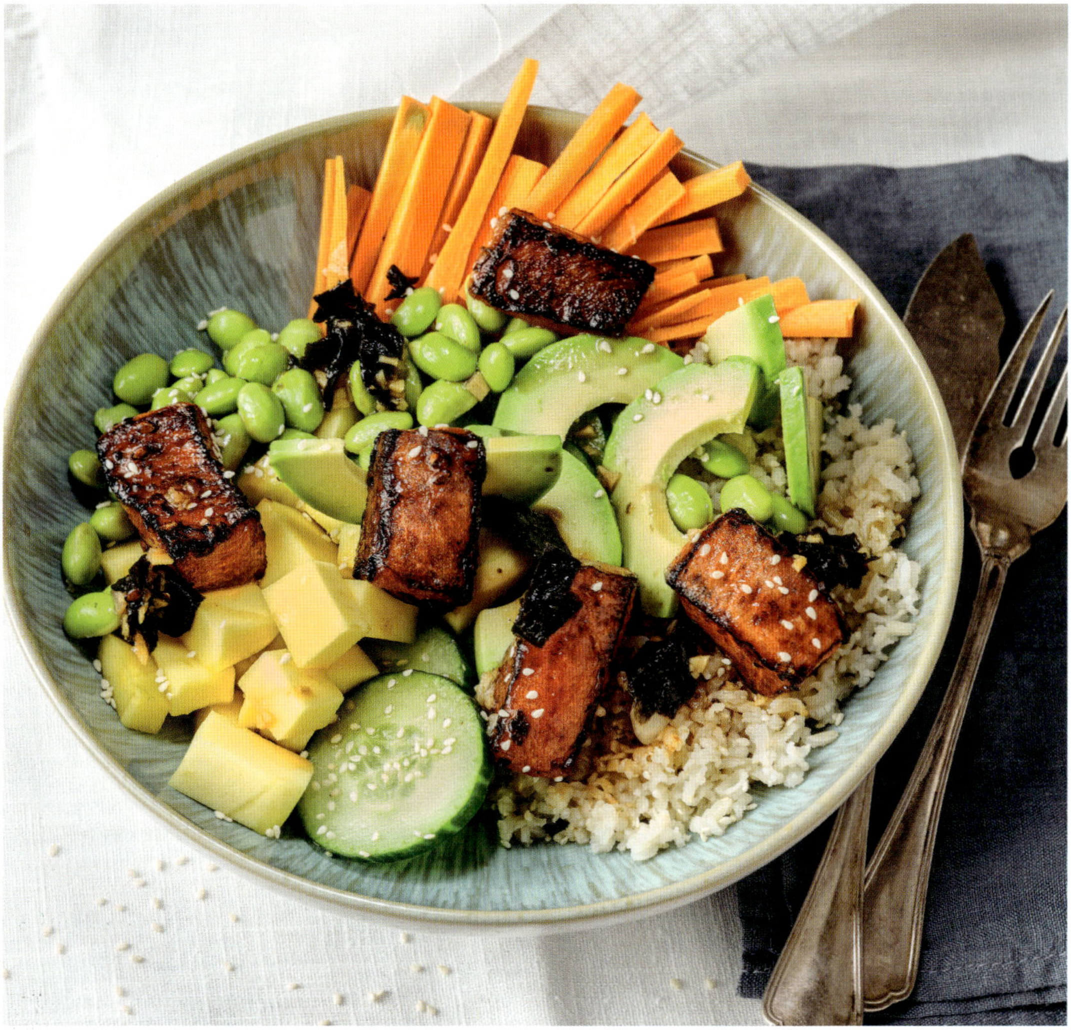

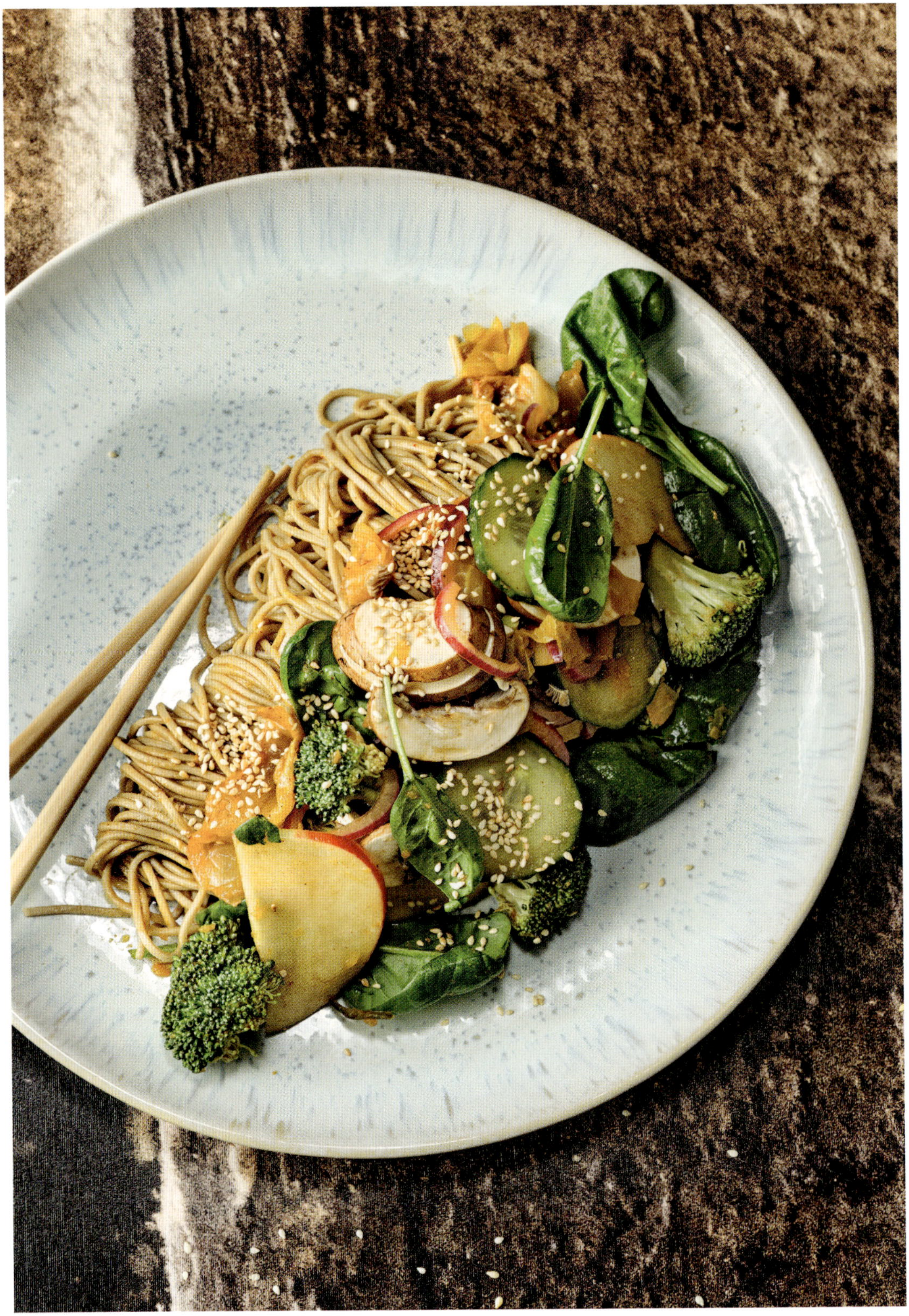

KALTE SOBANUDELN

MIT KIMCHI UND APFEL

ZUTATEN

- 50 g Gurke
- 1 Apfel, ca. 145 g
- ½ rote Zwiebel, ca. 40 g
- 85 g Brokkoli
- 135 g Kimchi
- 2 EL heller Essig
- 2 EL Sojasauce
- 180 g Sobanudeln
- 50 g braune Champignons
- 30 g Spinat
- 1 EL Gochujang (koreanische Chilipaste)
- 1 TL Sesamöl
- 1 Prise Gemüsebrühgewürz
- ½ TL Sesam

ZUBEREITUNG

Die Gurke in dünne Scheiben schneiden, den Apfel vierteln, das Kerngehäuse entfernen und das Fruchtfleisch ebenfalls in dünne Scheiben schneiden. Die Zwiebelhälfte in dünne Streifen und den Brokkoli in mundgerechte Röschen schneiden. Das Kimchi in kleine Stücke schneiden. Die Gurken, den Apfel, die Zwiebel und den Brokkoli mit dem Essig, 80 g Kimchi samt Flüssigkeit und 1 EL Sojasauce vermengen und mindestens 3 Stunden im Kühlschrank ziehen lassen.

Die Sobanudeln nach Packungsanweisung kochen, dann abgießen und mit kaltem Wasser bedecken, bis die Nudeln vollständig abgekühlt sind.

Die Pilze in Scheiben schneiden und mit dem Spinat unter den Gemüse-Apfel-Mix mengen. Die Chilipaste mit 1 EL Sojasauce, 1 TL Sesamöl, dem restlichen Kimchi und 1 Prise Brühgewürz zu einer Sauce verrühren.

Die Nudeln mit der Sauce vermengen und den Gemüse-Apfel-Mix darauf verteilen. Mit dem Sesam garnieren und servieren.

Tipp Dieses Rezept ist sowohl in Korea als auch in China beliebt. In China genießt man es vor allem im Nordosten, insbesondere im Sommer. Wenn es besonders heiß ist, werden vor dem Servieren noch Eiswürfel untergemengt. Damit das Gericht dadurch nicht verwässert, kannst du etwas Einlegesud einfrieren und die daraus entstandenen Eiswürfel nutzen. Die Äpfel gleichen die Säure des Essigs und die Schärfe des Kimchis aus, alternativ oder zusätzlich werden auch Birne oder Wassermelone genutzt. Probier's mal aus!

Pro Person 358 kcal, 72 g Kohlenhydrate, 14 g Eiweiß, 5 g Fett

KARTOFFEL-ZUCCHINI-PIZZA
MIT APRIKOSEN

ZUTATEN

- 225 g Kartoffeln
- Salz
- 35 g Lauchzwiebeln
- 20 g Petersilie
- 370 g Zucchini
- 100 ml Sojamilch
- 170 g Weizenvollkornmehl
- 90 g Haferflocken
- 1 ½ TL Zwiebelpulver + 1 Prise
- 1 ½ TL Knoblauchpulver + 1 Prise
- ¼ TL gemahlener Muskat
- frisch gemahlener schwarzer Pfeffer
- 1 Prise Chilipulver
- 250 ml passierte Tomaten
- ½ TL getrocknetes Basilikum
- ½ TL getrockneter Oregano
- 85 g Aprikosen
- 60 g Mais aus der Dose

ZUBEREITUNG

Die Kartoffeln schälen und in kleine Würfel schneiden, dann in ausreichend gesalzenem Wasser weich kochen. Das Wasser abgießen und die Kartoffeln mit einem Kartoffelstampfer zu einem groben Brei stampfen. Die Lauchzwiebeln fein würfeln, die Petersilie samt Stängeln fein schneiden. 130 g Zucchini mit einer Küchenreibe grob raspeln. Die Lauchzwiebeln, die Petersilie, die Zucchiniraspel, die Sojamilch, das Mehl und die Haferflocken mit den Kartoffeln vermengen. 1 ½ TL Zwiebelpulver und 1 ½ TL Knoblauchpulver sowie ¼ TL Muskat unterrühren. Den Teig kräftig mit Salz und Pfeffer sowie 1 Prise Chilipulver abschmecken, dann auf ein großes Stück Backpapier geben und mit einem zweiten Stück Backpapier abdecken. Den Teig mit einem Nudelholz zu einem Rechteck ausrollen, bis er die Größe eines Backblechs hat, dann vorsichtig auf das Blech legen und die obere Schicht Backpapier entfernen. Den Teig bei 200 °C Ober-/Unterhitze (180 °C Umluft) circa 15 Minuten im Ofen vorbacken. Die passierten Tomaten mit dem getrockneten Basilikum und Oregano sowie je 1 Prise Zwiebel- und Knoblauchpulver verrühren und mit Salz und Pfeffer abschmecken. Den vorgebackenen Teig gleichmäßig mit der Sauce bestreichen. Die übrige Zucchini und die Aprikosen in sehr dünne Scheiben schneiden und auf dem Teig verteilen. Den Mais in ein Sieb abgießen, kalt abspülen, abtropfen lassen und ebenfalls auf dem Teig verteilen. Alles mit 1 kräftigen Prise Pfeffer würzen und in circa 18 Minuten fertig backen.

Pro Person 703 kcal, 120 g Kohlenhydrate, 28 g Eiweiß, 7 g Fett

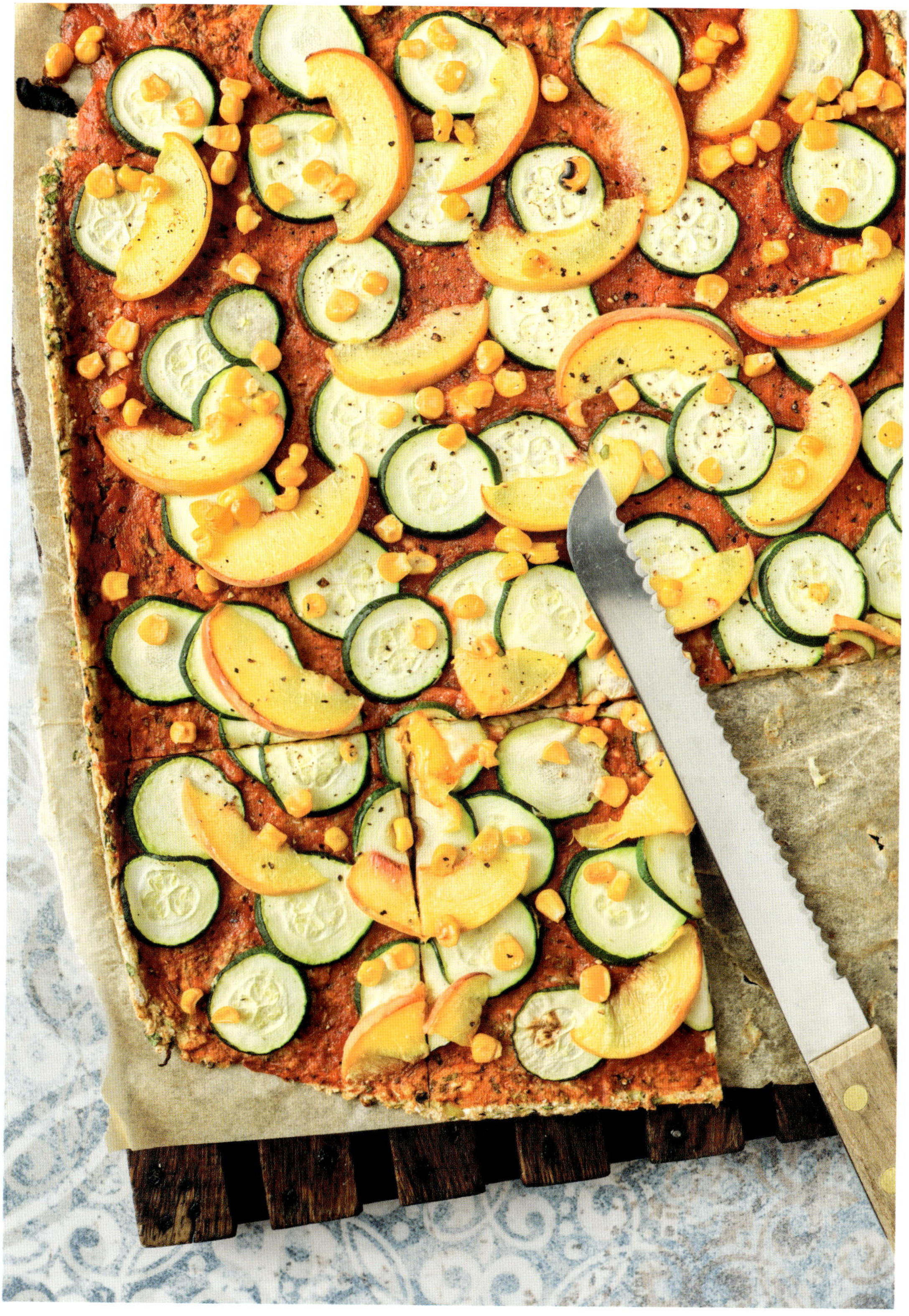

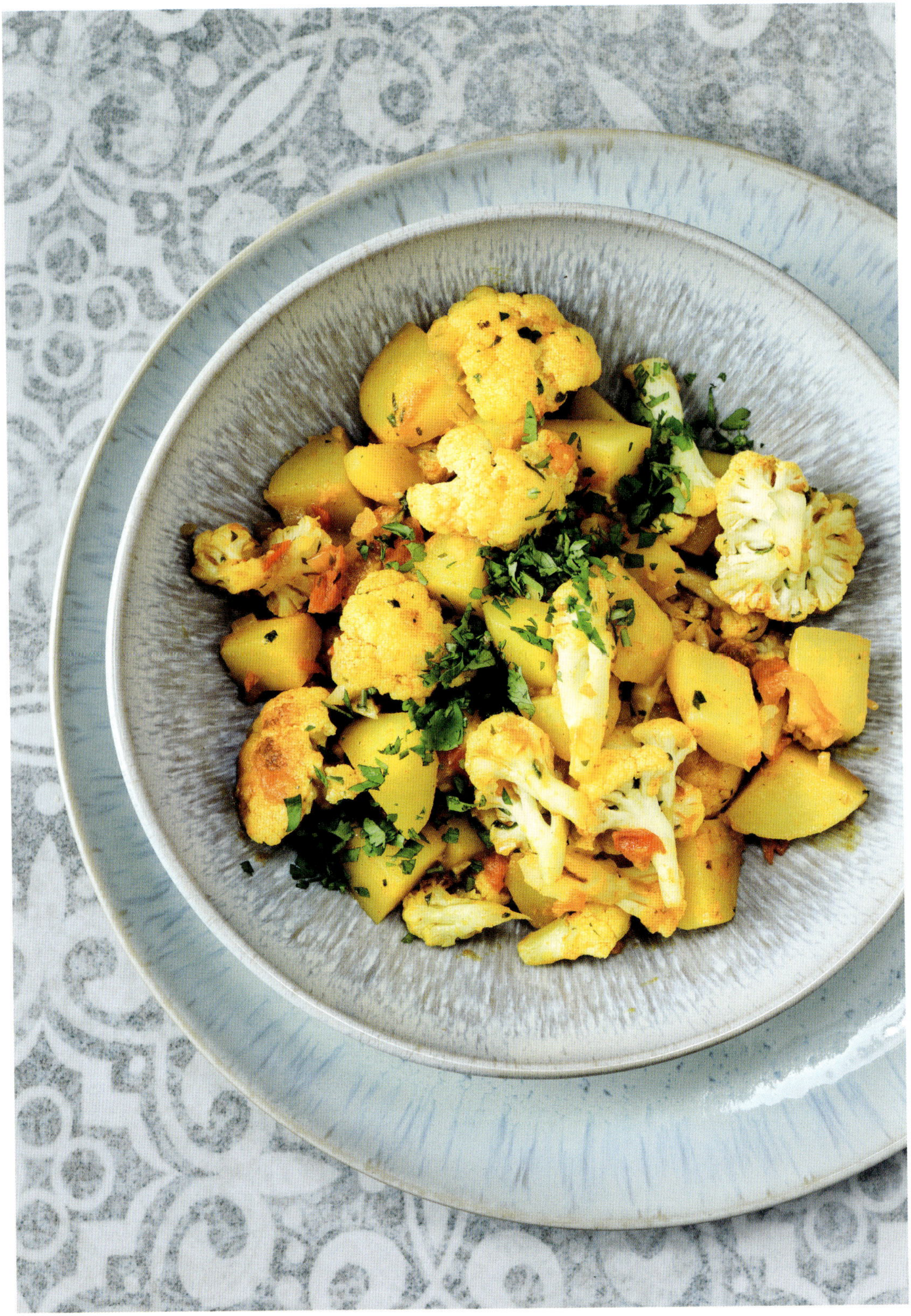

ALOO GOBI

ZUTATEN
- 500 g Kartoffeln
- 500 g Blumenkohl
- 3 Knoblauchzehen
- 20 g Ingwer
- 1 Zwiebel, ca. 100 g
- 2 Tomaten, ca. 220 g
- 20 g frischer Koriander
- 2 TL Pflanzenöl
- ½ TL Kreuzkümmelsamen
- 1 TL gemahlener Koriander
- ½ TL Kurkumapulver
- ¼ TL Chilipulver
- ¼ TL Garam Masala
- ½ TL Mangopulver (Amchur)
- Salz

DAZU PASST
- Reis oder Naan

ZUBEREITUNG
Die Kartoffeln schälen und in mundgerechte Stücke schneiden, den Blumenkohl in mundgerechte Röschen schneiden. Den Knoblauch schälen und sehr fein würfeln oder durch eine Knoblauchpresse drücken. Den Ingwer schälen und fein reiben. Die Zwiebel schälen und fein würfeln, die Tomaten ebenfalls fein würfeln. Den Koriander samt Stängeln fein schneiden. Den Blumenkohl in einer großen Pfanne mit 1 TL Pflanzenöl bei mittlerer Hitze circa 3 Minuten anbraten, dann die Kartoffeln hinzufügen und weitere circa 8 Minuten braten, bis das Gemüse leicht gebräunt ist. Aus der Pfanne nehmen und beiseitestellen.

Die Kreuzkümmelsamen in derselben Pfanne mit 1 TL Pflanzenöl anbraten, bis sie zu knistern beginnen, dann die Zwiebelwürfel dazugeben und circa 3 Minuten anschwitzen. Den Knoblauch und den Ingwer hinzufügen und circa 2 Minuten mitbraten, dann die Tomaten hinzugeben und weitere circa 2 Minuten braten. Die übrigen Gewürze dazugeben, nach circa 3 Minuten die Kartoffeln, den Blumenkohl und drei Viertel des Korianders untermengen, mit 2 kräftigen Prisen Salz würzen. Bei mittlerer bis niedriger Hitze circa 12 Minuten garen, bis die Kartoffeln und der Blumenkohl gar sind. Gegebenenfalls löffelweise Wasser hinzufügen, damit nichts anbrennt, und darauf achten, dass das Gemüse nicht zu weich wird. Mit Salz abschmecken und mit dem restlichen Koriander garniert servieren.

Tipp Amchur wird aus dem Fruchtfleisch unreifer Mangos gewonnen und hat einen süß-säuerlichen Geschmack. Du kannst das Gewürz in asiatischen Lebensmittelläden oder online erwerben. Alternativ tun es auch 1 ½ TL Zitronensaft.

Pro Person 343 kcal, 52 g Kohlenhydrate, 12 g Eiweiß, 7 g Fett

EDAMAME-ZUCCHINI-SUPPE

MIT SELLERIE-TOMATEN-TOPPING

ZUTATEN

- 160 g tiefgefrorene Edamamebohnen
- 220 g Zucchini
- 15 g Lauchzwiebel
- 2 TL Olivenöl
- Salz
- frisch gemahlener schwarzer Pfeffer
- 25 g getrocknete Tomaten
- 65 g Stangensellerie
- 60 g Zwiebel
- 3 Knoblauchzehen
- ¼ TL getrockneter Oregano
- ¼ TL getrockneter Thymian
- 1 EL Sojasauce

ZUBEREITUNG

Die Bohnen in einem mittelgroßen Topf mit 1 l Wasser bei mittlerer Hitze in 8–10 Minuten gar kochen, dann mit einem Stabmixer cremig pürieren. Die Zucchini mit einer Küchenreibe grob raspeln, die Lauchzwiebel fein würfeln. Die Zucchiniraspel und ein Drittel der Lauchzwiebeln in einer kleinen Pfanne mit 1 TL Olivenöl bei mittlerer Hitze braten, bis die Zucchini weich und die austretende Flüssigkeit verdampft ist. Die Zucchini mit je 1 Prise Salz und Pfeffer würzen, aus der Pfanne nehmen und beiseitestellen. Die Pfanne auswischen und aufbewahren. Die Zucchini unter die pürierten Bohnen geben und die Suppe circa 3 Minuten einköcheln lassen, dabei allmählich weitere 200 ml Wasser unterrühren. Die Suppe anschließend kräftig mit Salz und Pfeffer abschmecken und gegebenenfalls mehr Wasser hinzufügen, falls sie zu dickflüssig ist.

Die getrockneten Tomaten in ein Sieb abgießen und fein würfeln, das Öl auffangen und zurück ins Glas geben. Den Stangensellerie fein würfeln. Die Zwiebel und den Knoblauch schälen und sehr fein würfeln und mit 1 TL Olivenöl in derselben Pfanne bei mittlerer Hitze 1–2 Minuten anschwitzen. Den Stangensellerie und die getrockneten Tomaten hinzufügen und bei niedriger Hitze circa 5 Minuten mitbraten, bis der Sellerie weich ist. Den Oregano, den Thymian sowie 1 kräftige Prise Pfeffer dazugeben und circa 1 Minute mitbraten, dann mit der Sojasauce und 100 ml Wasser ablöschen. Circa 1 Minute einköcheln lassen.

Die Suppe auf Schalen verteilen, mit dem Topping und den restlichen Lauchzwiebeln garnieren und servieren.

Pro Person 211 kcal, 15 g Kohlenhydrate, 12 g Eiweiß, 10 g Fett

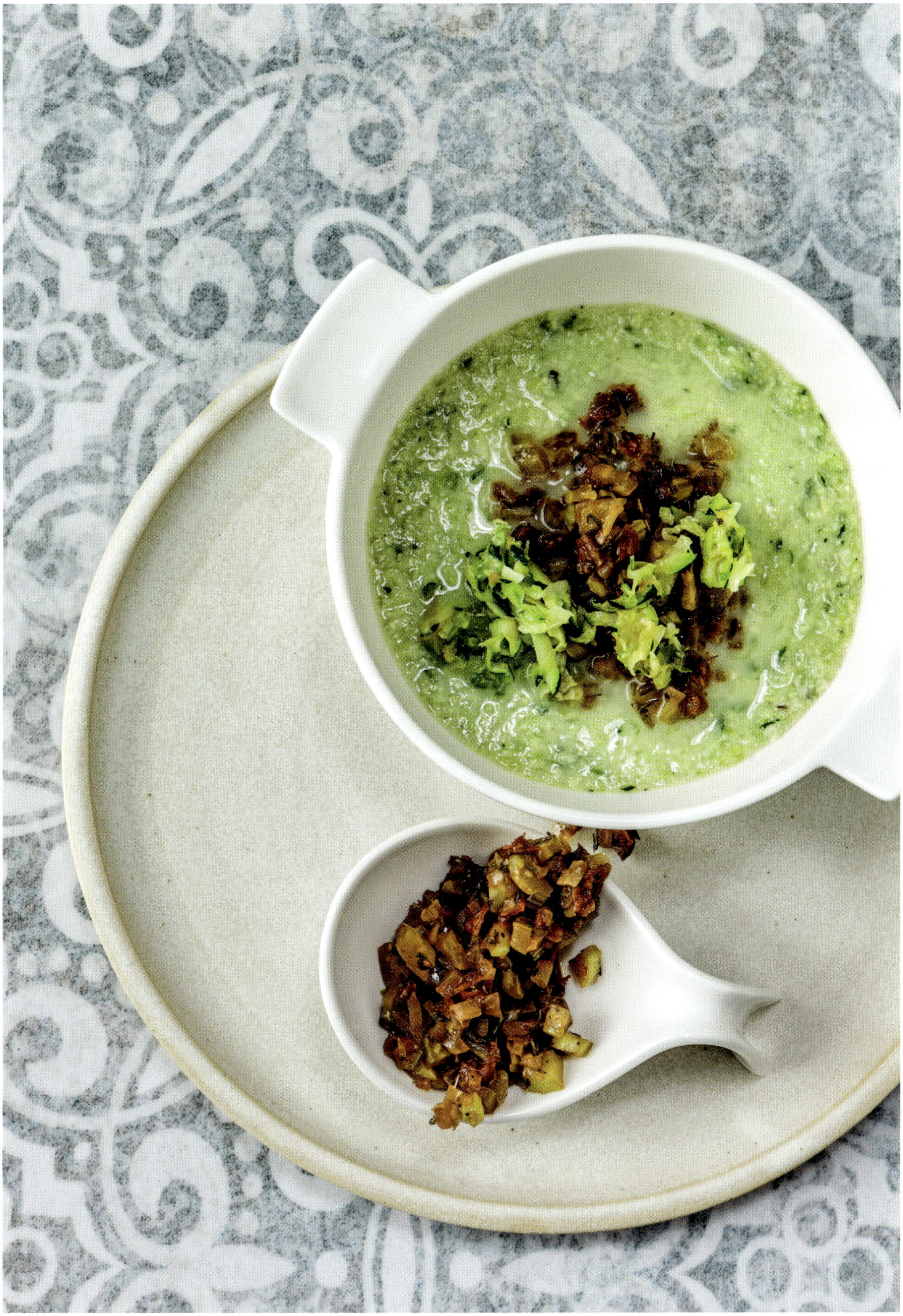

ROTE-BETE-APFEL-SUPPE
MIT DILL UND KNOBLAUCHBAGUETTE

ZUTATEN
- 10 g Margarine
- 350 g Rote Bete
- 2 TL Olivenöl
- Salz
- frisch gemahlener schwarzer Pfeffer
- 200 g Kartoffeln
- 150 g Apfel
- 150 g Karotten
- 90 g Zwiebel
- 3 Knoblauchzehen
- 25 g Dill
- 1 Zitrone
- 1 l Gemüsebrühe
- 4 Scheiben Baguette
- 250 ml Sojamilch

ZUBEREITUNG

Die Margarine aus dem Kühlschrank nehmen und Raumtemperatur annehmen lassen. Die Rote Bete schälen, in circa 1 cm große Würfel schneiden, mit 1 TL Olivenöl sowie je 1 Prise Salz und Pfeffer vermengen und auf einem mit Backpapier ausgelegten Backblech verteilen. Die Rote Bete im Backofen bei 200 °C Ober-/Unterhitze (180 °C Umluft) circa 30 Minuten backen, bis sie weich ist. Die Kartoffeln schälen und in circa 1 cm große Stücke schneiden, den Apfel und die Karotten samt Schale ebenfalls in circa 1 cm große Stücke schneiden. Die Zwiebel schälen und fein würfeln. Den Knoblauch schälen und sehr fein würfeln oder durch eine Knoblauchpresse drücken. Den Dill samt Stängeln fein hacken, die Zitrone halbieren und auspressen. Die Zwiebeln in einem großen Topf mit 1 TL Olivenöl bei mittlerer Hitze glasig anschwitzen, dann zwei Drittel des Knoblauchs, die Kartoffeln und die Karotten dazugeben und circa 2 Minuten mitbraten. Die Rote Bete, die Äpfel und die Gemüsebrühe hinzufügen, die Suppe mit 1 Prise Salz und 2 kräftigen Prisen Pfeffer würzen und circa 20 Minuten köcheln, bis die Kartoffeln und die Karotten weich sind.

Die Margarine mit dem übrigen Knoblauch sowie je 1 Prise Salz und Pfeffer verrühren und gleichmäßig auf den Baguettescheiben verstreichen. Das Knoblauchbaguette bei 180 °C Ober-/Unterhitze (160 °C Umluft) in circa 12 Minuten goldbraun rösten, in den letzten 4 Minuten gegebenenfalls die Grillfunktion einschalten.

Die Suppe mit einem Stabmixer cremig pürieren, dann die Sojamilch und 2 EL Zitronensaft oder mehr nach Geschmack unterrühren und erneut pürieren. 20 g Dill unter die Suppe rühren und kurz erwärmen. Die Suppe auf tiefe Teller oder Schalen verteilen und mit dem restlichen Dill garnieren. Mit dem Knoblauchbaguette servieren.

Tipp Die beschriebene Menge reicht für 4 Personen. Wer großen Hunger hat, kann zwei Portionen essen, dann zählen die Nährwerte doppelt.

Pro Person 223 kcal, 35 g Kohlenhydrate, 7 g Eiweiß, 6 g Fett

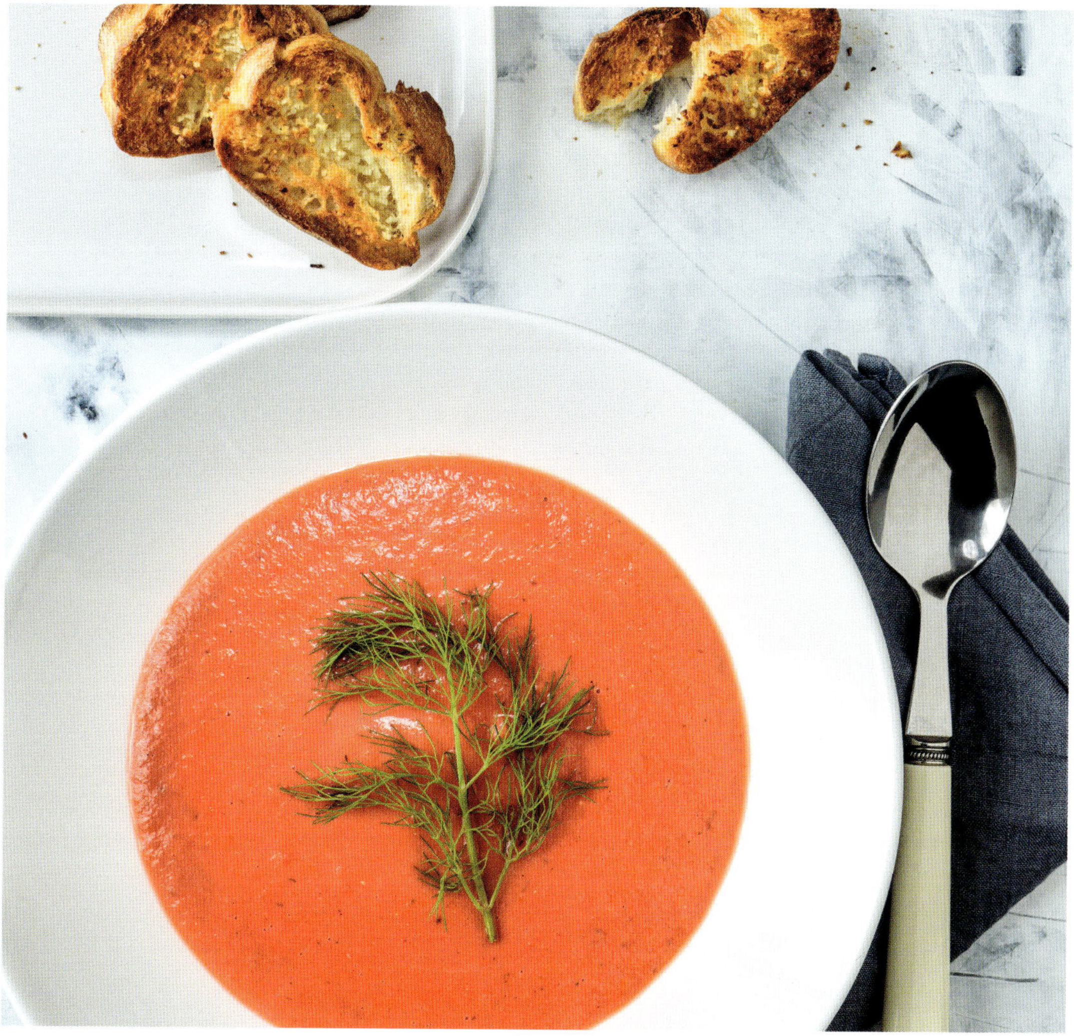

HERBSTLICHER SALAT

MIT KÜRBIS, ROTKOHL UND BIRNE

ZUTATEN

- 320 g Butternutkürbis
- 2 TL Olivenöl
- Salz
- frisch gemahlener schwarzer Pfeffer
- 200 g Birne
- 100 g Rotkohl
- 15 g Basilikum
- 20 g Mandeln
- 1 TL Dijonsenf
- 2 TL Agavendicksaft
- 1 TL Balsamicoessig
- 35 g Rucola
- 35 g Salatmix, z. B. Lollo rosso, Frisée, Radicchio

ZUBEREITUNG

Den Kürbis schälen und in kleine Würfel schneiden. Mit ½ TL Öl sowie je 1 Prise Salz und Pfeffer vermengen und auf einem mit Backpapier ausgelegten Backblech verteilen. Den Kürbis bei 200 °C Ober-/Unterhitze (180 °C Umluft) circa 25 Minuten im Backofen rösten, bis er weich und leicht gebräunt ist. Die Birne vierteln, entkernen und in mundgerechte Würfel schneiden. Den Rotkohl in feine Streifen schneiden. Die Basilikumblätter von den Stängeln zupfen, die Mandeln grob hacken. Den Senf, den Agavendicksaft, das übrige Öl, den Essig und 1–2 EL Wasser zu einem Dressing verrühren, mit Salz und Pfeffer abschmecken. Den gerösteten Kürbis, den Rucola, den Salatmix, den Rotkohl, die Birnen und die Mandeln mit dem Dressing vermengen und servieren.

Pro Person 269 kcal, 22 g Kohlenhydrate, 8 g Eiweiß, 16 g Fett

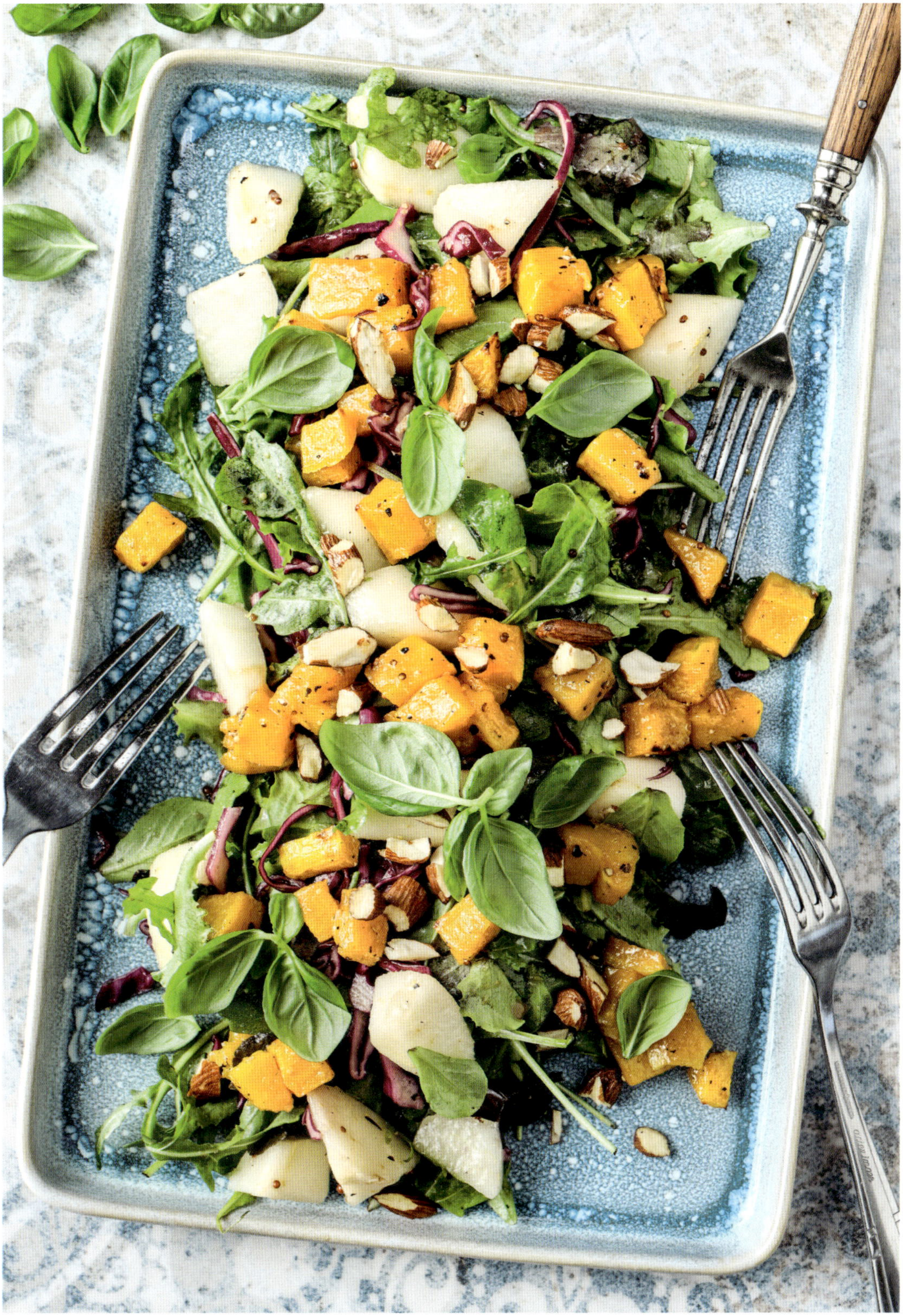

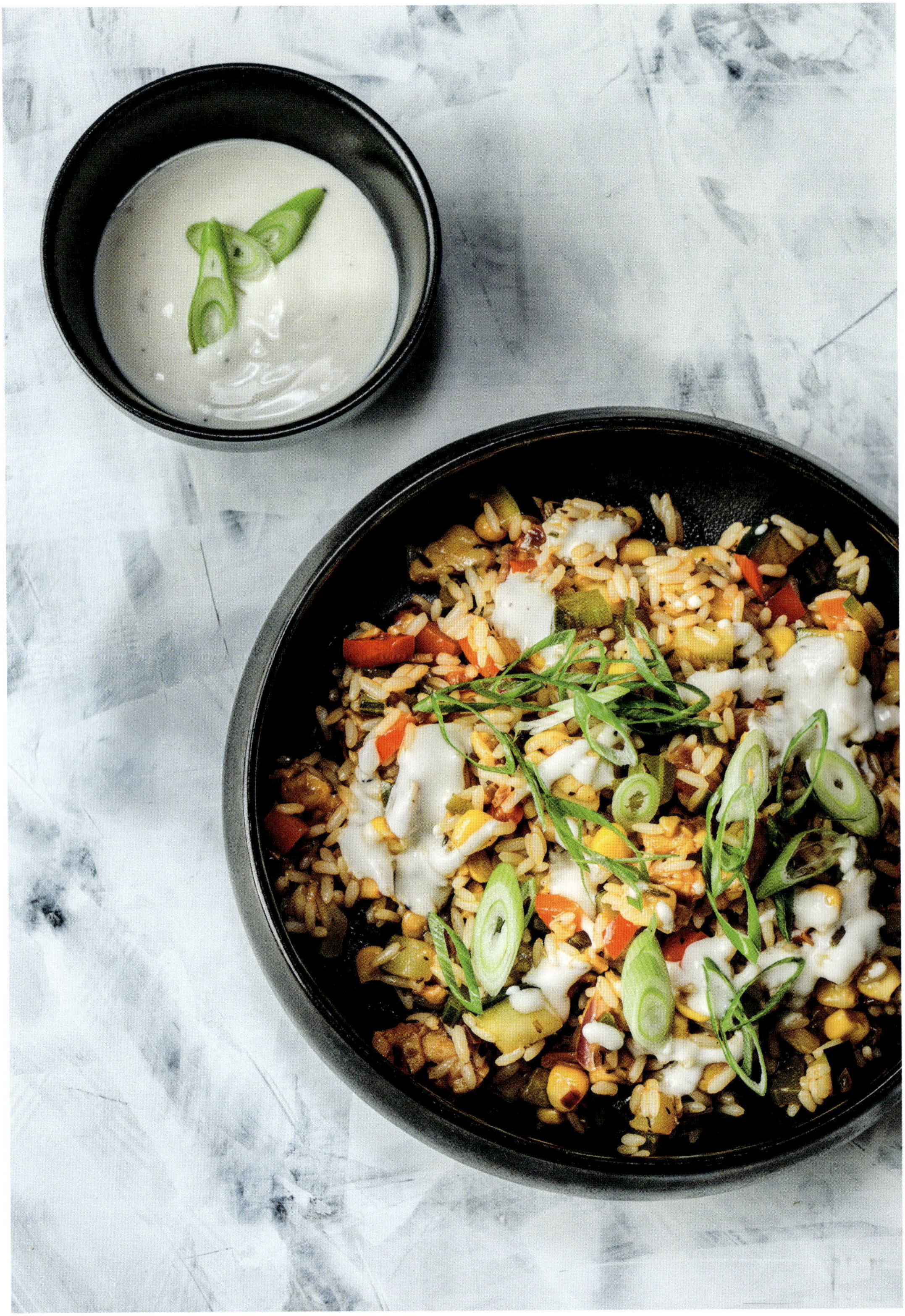

DIRTY RICE

MIT TEMPEH-HACK UND KNOBLAUCHSAUCE

ZUTATEN

- 3 TL Sojasauce
- 2 TL Hickory Liquid Smoke
- 4 TL Tomatenketchup
- 1 TL Knoblauchpulver
- 1 TL Zwiebelpulver
- ¼ TL Chilipulver
- ½ TL geräuchertes Paprikapulver
- 2 ½ TL Ahornsirup
- 125 g Tempeh
- 70 g Stangensellerie
- 70 g rote Paprikaschote
- 165 g Zucchini
- 60 g rote Zwiebel
- 4 Knoblauchzehen
- 30 g Jalapeño
- 1 TL Pflanzenöl
- 130 g gekochter Reis
- 60 g Mais aus der Dose
- 1 TL getrockneter Oregano
- 1 TL getrockneter Thymian
- Salz
- frisch gemahlener schwarzer Pfeffer
- 10 g Lauchzwiebel
- 80 g Sojajoghurt
- 2 TL vegane Mayonnaise

ZUBEREITUNG

Die Sojasauce, den Flüssigrauch, den Ketchup, das Knoblauch-, das Zwiebel-, das Chili- und das geräucherte Paprikapulver, 2 TL Ahornsirup und 40 ml Wasser zu einer Marinade verrühren. Den Tempeh fein zerkrümeln und mit der Marinade vermengen, im Kühlschrank mindestens 1 Stunde ziehen lassen. Den Sellerie, die Paprikaschote, die Zucchini, die Zwiebel, den Knoblauch und die Jalapeño fein würfeln. Die Zwiebeln, die Hälfte des Knoblauchs, den Sellerie und die Jalapeño in einem Wok oder einer großen Pfanne mit dem Öl bei mittlerer Hitze circa 3 Minuten anschwitzen. Die Paprika und die Zucchini dazugeben und in circa 3 Minuten gar braten. Das Tempeh-Hack unterrühren und circa 4 Minuten mitbraten. Zwischendurch gegebenenfalls löffelweise Wasser zugeben, damit nichts anbrennt. Den gekochten Reis, den Mais, den Oregano und den Thymian untermengen, circa 3 Minuten erwärmen und mit Salz und Pfeffer abschmecken. Die Lauchzwiebel in feine Ringe schneiden. Den Joghurt mit der Mayonnaise und dem übrigen Knoblauch verrühren und mit Salz, Pfeffer und ½ TL Ahornsirup abschmecken. Den Reis auf Teller verteilen, mit der Knoblauchsauce beträufeln und mit den Lauchzwiebelringen garniert servieren.

Tipp Dirty Rice ist ein traditionelles Gericht der kreolischen Küche und wird eigentlich mit Innereien zubereitet. Wirklich schmutzig ist der Reis natürlich nicht, er nimmt beim Vermengen mit den anderen Zutaten nur eine dunklere Farbe an.

Pro Person 414 kcal, 45 g Kohlenhydrate, 22 g Eiweiß, 14 g Fett

RÖSTBROT

MIT ZITRONEN-BOHNEN-HUMMUS & GEBRATENEN TRAUBEN

FÜR DAS HUMMUS

- 140 g weiße Bohnen aus der Dose
- 1 große Knoblauchzehe
- 1 Bio-Zitrone
- 1 EL Tahini (Sesampaste)
- 1 TL Olivenöl
- Salz
- frisch gemahlener schwarzer Pfeffer

FÜR DAS TRAUBEN- UND NUSS-TOPPING

- 130 g Weintrauben
- 1 TL Olivenöl
- 20 g Walnüsse
- 1 TL Agavendicksaft
- 1 TL Kräuter der Provence
- Salz
- frisch gemahlener schwarzer Pfeffer
- 2 dicke Scheiben Roggenmischbrot

ZUBEREITUNG

Die Bohnen kalt abspülen und abtropfen lassen. Den Knoblauch schälen und grob würfeln. Die Zitronenschale abreiben, dann die Zitrone auspressen. Die Bohnen, den Knoblauch, das Tahini, die Zitronenschale und den -saft mit 1 TL Olivenöl, 1 EL Wasser sowie je 1 kräftigen Prise Salz und Pfeffer zu einem cremigen Hummus pürieren. Gegebenenfalls mit mehr Salz und Pfeffer abschmecken. Achtung: Wenn du es nicht so sauer magst, kannst du einen Teil des Zitronensafts durch Wasser ersetzen.

Die Weintrauben in einer mittelgroßen Pfanne mit 1 TL Olivenöl bei starker Hitze circa 4 Minuten scharf anbraten, bis sich deutliche Röstspuren abzeichnen. Währenddessen die Walnüsse grob hacken. Den Agavendicksaft, die Kräuter sowie je 1 Prise Salz und Pfeffer in die Pfanne geben und circa 1 Minute weitergaren.

Das Brot toasten oder in einer großen Pfanne ohne Zugabe von Fett bei mittlerer bis starker Hitze goldbraun anrösten. Die Brote mit Hummus bestreichen, die Trauben darauf anrichten und die Walnüsse darüberstreuen.

Tipp Wer Zeit hat, kann die Walnüsse ohne Zugabe von Fett in einer Pfanne anrösten, das gibt noch mehr Geschmack.

Pro Person 418 kcal, 58 g Kohlenhydrate, 14 g Eiweiß, 16 g Fett

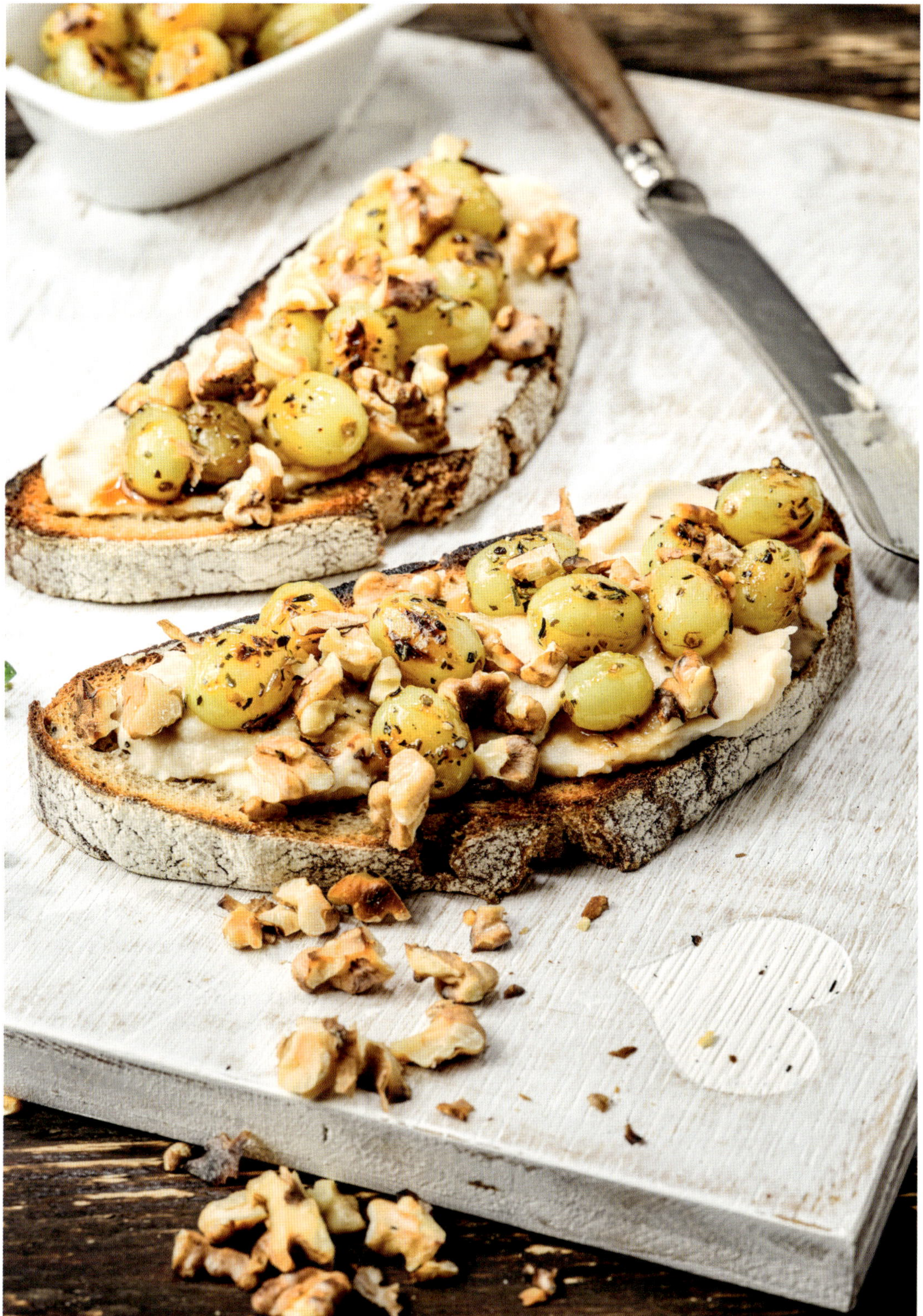

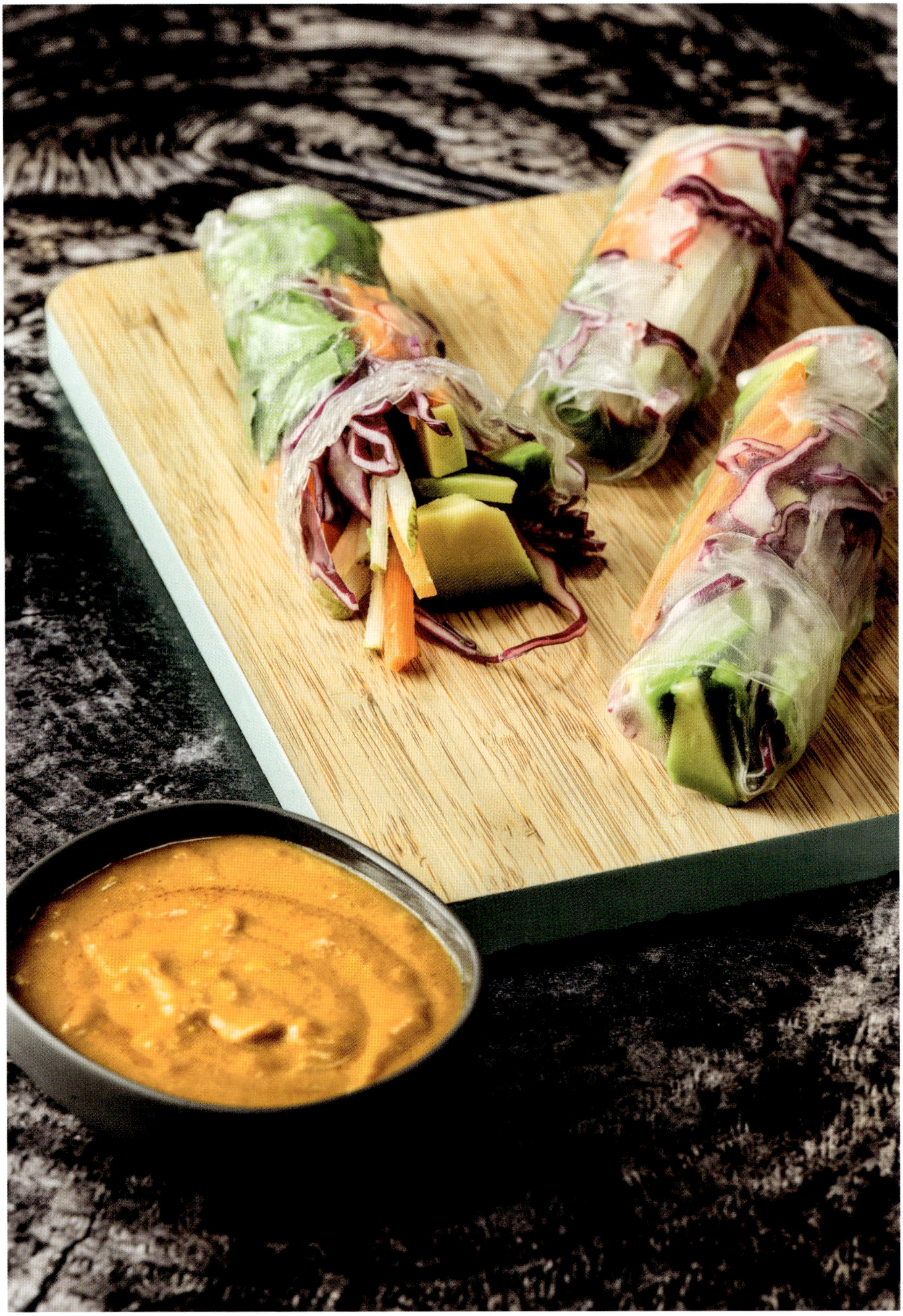

SOMMERROLLEN

MIT BIRNE, AVOCADO UND KURKUMA-ERDNUSS-SAUCE

ZUTATEN

- 4 Knoblauchzehen
- 1 Limette
- 4 Lorbeerblätter
- 2 TL Olivenöl
- 2 TL Kurkumapulver
- 2 TL Paprikapulver, edelsüß
- 2 EL Erdnussmus
- 200 ml Kokoswasser
- Salz
- 80 g Radieschen
- 60 g Birne
- ½ Avocado, ca. 40 g
- 60 g Karotte
- 60 g Romanasalat
- 80 g Rotkohl
- 4 Reispapierblätter

ZUBEREITUNG

Den Knoblauch schälen und sehr fein würfeln oder durch eine Knoblauchpresse drücken. Die Limette halbieren und auspressen. Die Lorbeerblätter und den Knoblauch mit dem Olivenöl in einer kleinen Pfanne bei mittlerer Hitze circa 3 Minuten anrösten, dabei darauf achten, dass der Knoblauch nicht verbrennt. Die Lorbeerblätter entfernen. Kurkumapulver, Paprikapulver, Erdnussmus und Kokoswasser zu dem Knoblauch geben, alles verrühren und mit 1 Prise Salz würzen. Die Sauce bei niedriger Hitze einköcheln lassen, bis sie die gewünschte Konsistenz hat, dabei regelmäßig umrühren. Mit Salz abschmecken, die Pfanne vom Herd nehmen und 3 TL Limettensaft unterrühren.

Die Radieschen und die Birne in dünne Scheiben schneiden. Die Avocado halbieren, den Stein entfernen und eine Hälfte des Fruchtfleischs in mundgerechte Würfel schneiden. Die Karotte in feine Stifte schneiden. Die Salatblätter gegebenenfalls in kleinere Stücke zupfen. Den Rotkohl in sehr feine Streifen schneiden. Die Reispapierblätter nach Packungsanweisung in warmem Wasser einweichen, dies dauert in der Regel nur wenige Sekunden. Die Reispapierblätter aus dem Wasser nehmen, auf einem Brett ausbreiten und nach Belieben mit dem Gemüse füllen.

Die Sauce als Dip dazu reichen oder nach Wunsch mit der Füllung einrollen.

Pro Person 306 kcal, 22 g Kohlenhydrate, 7 g Eiweiß, 13 g Fett

ROGGENBROT

MIT VEGANER »LEBERWURST«

ZUTATEN

- 360 g Kidneybohnen
- 180 g Räuchertofu
- 10 g frische Petersilie
- 75 g rote Zwiebel
- 2 TL Olivenöl
- 2 TL getrockneter Majoran
- 5 EL Wasser
- Salz
- frisch gemahlener schwarzer Pfeffer
- 2 Scheiben Roggenbrot
- 110 g Gurke

ZUBEREITUNG

Die Bohnen in ein Sieb abgießen, kalt abspülen und abtropfen lassen. Den Räuchertofu grob würfeln. Die Petersilie samt Stängeln grob schneiden. Die Zwiebel schälen und fein würfeln, dann in einer kleinen Pfanne mit 2 TL Olivenöl und dem Majoran bei mittlerer Hitze circa 3 Minuten anschwitzen, bis die Zwiebeln glasig sind. Alle vorbereiteten Zutaten mit dem Wasser in einen Standmixer oder eine Küchenmaschine geben und cremig pürieren. Großzügig mit Salz und Pfeffer abschmecken. 2 Portionen »Leberwurst« auf 2 Scheiben Roggenbrot verteilen, die Gurke längs in dünne Scheiben schneiden und mit Salz und Pfeffer bestreut darauf anrichten.

Tipp Die »Leberwurst« reicht für 11 Portionen, den Rest kannst du in einem verschlossenen Glas 5–7 Tage im Kühlschrank aufbewahren. Statt frischer Gurke schmecken auch Gewürzgurken gut dazu.

Pro Person 169 kcal, 24 g Kohlenhydrate, 8 g Eiweiß, 3 g Fett

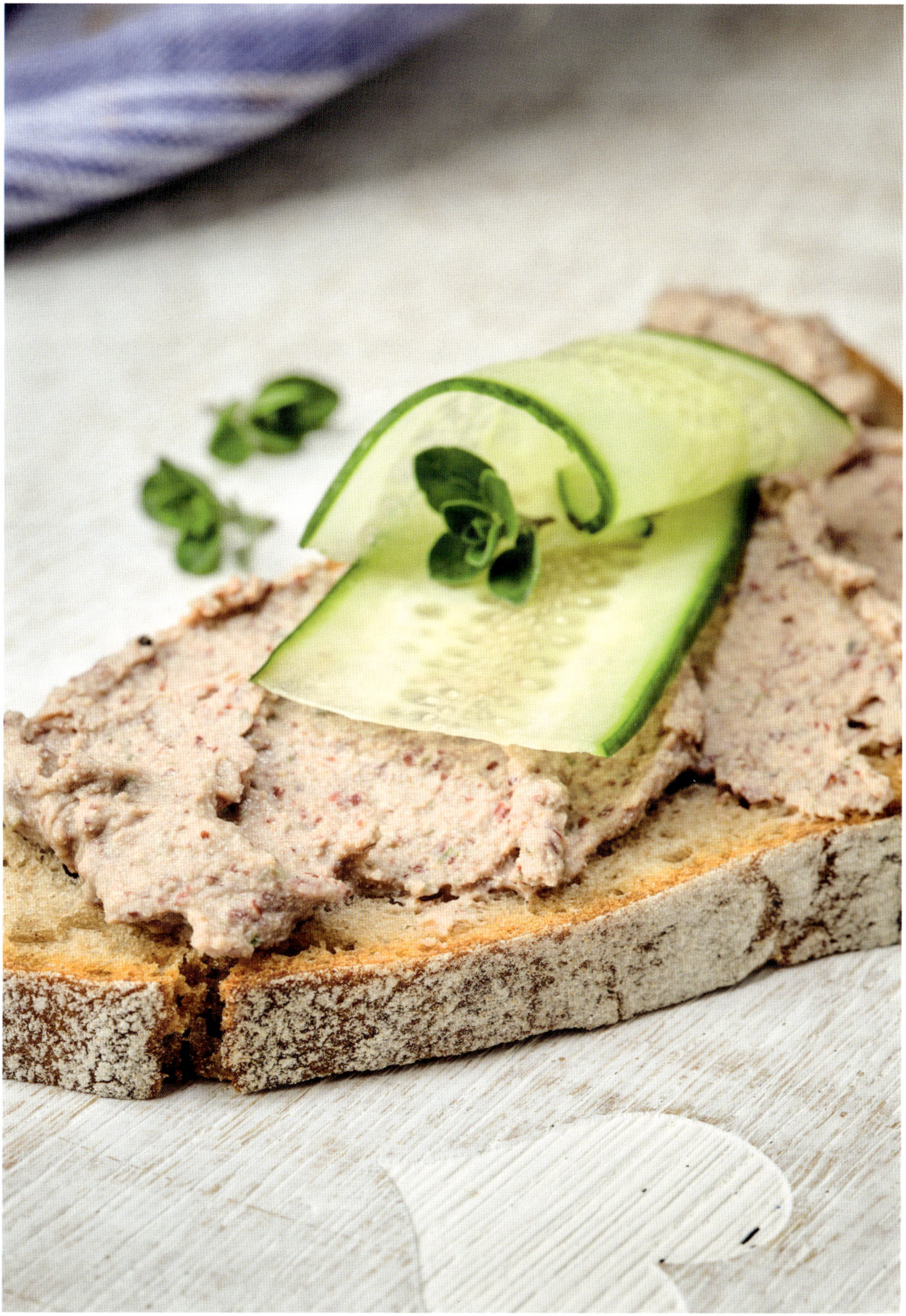

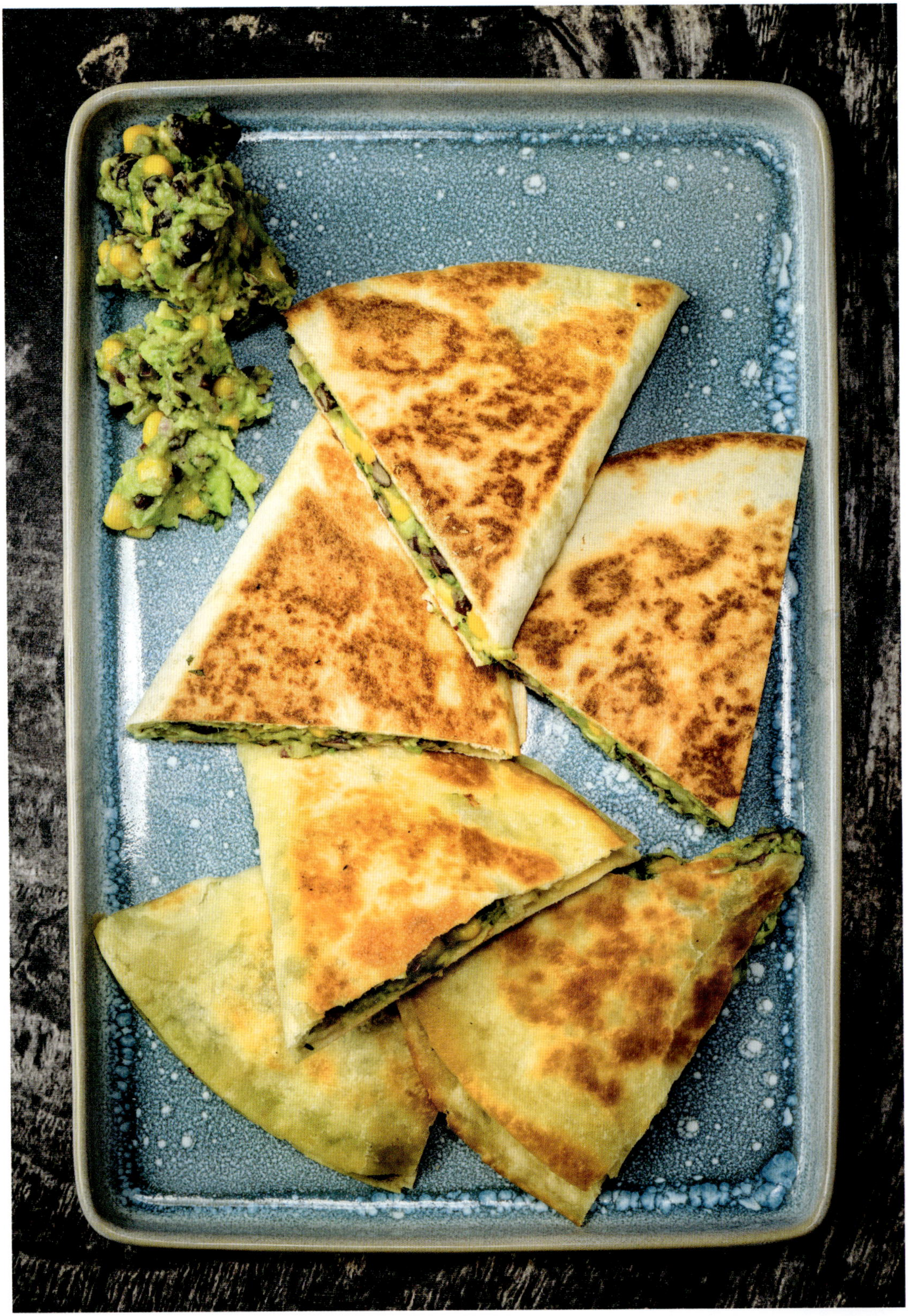

VEGANE »QUESADILLAS«

ZUTATEN

- 100 g schwarze Bohnen aus der Dose
- 100 g Mais aus der Dose
- 1 ½ kleine Avocados, ca. 150 g
- 1 kleine rote Zwiebel, ca. 70 g
- 1 Limette
- 15 g frischer Koriander
- 1 Knoblauchzehe
- Salz
- frisch gemahlener schwarzer Pfeffer
- 2 Tortillas
- 1 TL Olivenöl

ZUBEREITUNG

Die Bohnen und den Mais in ein Sieb abgießen, kalt abspülen und abtropfen lassen. Die Avocados halbieren und entsteinen, das Fruchtfleisch dreier Hälften mit einem Löffel aus der Schale lösen und mit einer Gabel zu einem Mus zerdrücken. Die Zwiebel schälen und fein würfeln. Die Limette halbieren und auspressen. Den Koriander samt Stängeln fein schneiden. Den Knoblauch durch eine Knoblauchpresse drücken. Die Avocado mit den Zwiebeln, dem Koriander, dem Knoblauch und dem Saft einer halben Limette zu einer Guacamole verrühren und großzügig mit Salz und Pfeffer abschmecken. Die Bohnen und den Mais mit der Guacamole vermengen, gegebenenfalls erneut abschmecken und die Füllung auf einer Hälfte einer Tortilla verteilen. Die Tortilla halbmondförmig zusammenklappen und in einer großen Pfanne mit ½ TL Olivenöl bei mittlerer Hitze von beiden Seiten goldbraun braten, dabei darauf achten, dass nichts anbrennt. Den Vorgang mit der zweiten Tortilla wiederholen. Die »Quesadillas« in Dreiecke schneiden und servieren.

Tipp Etwas Erfrischung gefällig? Einfach eine Bio-Limette kaufen, die Schale vor dem Auspressen abreiben und mit 100 g Sojajoghurt sowie dem Limettensaft und der übrigen Avocadohälfte zu einem Dip verrühren. Den Dip mit Salz, Pfeffer sowie 1 Prise Zucker abschmecken, gegebenenfalls mit 1 Prise Stärke andicken und zu den »Quesadillas« reichen.

Pro Person 398 kcal, 49 g Kohlenhydrate, 12 g Eiweiß, 8 g Fett

GERÖSTETE KICHERERBSEN

ZUTATEN

- 250 g Kichererbsen aus der Dose
- 2 TL Olivenöl + etwas mehr
- ½ TL Zwiebelpulver
- ½ TL Knoblauchpulver
- ½ TL Paprikapulver, geräuchert
- ¼ TL Chilipulver (optional)
- Salz

ZUBEREITUNG

Die Kichererbsen in ein Sieb abgießen, kalt abspülen und abtropfen lassen. Anschließend mit einem sauberen Küchentuch gründlich trocken tupfen, dann mit 2 TL Olivenöl vermengen. Die Kichererbsen auf einem mit Backpapier ausgelegten Backblech verteilen und bei 200 °C Ober-/Unterhitze (180 °C Umluft) im Backofen circa 30 Minuten backen. Die Kichererbsen anschließend mit etwas mehr Öl, den Gewürzen und 2 kräftigen Prisen Salz vermengen, zurück in den Ofen geben und in circa 10 Minuten goldbraun und knusprig backen.

Tipp Es ist wichtig, die Kichererbsen zunächst ohne Gewürze vorzubacken, da sie sonst bitter werden! Die gerösteten Kichererbsen am besten noch warm servieren, dann sind sie am knusprigsten.

Pro Person 211 kcal, 15 g Kohlenhydrate, 6 g Eiweiß, 6 g Fett

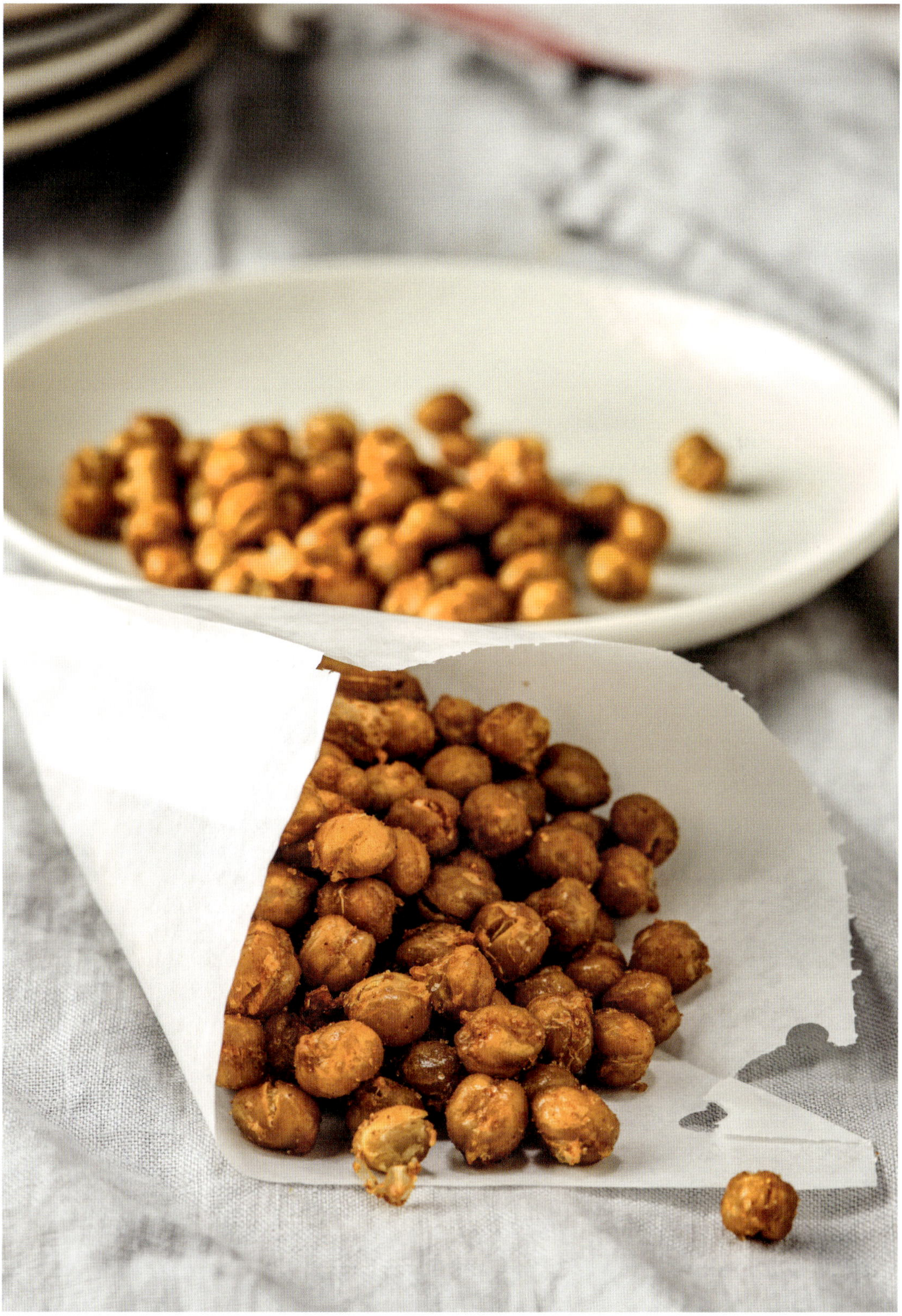

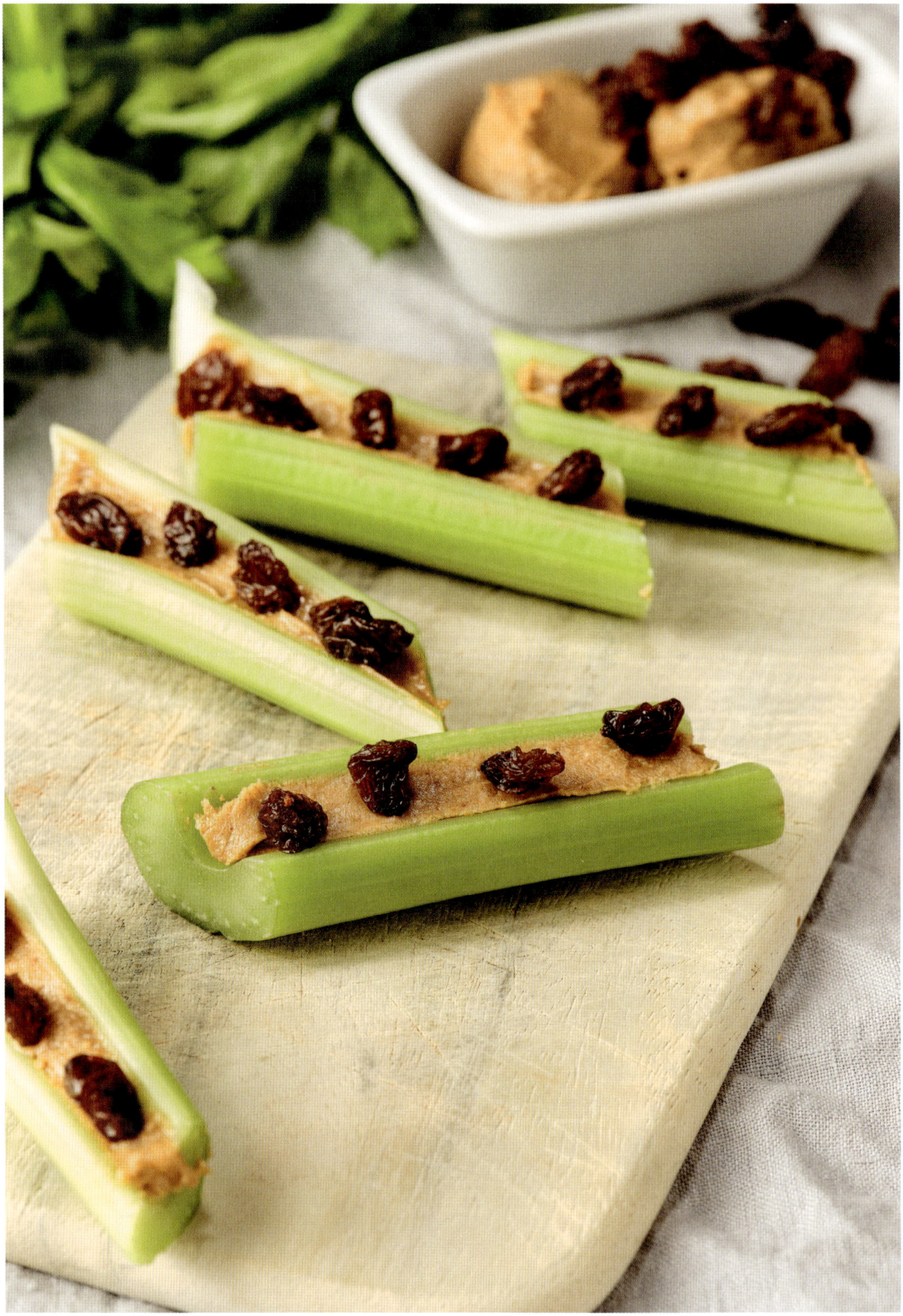

AMEISEN AUF EINEM BAUMSTAMM

ZUTATEN
- 80 g Stangensellerie
- 15 g Erdnussmus
- 15 g Rosinen

ZUBEREITUNG
Den Sellerie in circa 4–5 cm lange Stücke schneiden, mit der Erdnussbutter füllen und die Rosinen darauf verteilen.

Tipp Keine Sorge, hier wird nicht zum Verzehr von Insekten geraten. »Ants on a log« ist ein amerikanischer Klassiker und besonders bei Kindern ein beliebter Snack, den es inzwischen in unzähligen Variationen gibt. Du stehst nicht auf Rosinen? Versuch's mal mit getrockneten Cranberrys (Feuerameisen), Datteln oder frischen Blaubeeren. Erdnussallergie? Funktioniert auch mit Mandel- oder Cashewmus! Wer keinen Sellerie mag, kann auf Karotten oder Äpfel als Grundlage ausweichen.

Pro Person 74 kcal, 6 g Kohlenhydrate, 3 g Eiweiß, 4 g Fett

LINSEN-FLADENBROT
AUS DER PFANNE

ZUTATEN
- 100 g rote Linsen
- 200 ml Wasser
- ½ TL Knoblauchpulver
- ½ TL Zwiebelpulver
- Salz
- frisch gemahlener schwarzer Pfeffer
- 1 TL Pflanzenöl

ZUBEREITUNG
Die Linsen in eine Küchenmaschine oder einen Standmixer geben und zu einem feinen Mehl pürieren. Das Linsenmehl mit dem Wasser und den Gewürzen verrühren und mit je 3 kräftigen Prisen Salz und Pfeffer würzen. Circa 5 Minuten stehen lassen, bis die Linsen das Wasser aufgesaugt haben und der Teig dickflüssig ist. In einer großen Pfanne 1 TL Pflanzenöl erhitzen und den Teig bei mittlerer Hitze zu 4 knusprigen und goldbraunen Fladen ausbacken. Gegebenenfalls mehr Öl zugeben. Die Fladen auf 2 Teller verteilen und am besten sofort servieren.

Tipp Dieses Rezept ist in unserem Haus ein absoluter Dauerbrenner! Die knusprigen Fladen sind ruckzuck fertig und nicht nur ein großartiger Snack, sondern auch ein fixes Frühstück und mit Salat oder Gemüsebeilagen ein ebenso gutes Abendessen.

Pro Person 203 kcal, 27 g Kohlenhydrate, 13 g Eiweiß, 3 g Fett

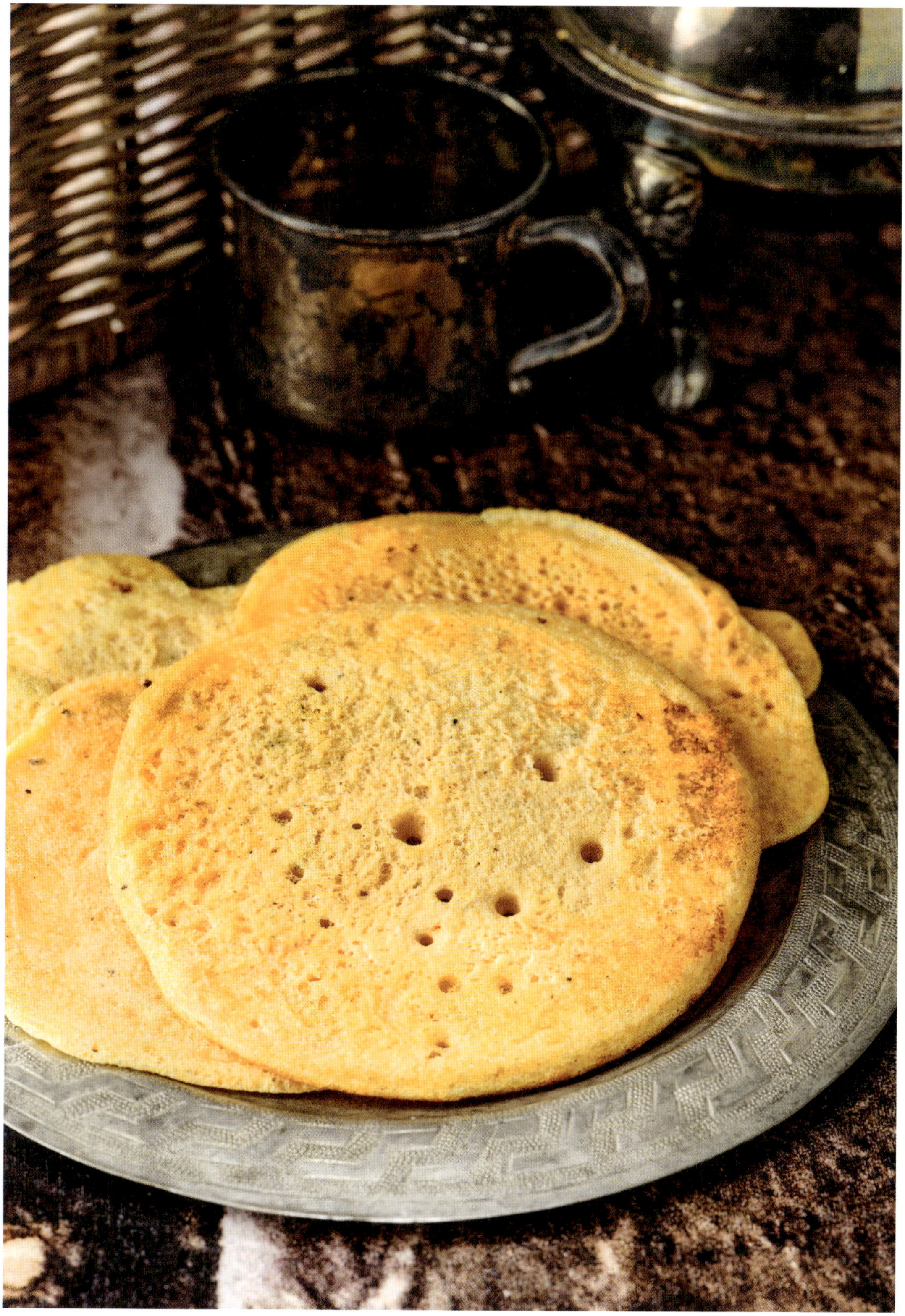

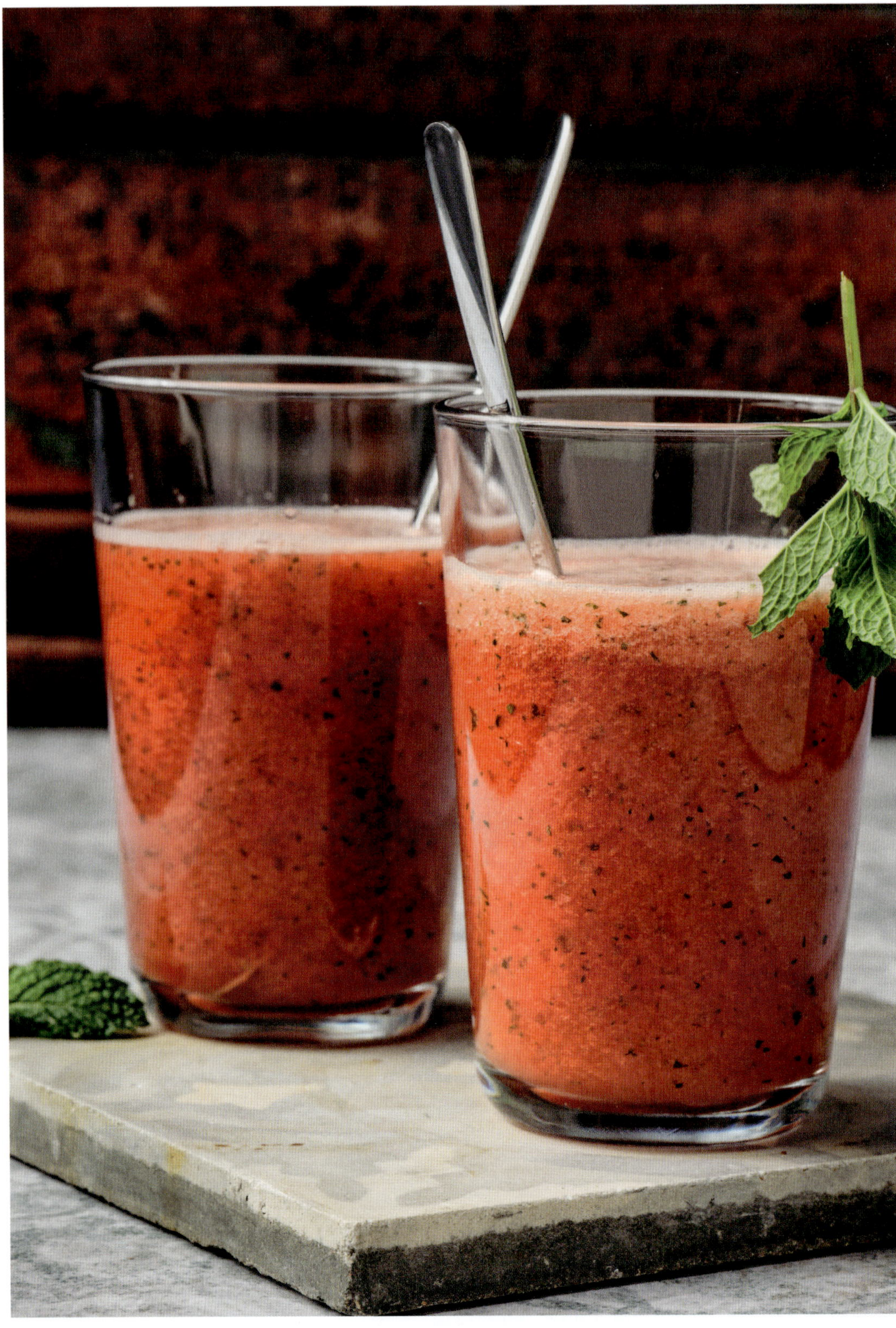

WASSERMELONEN-ERFRISCHUNG
MIT MINZE

ZUTATEN

- 2 Bio-Limetten
- 24 Minzblätter
- 460 g Wassermelone, ohne Kerne
- 240 ml Wasser
- Salz

ZUBEREITUNG

Die Limettenschalen abreiben, dann die Limetten halbieren und auspressen. Die Minzblätter von den Stängeln zupfen. Die Wassermelone in grobe Stücke schneiden, mit den Minzblättern, dem Wasser, 1 ½ TL Limettenschale, 40 ml Limettensaft und 1 Prise Salz in einen Standmixer oder einen Smoothie-Maker geben und pürieren.

Pro Person 75 kcal, 19 g Kohlenhydrate, 1 g Eiweiß, 0 g Fett

GRÜNER GURKEN-INGWER-DRINK

ZUTATEN

- 290 g Gurke
- 28 g Ingwer
- 1 Bio-Zitrone
- 400 ml Wasser
- 400 ml Orangensaft
- 6 Eiswürfel
- 2 TL Zucker
- Salz

ZUBEREITUNG

Die Gurke samt Schale längs halbieren und in grobe Stücke schneiden. Den Ingwer schälen und ebenfalls in grobe Stücke schneiden. Die Zitronenschale abreiben, dann die Zitrone halbieren und auspressen. Die Gurken mit dem Ingwer, 2 TL Zitronenschale, 40 ml Zitronensaft, dem Wasser, dem Orangensaft, den Eiswürfeln, dem Zucker und 1 kräftigen Prise Salz in einen Standmixer oder Smoothie-Maker geben und glatt pürieren.

Tipp Wenn du dich nach dem Training schwach oder zittrig fühlst, kann dieser spritzige Drink mit einer Extraportion Zucker und Salz ein echter Retter sein!

Pro Person 145 kcal, 34 g Kohlenhydrate, 2 g Eiweiß, 0 g Fett

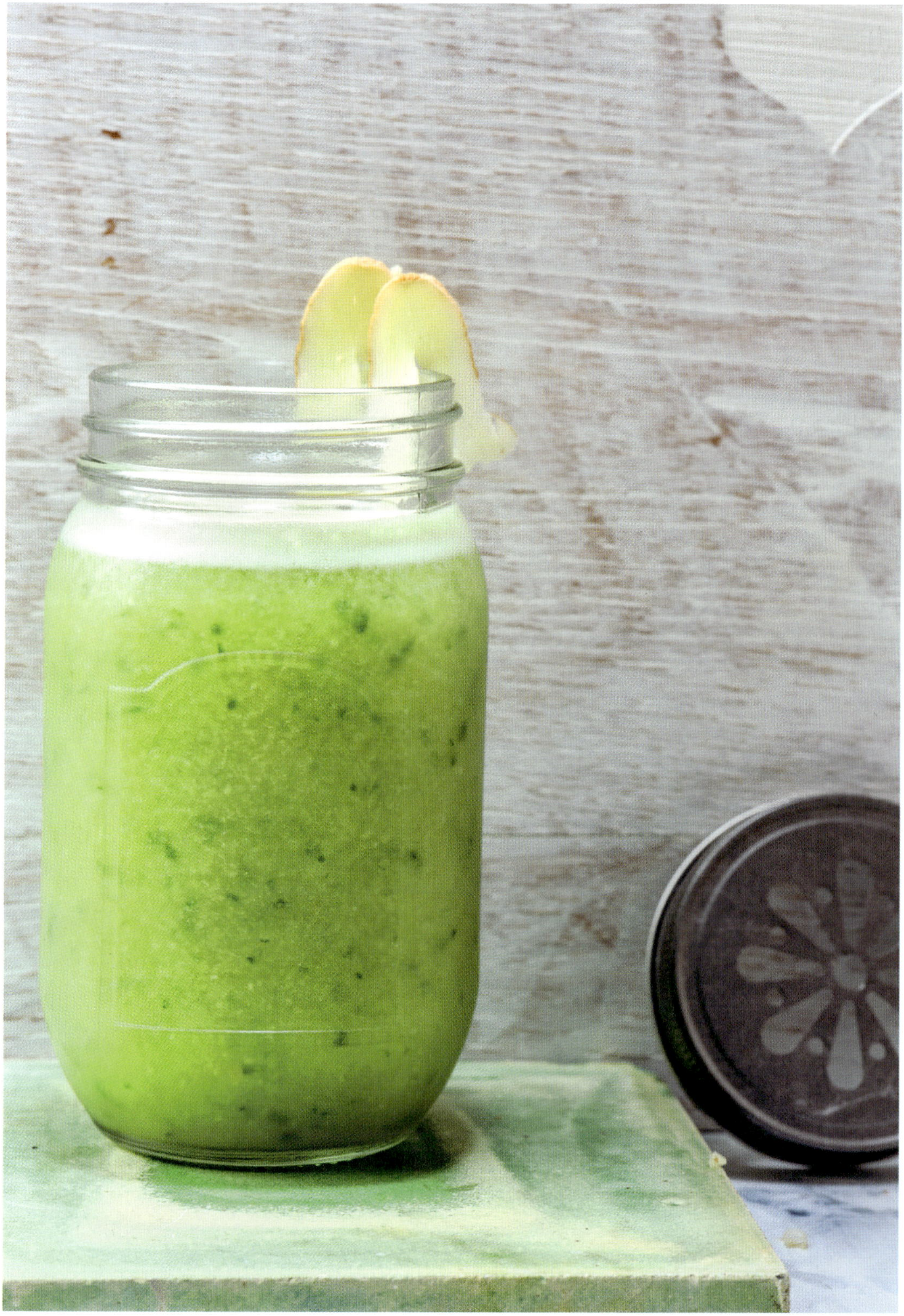

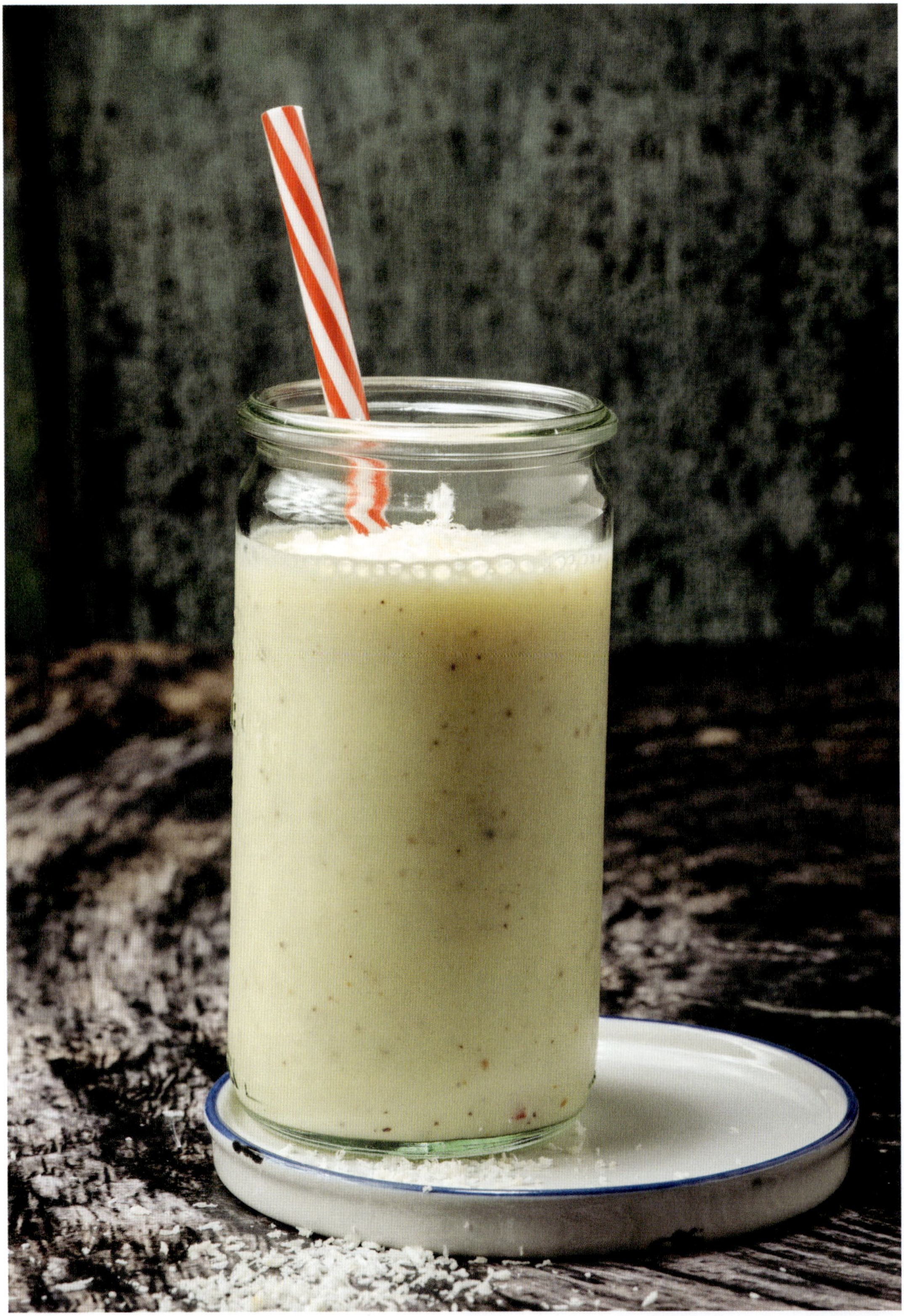

TROPISCHER KIWI-KOKOS-SMOOTHIE

ZUTATEN

- 2 reife Gold-Kiwis, ca. 210 g
- 1 sehr reife Banane, ca. 135 g
- 125 ml Kokoswasser
- 2 TL Vanilleextrakt
- 215 g Sojajoghurt Vanille
- 5 Eiswürfel
- 5 g Kokosraspel

ZUBEREITUNG

Die Kiwis und die Banane schälen, in grobe Stücke schneiden und mit dem Kokoswasser, dem Vanilleextrakt, dem Joghurt und den Eiswürfeln in einem Standmixer oder mit einem Smoothie-Maker glatt pürieren. In Gläser füllen und mit den Kokosraspeln garnieren.

Pro Person 179 kcal, 27 g Kohlenhydrate, 6 g Eiweiß, 5 g Fett

SCHWARZWÄLDER-KIRSCH-SMOOTHIE

ZUTATEN

- 1 kleine Avocado, ca. 100 g
- 260 g tiefgefrorene Kirschen, entsteint
- 400 ml Mandelmilch
- 4 TL Kakaopulver, ungezuckert
- 4 TL Vanilleextrakt
- 2 EL Ahornsirup
- 1 kräftige Prise Salz

ZUBEREITUNG

Die Avocado halbieren, den Stein entfernen und das Fruchtfleisch mit einem Löffel aus der Schale lösen. Die Avocado mit den übrigen Zutaten in einem Standmixer oder einem Smoothie-Maker cremig pürieren.

Tipp Vanilleextrakt kann in seiner Geschmacksintensität erheblich variieren. Lieber vorsichtig dosieren, abschmecken und gegebenenfalls mehr hinzufügen.

Pro Person 273 kcal, 35 g Kohlenhydrate, 5 g Eiweiß, 12 g Fett

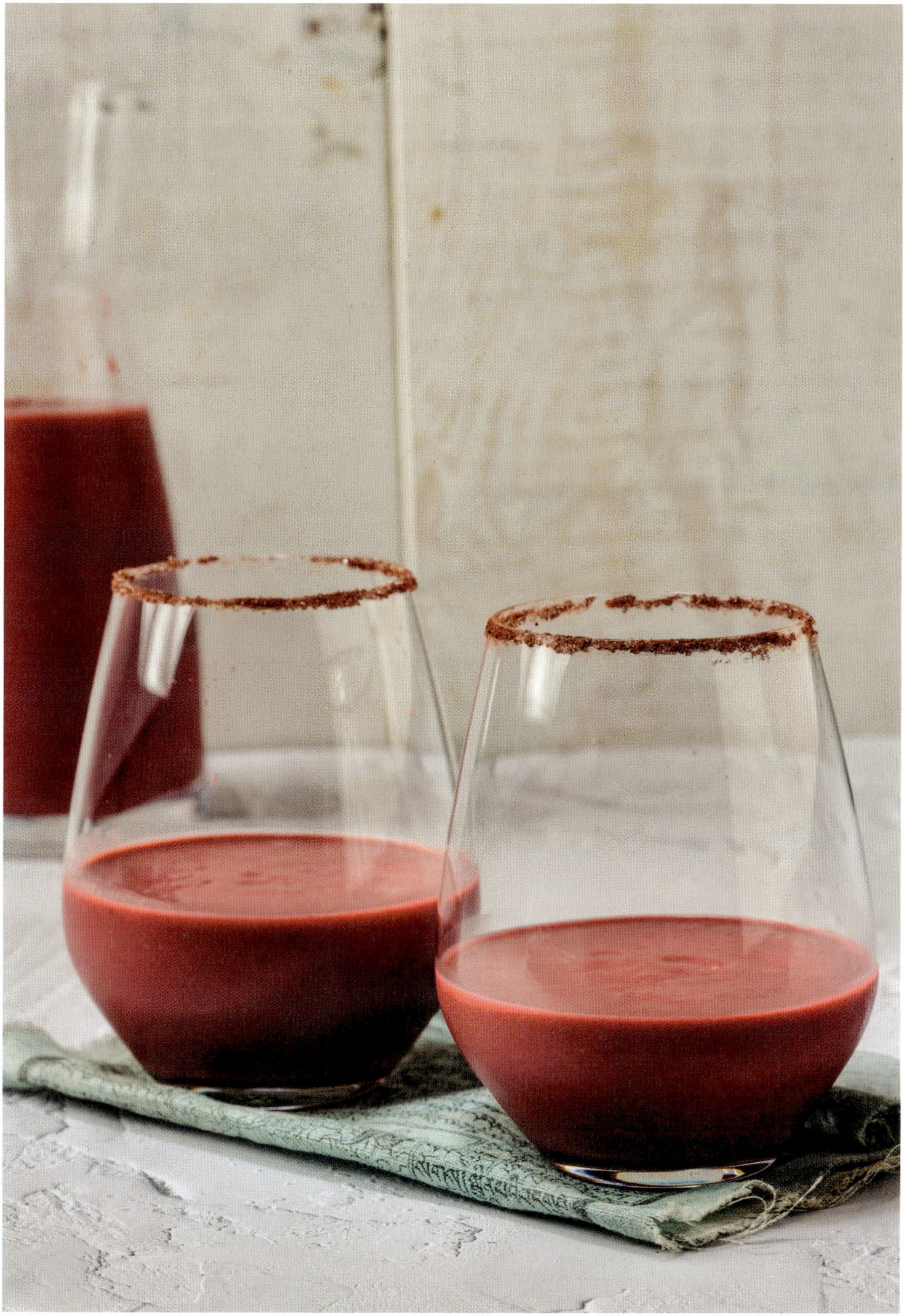

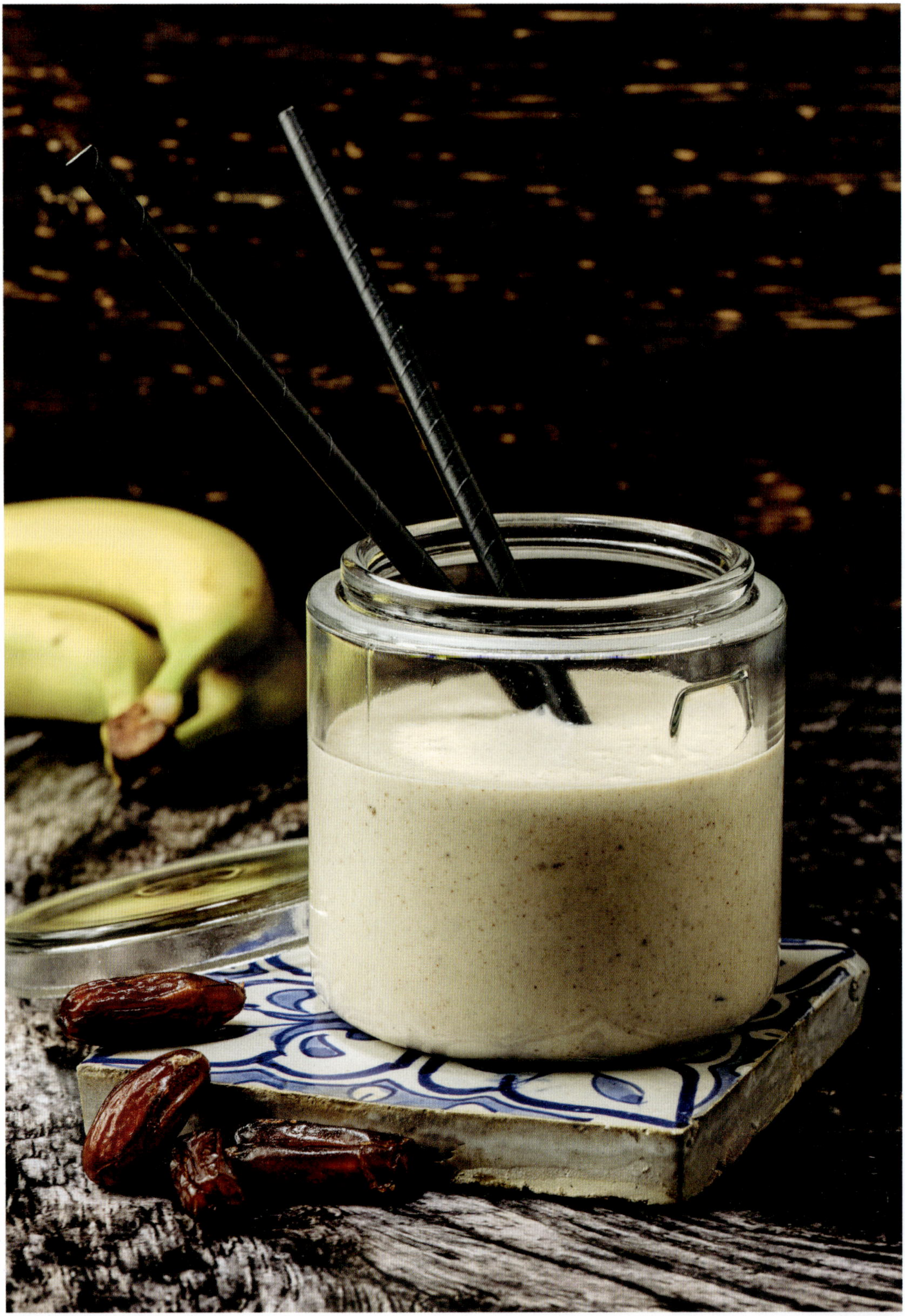

HIGH ENERGY SHAKE

ZUTATEN

- 1 reife Banane, ca. 100 g
- 15 g getrocknete Medjool-Datteln
- 50 g Mandelmus
- 70 g Haferflocken
- 100 g Sojajoghurt, ungezuckert
- 200 ml Mandelmilch
- 1 TL Vanilleextrakt
- 1 Prise Salz
- 5 Eiswürfel

ZUBEREITUNG

Die Banane schälen und in grobe Stücke brechen, dann mit den übrigen Zutaten in einem Standmixer oder einem Smoothie-Maker glatt pürieren.

Tipp Ob nach einem strapaziösen Workout, zum Frühstück vor einem anstrengenden Arbeitstag oder als Zwischenmahlzeit in der Massephase – dieser Shake ist ein echter Alleskönner. Wenn du einen hohen Energiebedarf hast, kannst du auch beide Portionen allein verputzen, achte nur darauf, langsam zu trinken, um ein unangenehmes Völlegefühl zu vermeiden.

Pro Person 406 kcal, 46 g Kohlenhydrate, 15 g Eiweiß, 20 g Fett

ERDBEER-ROSEN-EISTEE

ZUTATEN

- 875 ml Wasser
- 4 TL getrocknete Rosenblüten, ca. 12 g
- 150 g tiefgefrorene Erdbeeren
- 1 TL Zucker
- Salz
- 5 Eiswürfel

ZUBEREITUNG

875 ml Wasser aufkochen, die Rosenblüten ins heiße Wasser geben und 1 Stunde ziehen und abkühlen lassen. Den Rosentee in ein Sieb abgießen, die Flüssigkeit mit den tiefgefrorenen Erdbeeren, dem Zucker und 1 kräftigen Prise Salz in einen Standmixer geben, die Rosenblüten auffangen, von gegebenenfalls vorhandenen Blättern befreien und die Blüten mit in den Mixer geben. Die Eiswürfel hinzufügen und alles pürieren, anschließend durch ein feinmaschiges Sieb gießen, um grobe Stücke vom Tee zu trennen. Wer den Schaum loswerden will, kann den Tee einige Minuten stehen lassen und den Schaum anschließend abschöpfen oder den Tee in ein anderes Gefäß umfüllen und dabei einen Kaffeefilter oder ein Stück Küchenpapier als Filter nutzen.

Tipp Wer keine getrockneten Rosen ergattern kann, kann auch Schwarztee verwenden, die Ziehzeit auf 15 Minuten verkürzen und den Tee anschließend abkühlen lassen.

Pro Person 52 kcal, 8 g Kohlenhydrate, 1 g Eiweiß, 0 g Fett

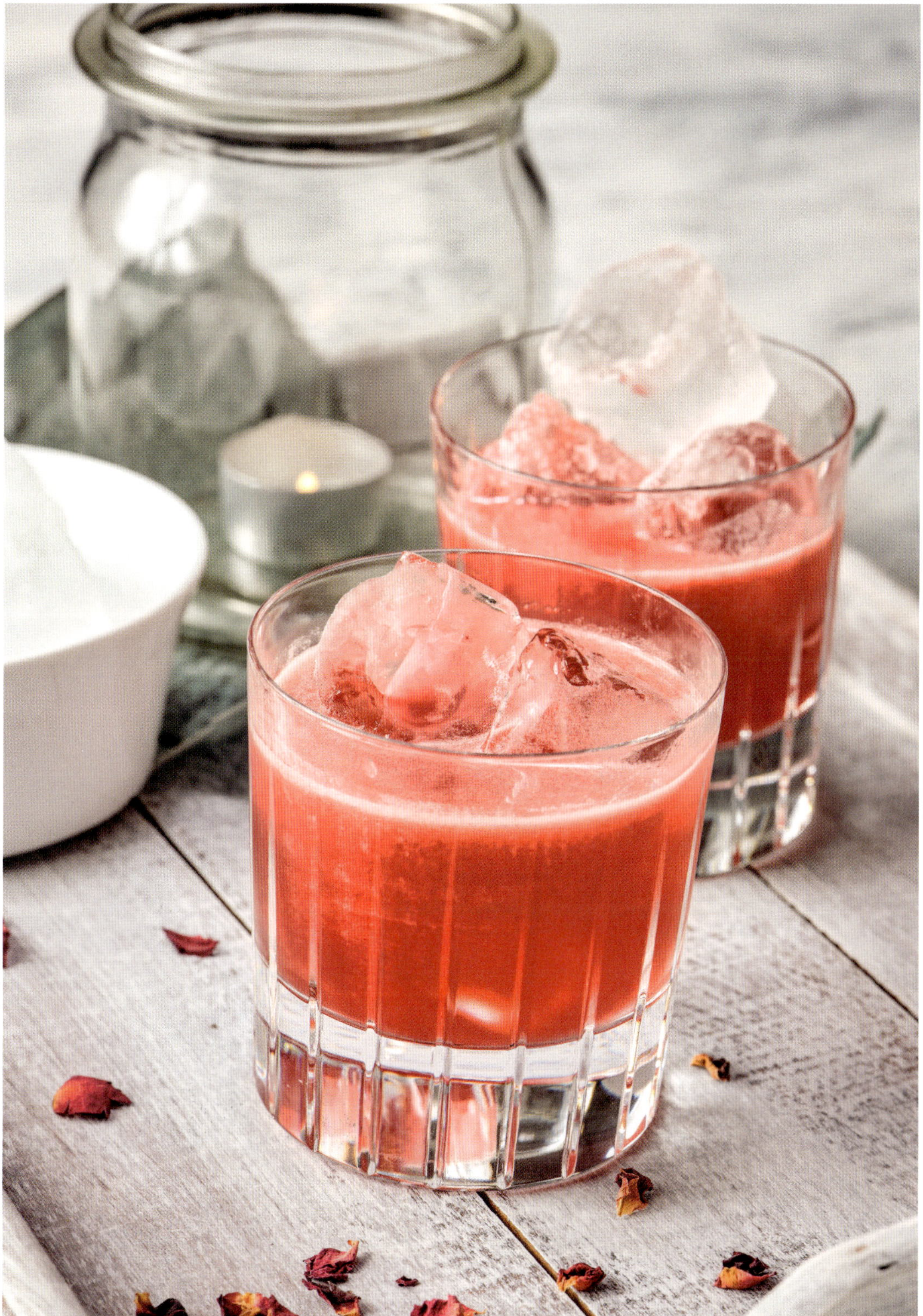

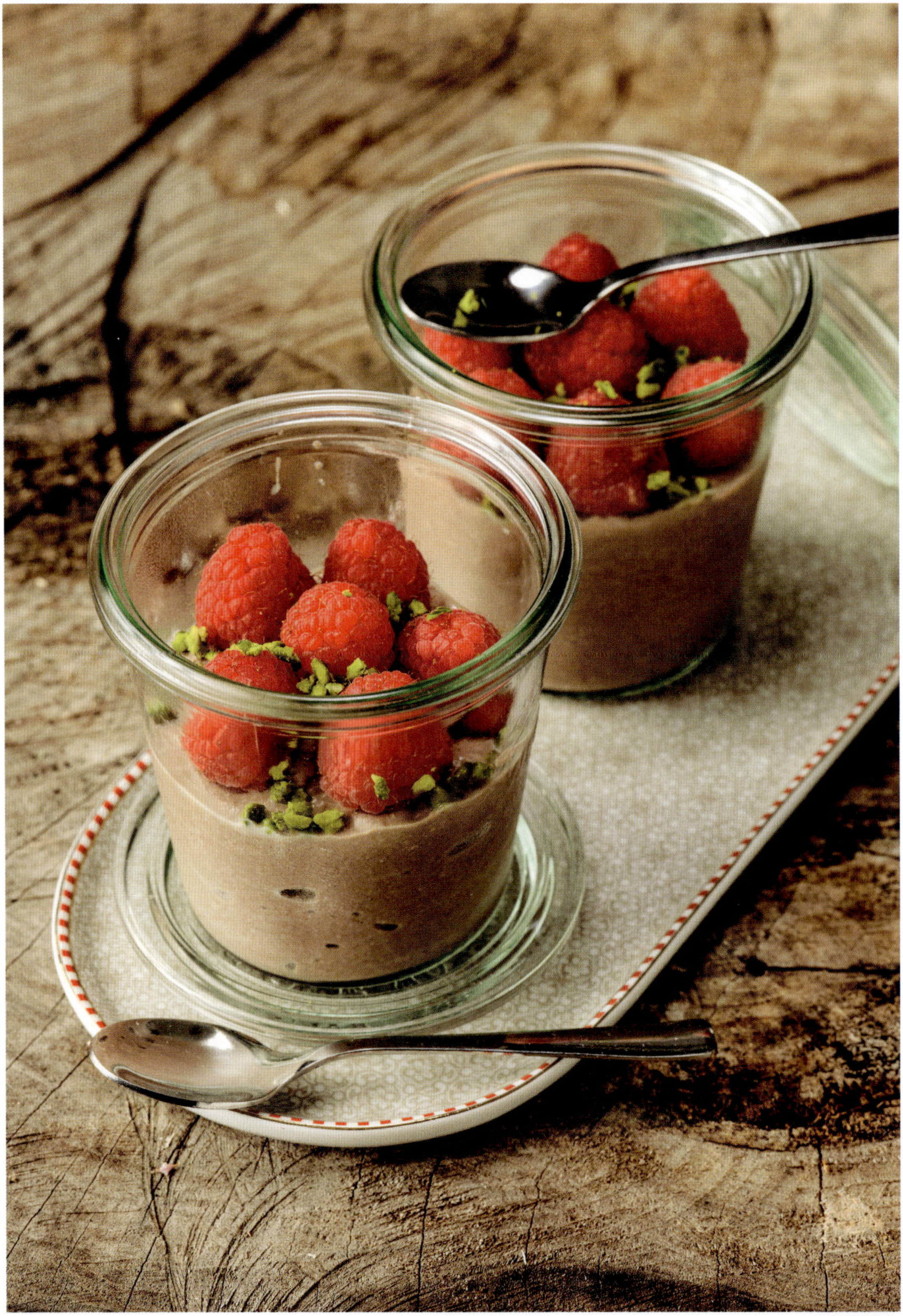

SEIDENTOFU-SCHOKO-PUDDING

MIT HIMBEEREN UND PISTAZIEN

ZUTATEN

- 10 g Kokosöl
- 200 g Seidentofu
- 25 g Agavendicksaft
- 2 TL ungezuckertes Kakaopulver
- Salz
- 100 g Himbeeren
- 10 g Pistazien, gehackt

ZUBEREITUNG

Das Kokosöl in einem kleinen Topf oder in der Mikrowelle schmelzen. Den Seidentofu abtropfen lassen, mit dem Kokosöl, dem Agavendicksaft, dem Kakaopulver und 1 kräftigen Prise Salz vermengen und in einer Küchenmaschine cremig pürieren. Den Pudding für mindestens 4 Stunden kalt stellen, damit er fest werden kann. Mit den Himbeeren und den Pistazien garniert servieren.

Tipp Seidentofu ist aufgrund seines hohen Flüssigkeitsanteils besonders weich und cremig und lässt sich daher nicht durch normalen, festen Tofu ersetzen. Was den Geschmack angeht, kannst du unbesorgt sein: Der Pudding schmeckt am Ende nur nach Schokolade.

Pro Person 198 kcal, 15 g Kohlenhydrate, 8 g Eiweiß, 10 g Fett

OBSTSALAT
MIT ZITRONEN-MOHN-DRESSING

ZUTATEN

- 1 Banane, ca. 110 g
- 1 Gold-Kiwi, ca. 95 g
- 1 Nektarine, ca. 140 g
- 125 g Erdbeeren
- 115 g Blaubeeren
- 1 Bio-Zitrone
- 80 ml Kokosmilch
- 3 EL Ahornsirup
- 1 TL Senfpulver
- 1 TL Mohn
- Salz

ZUBEREITUNG

Die Banane und die Kiwi schälen, die Nektarine entsteinen. Die Banane, die Kiwi, die Nektarine und die Erdbeeren in mundgerechte Stücke schneiden und mit den Blaubeeren vermengen. Die Zitronenschale abreiben, die Zitrone halbieren und auspressen. Die Kokosmilch glatt rühren, dann mit der Zitronenschale, dem Zitronensaft, dem Ahornsirup, dem Senfpulver, dem Mohn und 1 Prise Salz zu einem Dressing verrühren. Gegebenenfalls mit mehr Senfpulver abschmecken. Den Obstsalat mit dem Dressing vermengen. Sofort servieren oder für mehr Geschmack bis zu 12 Stunden im Kühlschrank ziehen lassen.

Achtung Das Obst sieht, je länger es steht, nicht mehr so hübsch aus.

Tipp Das Dressing reicht für 4 Personen, die Reste kannst du in einem Glas verschlossen circa 1 Woche im Kühlschrank aufbewahren.

Pro Person 247 kcal, 52 g Kohlenhydrate, 4 g Eiweiß, 14 g Fett

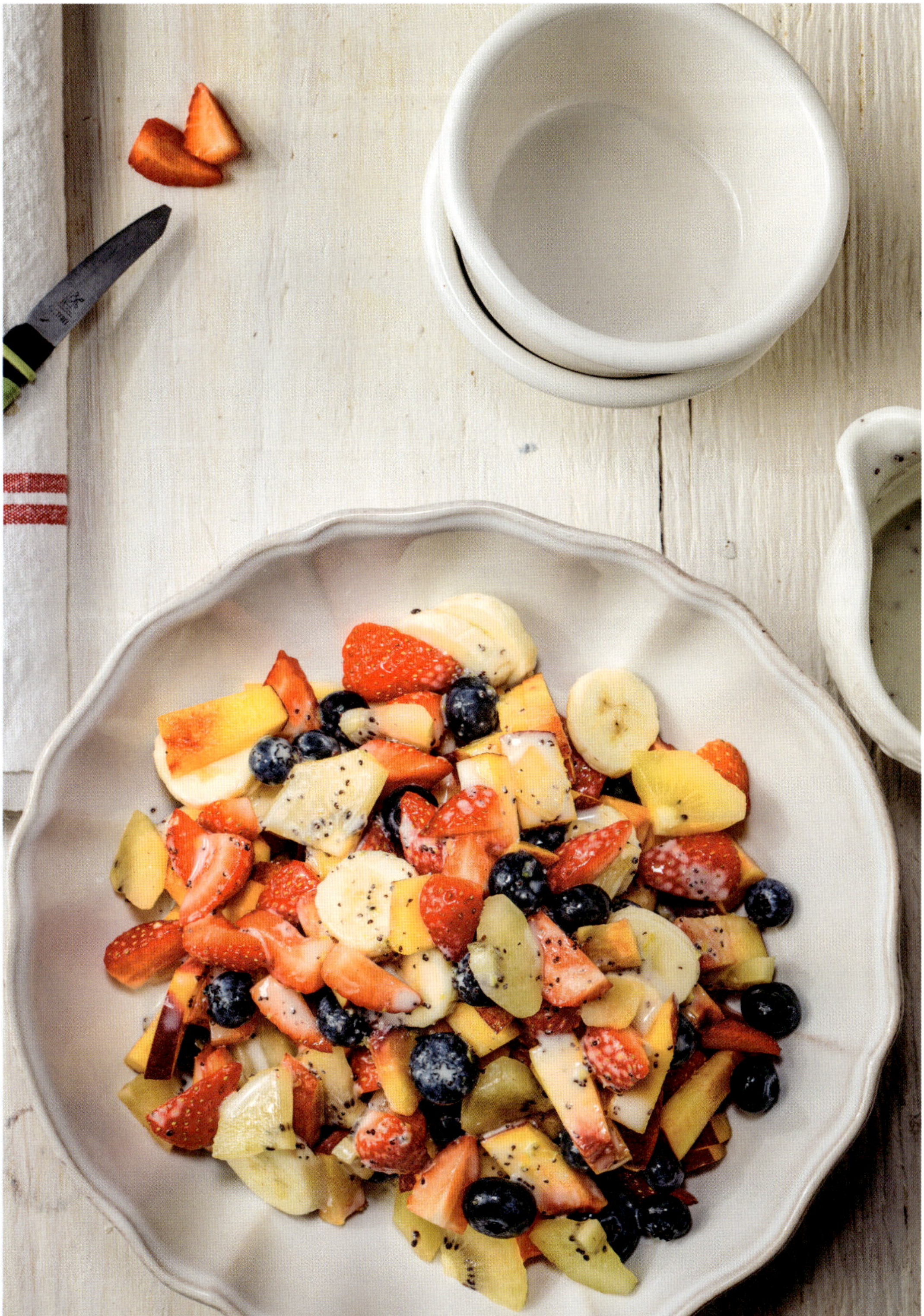

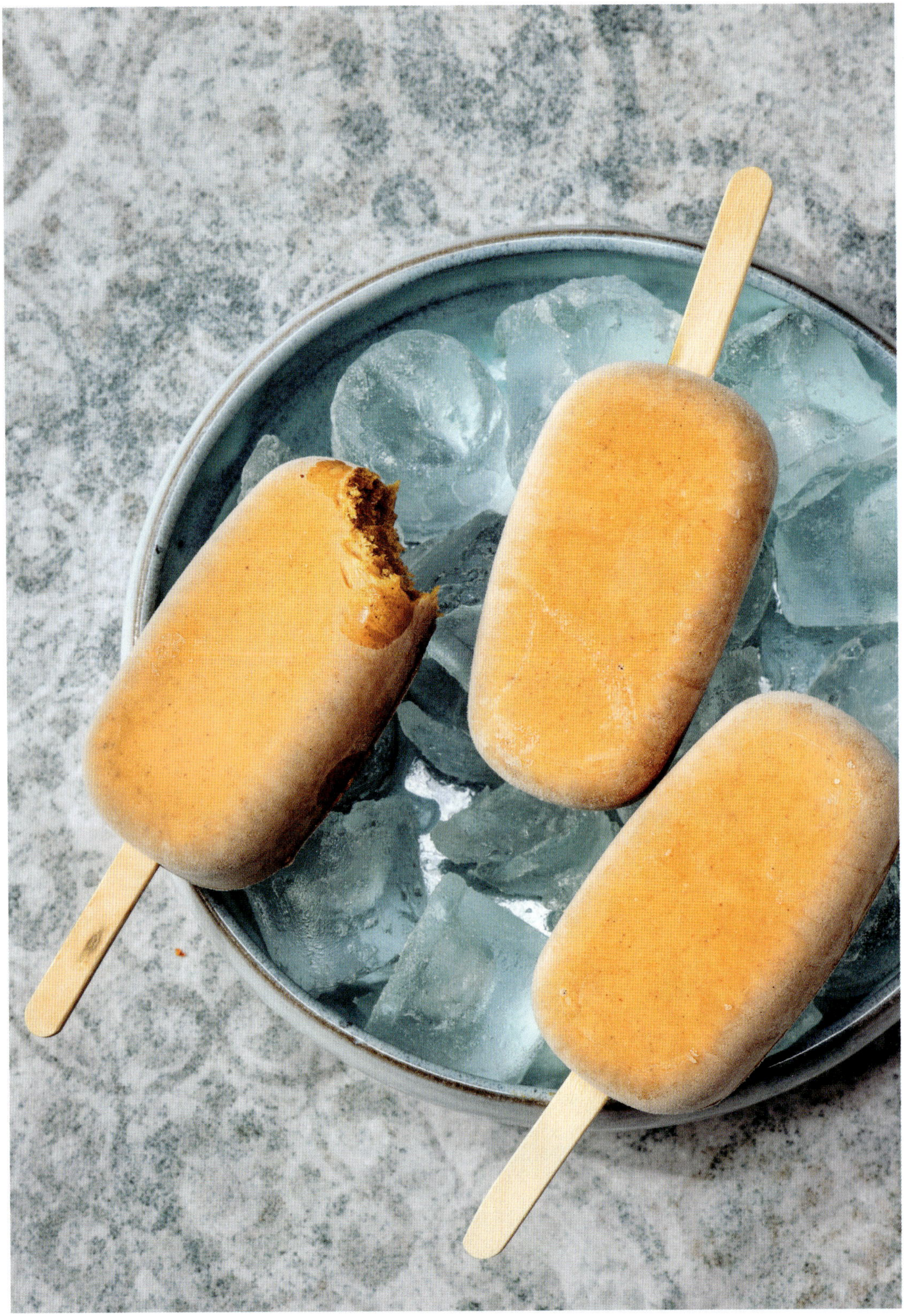

SÜSSKARTOFFEL-CHAI-EISCREME

ZUTATEN

- 3 Kardamomkapseln
- 200 g Süßkartoffeln, gekocht
- 65 ml Kokosmilch
- 80 ml Mandelmilch
- 2 EL Ahornsirup
- 2 ½ TL Zimt
- ¼ TL gemahlener Muskat
- ¼ TL Ingwerpulver
- 1 Prise Salz

ZUBEREITUNG

Die Kardamomkapseln öffnen und die darin enthaltenen Samen zu einem feinen Pulver zerstoßen, das geht am besten mit Mörser und Stößel oder mit einem Löffelrücken in einer kleinen Schale. Den zerstoßenen Kardamom mit dem gekochten Süßkartoffelfleisch und den übrigen Zutaten in einen Standmixer oder eine Küchenmaschine geben und cremig pürieren. Die Masse in Formen füllen und über Nacht im Eisfach gefrieren lassen.

Tipp Das Rezept ergibt 2 Eis am Stiel pro Person. Wenn dir eins reicht, kannst du die Nährwerte halbieren. Das Rezept funktioniert übrigens auch mit Süßkartoffeln aus dem Ofen: Dazu einfach das Fleisch aus der Schale löffeln und mit den restlichen Zutaten pürieren.

Pro Person 249 kcal, 42 g Kohlenhydrate, 3 g Eiweiß, 8 g Fett

KOKOS-BOHNEN-EISCREME

ZUTATEN

- 350 g Kidneybohnen
- 200 ml Kokosmilch
- 320 ml Wasser
- 3 EL Ahornsirup

ZUBEREITUNG

Die Kidneybohnen in ein Sieb abgießen, kalt abspülen und abtropfen lassen, dann mit den übrigen Zutaten in einem Topf zum Kochen bringen. Die Bohnen bei mittlerer Hitze in circa 30 Minuten weich köcheln, anschließend in einem Standmixer pürieren. Die Masse in Formen füllen und über Nacht im Eisfach gefrieren lassen.

Tipp Das Rezept ergibt 6 Portionen.

Pro Person 132 kcal, 13 g Kohlenhydrate, 4 g Eiweiß, 7 g Fett

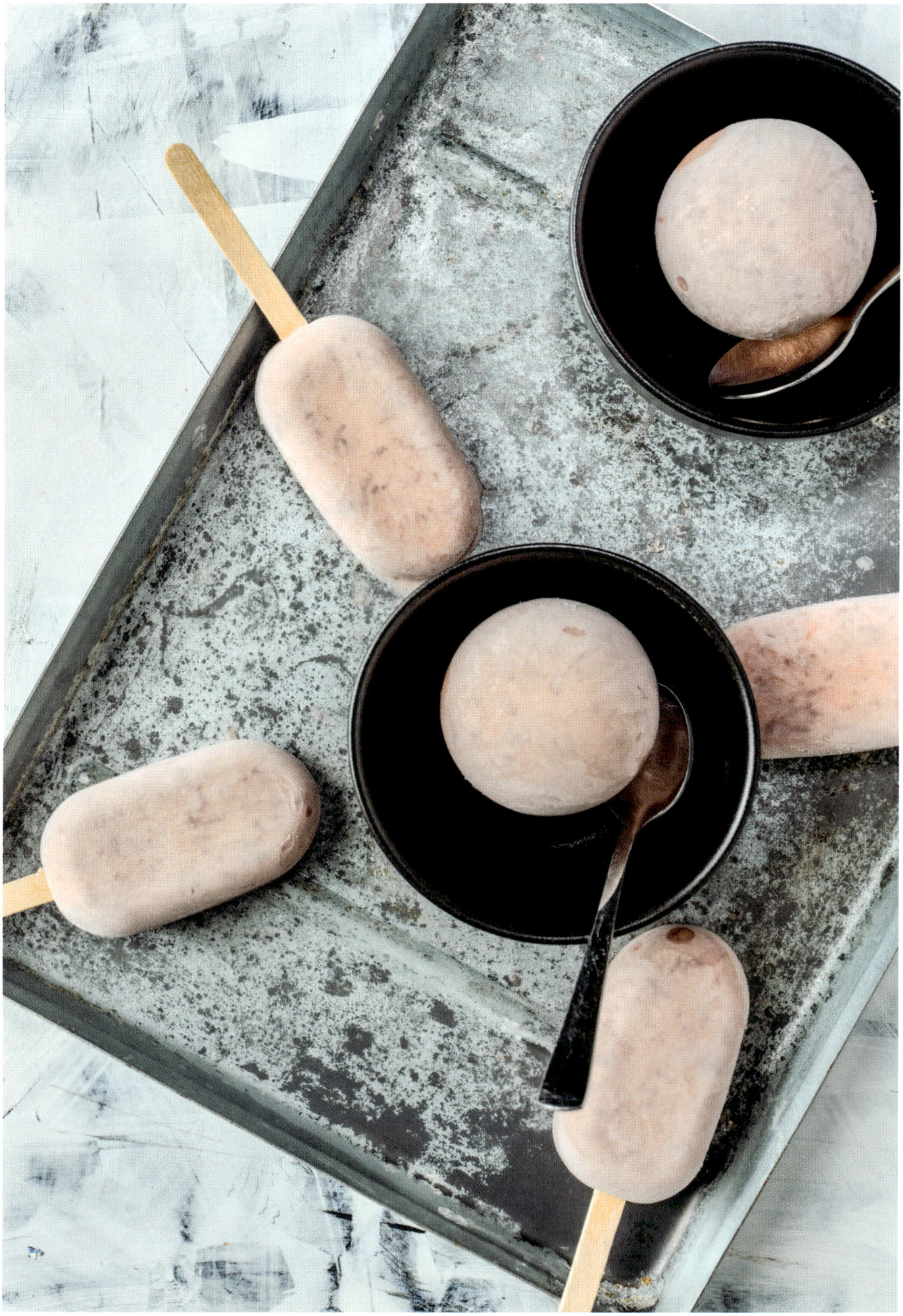

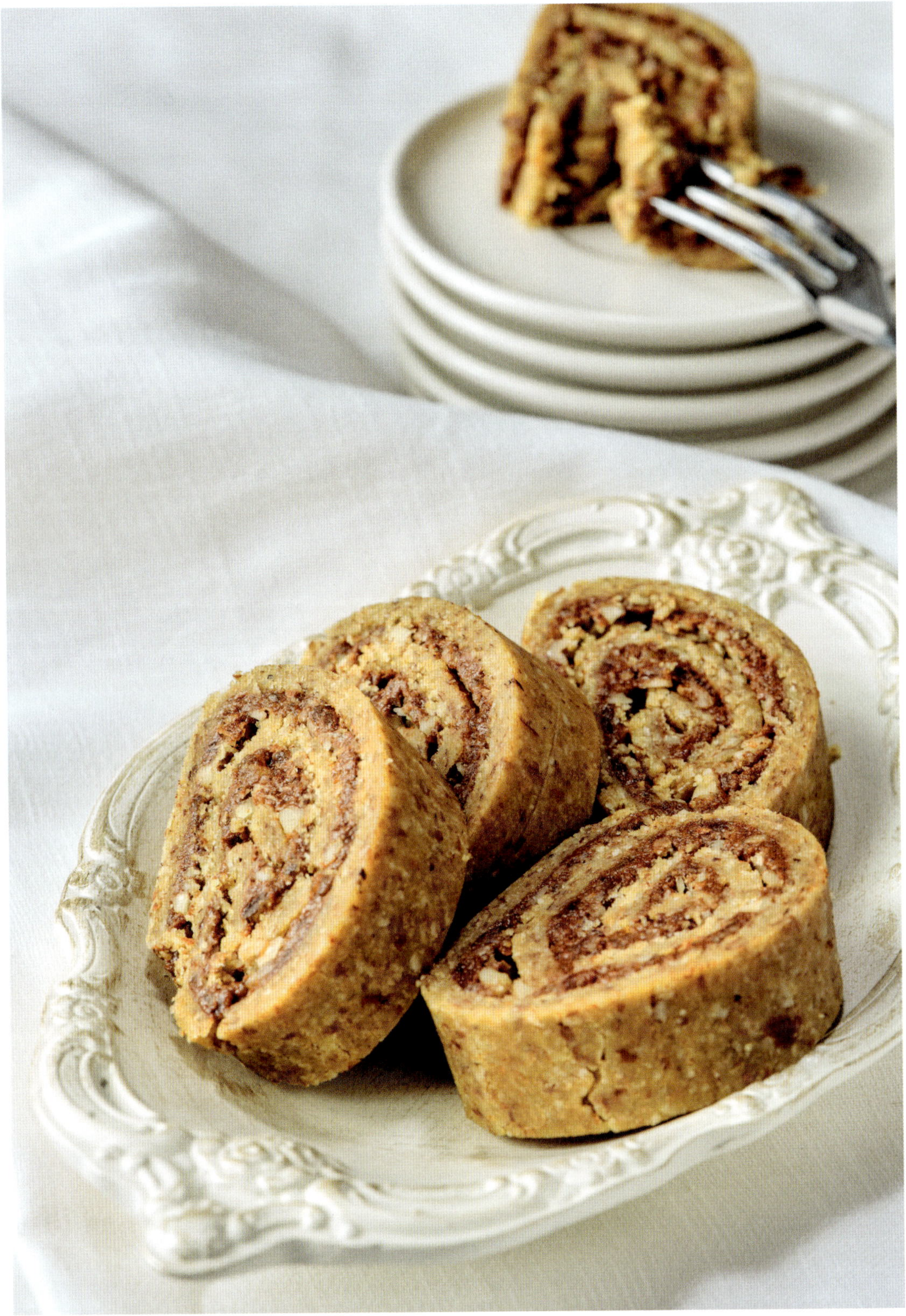

ZIMTSCHNECKEN
MIT KARDAMOM UND NÜSSEN

ZUTATEN
- 80 g geschrotete Leinsamen
- 140 g Mandeln, naturbelassen
- Salz
- 60 ml Ahornsirup
- 1 Kardamomkapsel
- 150 g Datteln
- 2 EL Zimt
- 2 EL Walnüsse, gehackt

ZUBEREITUNG
Die Leinsamen in einer Küchenmaschine oder einem Standmixer zu einem feinen Mehl verarbeiten. Die Mandeln sowie 1 kräftige Prise Salz dazugeben und den Vorgang wiederholen. Den Ahornsirup und gegebenenfalls löffelweise etwas Wasser dazugeben, bis ein fester, aber formbarer Teig entsteht. Den Teig auf ein großes Stück Backpapier geben, mit einem zweiten Stück abdecken und dann mit einem Nudelholz zu einem dünnen Rechteck ausrollen. Die Kardamomkapsel mit einem Löffel zerdrücken, die Samen lösen und mit Mörser und Stößel oder dem Löffelrücken zu einem feinen Pulver zermahlen. Die Küchenmaschine ausspülen, dann die Datteln, 60 ml Wasser, den Zimt, den Kardamom und 1 Prise Salz hineingeben und pürieren. Die Dattelmasse gleichmäßig auf dem Teig verstreichen. Die Walnüsse fein hacken und auf der Füllung verteilen, dann den Teig mithilfe des Backpapiers zu einer festen Rolle formen. Die Rolle etwa 20 Minuten ins Gefrierfach legen, anschließend in 12 Scheiben schneiden und die Zimtschnecken servieren.

Tipp Diese Zimtschnecken kommen ganz ohne Backen aus und enthalten jede Menge Ballaststoffe. Sie schmecken herrlich süß und reichhaltig, sodass schon eine kleine Portion den großen Heißhunger stillt. Das Rezept ergibt 12 Portionen, übrige Schnecken kannst du für Überraschungsgäste circa 10 Tage im Gefrierfach aufbewahren.

Pro Person 170 kcal, 13 g Kohlenhydrate, 5 g Eiweiß, 10 g Fett

VERZEICHNIS DER REZEPTE

Frühstück

Mittag- und Abendessen

Snacks

Getränke

Desserts

DANKSAGUNG

Es gab Tage, da hätte ich meinen Laptop am liebsten aus dem Fenster geworfen. Dass ich mich immer wieder dagegen entschieden habe, habe ich vor allem meiner Partnerin zu verdanken, die mir nicht nur die vielen kleinen Lästigkeiten des Alltags vom Hals gehalten, sondern mit ihren Kochkünsten auch dafür gesorgt hat, dass ich vor lauter Konzentration nicht verhungere. Danke für all die Stunden, die wir gemeinsam in der Küche experimentiert, probiert und gelacht haben. Du bist Zuhause.

Ich danke meinem Vater für seine grenzenlose Unterstützung und seinen Mut, die Welt immer wieder mit anderen Augen zu sehen. Ich danke meiner Mutter für einen Umzug in Rekordzeit und den Stress, den sie mir damit erspart hat.

Mein besonderer Dank gilt auch Rufus Rieder, ohne den ich mich nicht an dieses Projekt gewagt hätte. Danke für dein Vertrauen.

Danke auch an Oliver Bertram, dass du deine Ideen und dein Wissen mit mir geteilt hast.

Marco Krahl und Arndt Ziegler danke ich für die großartige Zusammenarbeit in den letzten Jahren, ihr seid die Kollegen, auf die man sich sogar an einem Montag freut.

Ganz besonders bedanken möchte ich mich auch bei allen Menschen beim Südwest-Verlag, die die Veröffentlichung dieses Buch mit ihrer harten Arbeit erst möglich gemacht haben: Hannes Frisch, Philipp Christ, Volker Debus, Susanne Schneider, Steffen und Tobi aus dem OHJA-Team und Elke Cramer.

Mein abschließender Dank gilt dem Waschbären, der bei seinem Einbruch in unsere Küche zwar drei Zimtschnecken, aber nur zwei meiner Nährwertberechnungen gemopst hat. Danke, dass du keine Kalorien zählst.

IMPRESSUM

Hinweis: Die Ratschläge/Informationen in diesem Buch sind von Autor und Verlag sorgfältig erwogen und geprüft, dennoch kann eine Garantie nicht übernommen werden. Eine Haftung des Autors beziehungsweise des Verlags und seiner Beauftragten für Personen-, Sach- und Vermögensschäden ist ausgeschlossen.

Projektleitung: Hannes Frisch & Philipp Christ
Textredaktion und Korrektorat: Susanne Schneider

Bildnachweis
Foodfotos: © Volker Debus (www.debusfoto.de)
Autorenfoto S. 7 und U4: © Max Zühlke
Mit Ausnahme von: Adobe Stock: 16 (disq), 27 (bit24), 36 (VlaDee), 40 (Studio Romantic), 81 (aamulya); Shutterstock: U1 (Tartila, Carabus, Happy Art), 9 (marcin jucha), 10 (petrmalinak), 13 (CHIRATH PHOTO), 18 (4 PM production), 46 (Ivanko80), 50 (Lightspring), 60 (plo), 82 (Freebird7977)

Umschlaggestaltung, Innenlayout & Satz: OH, JA! (www.oh-ja.com)

Herstellung: Elke Cramer
Reproduktion: Mohn Media Mohndruck GmbH, Gütersloh
Druck und Bindung: Alcione, Lavis

Printed in Italy

FSC
www.fsc.org
MIX
Papier | Fördert gute Waldnutzung
FSC® C021956

Penguin Random House Verlagsgruppe FSC ® 001967
ISBN 978-3-517-10176-7
www.suedwest-verlag.de